高等院校中药学与制药工程专业规划教材
高等院校新医科产教融合教材
应用型本科院校教材

U0236334

方药学

CHINESE MATERIA MEDICA AND FORMULAS

主编 应达时 魏 岩
高 峰 阚俊明

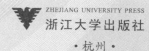

ZHEJIANG UNIVERSITY PRESS
浙江大学出版社
·杭州·

图书在版编目（CIP）数据

方药学 / 应达时等主编. -- 杭州：浙江大学出版
社，2025. 2. -- ISBN 978-7-308-25838-8

Ⅰ. R289

中国国家版本馆 CIP 数据核字第 20251UA077 号

方药学

FANGYAOXUE

主编　应达时　魏　岩　高　峰　阚俊明

策划编辑	阮海潮（1020497465@qq. com）
责任编辑	阮海潮
责任校对	王元新
封面设计	雷建军
出版发行	浙江大学出版社
	（杭州市天目山路 148 号　邮政编码 310007）
	（网址：http://www. zjupress. com）
排　　版	杭州星云光电图文制作有限公司
印　　刷	嘉兴华源印刷厂
开　　本	787mm×1092mm　1/16
印　　张	17
字　　数	424 千
版 印 次	2025 年 2 月第 1 版　2025 年 2 月第 1 次印刷
书　　号	ISBN 978-7-308-25838-8
定　　价	60. 00 元

前　言

为了全面贯彻《中共中央 国务院关于促进中医药传承创新发展的意见》(2019 年 10 月 20 日)和全国中医药大会精神,落实《国务院办公厅关于加快医学教育创新发展的指导意见》(国办发〔2020〕34 号)和《教育部 国家卫生健康委 国家中医药管理局关于深化医教协同进一步推动中医药教育改革与高质量发展的实施意见》(教高〔2020〕6 号),紧密对接"新医科"建设对中医药教育改革的新要求和中医药传承创新发展对人才培养的新需求,我们坚持问题导向、目标导向、需求导向,组织中医、中药行业专家参与编写了《方药学》。"方药学"是"中药学"和"方剂学"交叉融合课程,是中药学专业的基础课程。通过学习,学生能掌握中药及方剂的基本理论和应用技能,培养综合素质,成为适应各岗位的应用型专业技术人才。

我们重新构建了"中药学"和"方剂学"的知识体系,在章节顺序、药物和方剂的取舍方面予以重新梳理与整合,将"中药学"和"方剂学"从总论到各论的多个领域进行了统一化和标准化处理,将相同功效的中药与方剂整合于一处,完成创新教材的编写。同时,我们组织了审核专家,对编写工作提出指导意见,审查编写内容,确保教材质量。

本教材分上篇总论、下篇各论和索引共三部分。

一、总论

总论分 3 章。第一章较为系统地介绍了方药学的定义、范围、发展简史,按朝代重点介绍了一些有代表性的中药学和方剂学专著。第二章介绍了产地与药效的关系,以及道地药材的概念,并简单介绍了植物类药、动物类药、矿物类药的采集;介绍了炮制的概念和目的,简述了传统炮制的常用方法;介绍了四气、五味、升降浮沉、归经、毒性等方面的内容;介绍了中药配伍关系及配伍禁忌。第三章重点介绍了方剂与治法,方剂的组方原则、方剂的变化、方剂的剂型及用法。

二、各论

各论遵循"以药带方,方药结合"的原则,按功效将方药分为解表、清热、泻下、祛湿、温里、理气、消食、理血、化痰止咳平喘、平肝息风、安神、开窍、补虚、收涩共 14 章,收载中药 309 味(其中主要药物 143 味,其他药 166 味),方剂 167 首(其中主要方剂 80 首,其他方 87 首)。每章分概说、中药、方剂三部分。

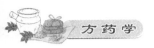

1. 概说。概说包括定义、分类、功效、适应证、配伍、使用注意等内容，其中定义将中药和方剂两部分合二为一。

2. 中药。首先简介该类药物的定义、共性、功效、适应证。具体药物分主要药物和其他药物两类。主要药物包括药名、来源、异名、药性、功效、应用、用法用量、使用注意等。药名以 2020 年版《中华人民共和国药典》（简称《药典》）为正名，标明出处；来源介绍药物科属、主要品种、药用部位及产地；药性介绍五味、四气、毒性、归经；功效参照《药典》及现有的全国统编教材，并按药物功用的主次顺序排列；应用包括主治病证及代表性症状、药物的治疗原理、主要配伍及方名；用法包括剂型、入汤剂的特殊入药法；剂量包括常用剂量、特殊剂量，单位以克的英文字母"g"表示；使用注意包括病证、配伍、饮食和特殊生理状况的禁忌。其他药物以表格形式表示，包括药名、药性、功效、主治、用法用量、备注（特殊使用注意、称谓等）。

3. 方剂。首先简介该类方剂的定义、主要功效、适应证以及分类。每个方剂包括方名、组成、用法、功效、主治、证治、方解和运用等。方名注以出处；组成包括药名、原剂量（括号内为现代应用参考剂量）；功效以《方剂学》（李骥、左铮云主编，全国中医药行业高等教育"十四五"规划教材，中国中医药出版社）为准；主治包括证候类型以及代表性症状；方解包括主要病因病机分析、组方原则、药物作用及配伍；运用包括现代药理研究、西医学病名以及中医证型；使用注意根据具体方剂着重阐述用量、用法、宜忌等有特点的内容。

三、索引

索引分中药名称索引和方名索引两部分。中药名称索引按药名拼音顺序编排。方名索引按方剂名拼音顺序编排。

本教材由吉林农业科技学院、长春中医药大学、黑龙江中医药大学、辽宁中医药大学、内蒙古民族大学等多所中医药院校的中药学、方剂学学科专家组成编委会，共同承担编写工作。本教材针对中药学、中医学、中医康复学、运动医学、药学等专业的特点，将药和方有机地组合在一起，旨在帮助学生更有效地学习中药与方剂。对教材编写中存在的问题和不足，欢迎广大读者提出宝贵的修改意见，以利于今后进一步完善。

《方药学》编委会

2025 年 1 月 20 日

目　录

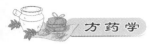

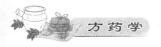

方药学

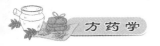

上篇
总　论

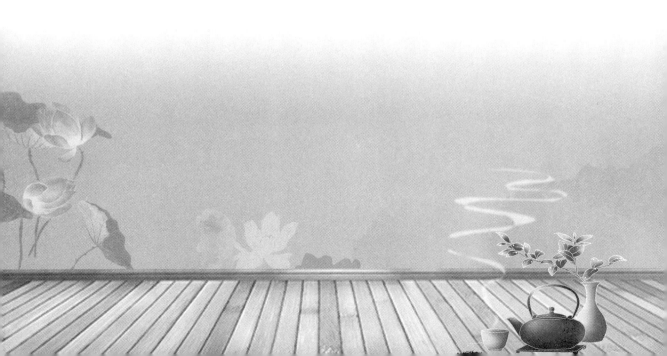

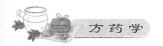

方药学是研究方药基础理论和临床运用等知识的一门学科，由中药学和方剂学两门既独立又密切联系的学科组成。

中药是中医用以防治疾病、养生康复与保健的主要工具，为中华民族几千年来的繁衍昌盛和人类的健康长寿作出了不可磨灭的贡献。中药是在中医药理论指导下，用于预防、治疗、诊断疾病并具有康复与保健作用的药物，主要来源于天然的植物、动物、矿物及其加工品，其中以植物药居多，故有"诸药以草为本"的说法。因此，自古以来人们将中药称作本草。本草典籍和文献资料内容十分丰富，记载着中国人民发明和发展医药学的智慧和卓越贡献，并得到了较为完整的保留以及广泛的传播和弘扬。

中药学是专门研究中药的基础理论和各种中药的来源、产地、采集、炮制、性能、功效、临床应用规律等知识的一门学科。它是中国医药学的重要组成部分，也是中医药各专业人员必备的专业知识。

方剂学起源于本草学，是本草学发展到一定阶段的必然结果。因此，可以说方药同源、方药一体，方剂是药物在临床运用的高级形式。因此，方剂是在中医药理论指导下，在辨证求因、审因论治的基础上，按照一定的组方原则，酌定剂量、剂型及用法，妥善配伍而成的、针对某一特定病证的药物组合形式。

"方剂"一词，首见于唐代姚思廉所著之《梁书·陆襄传》，其云："襄母尝卒患心痛，医方须三升粟浆……忽有老人诣门货浆，量如方剂。"方，即医方、药方、处方。汉代王充所著之《论衡·定贤》云："譬医之治病也……方施而药行。"《庄子·逍遥游》云："宋人有善为不龟手之药者……客闻之，请买其方百金。"方，又有规矩之意。《周礼·考工记》云："圆者中规，方者中矩。"《孟子·离娄上》云："不以规矩，不能成方圆。"剂，古与"齐"通，即整齐之意，又作"调和"解。《汉书·艺文志·方技略》云："调百药齐，和之所宜。"简言之，方剂即药物按照组方原则（规矩）配伍而成。

自古以来，药和方的关系就密不可分。药是组方的基础，单味药是方的最小单元；方由功能相关的药物按一定的主次、剂量比例所组成。离开了药物的具体功效就无以成方，即所谓的"方以药成"；而药物的具体功效只有通过方的形式才能得以体现和应用，即所谓的"药以方荣"；同时，方的应用既决定和控制了药物的具体功效，又进一步发展了药物的功效和应用，即"方药共荣"。因此，无药则不成方，无方则难用药。

第一章　方药学的起源与发展

　　方药学的起源与发展经历了长期的实践过程。原始时代,我们的祖先在生活和生产活动中,通过采集植物和狩猎动物,逐渐了解某些植物或动物对人体可能产生的影响,从而对所觅食物有所辨别和选择,并逐步累积形成了简单的药物学知识。《淮南子·修务训》记载:"神农……尝百草之滋味,水泉之甘苦,令民知所避就,当此之时,一日而遇七十毒。"它反映了中国劳动人民发现药物、积累经验的艰苦实践过程,也是药物起源于生产劳动的真实写照。在这漫长的过程中,最早发现和应用的无疑是植物药,后来逐步发展到动物药和矿物药。随着药物知识的积累,药物的应用也由单味药(单方)发展为复方(两味以上药物),于是便逐渐形成了方剂。相传商代伊尹始创汤液。晋代皇甫谧在《针灸甲乙经·序》中云:"伊尹以亚圣之才,撰用神农本草以为汤液。"后世多以此为方剂之始萌。

　　随着文字的创造和使用、方药知识与经验的日益丰富,记录和传播这些知识的方式也就由最初的口耳相传发展到文字记载。商代钟鼎文中已有"药"字出现。《说文解字》中解释"药"为"治病草,从草,乐声",这明确指出"药"即治病之物,并以"草"(植物)类居多的客观事实。西周时期已有"医师""聚毒药以供医事"。《诗经》中用以吟咏的植物和动物有 300 多种,其中很多为后世本草著作所收载的药物,如苍耳、芍药、蟾蜍等。《山海经》也记载了 120余种药物,并明确指出了药物产地、性状特点、功效、不同服用方法及治疗病种,其中不少药物沿用至今。成书于春秋战国时期的《五十二病方》是现存最早的方书。该书记载了 52 类疾病、283 首方、240 余味药。这些药物包括草、谷、菜、木、果等植物药,兽、禽、鱼、虫等动物药,雄黄、水银等矿物药,并涉及有关药物的采集、贮藏方法等内容,病种包括内、外、妇、儿、耳鼻咽喉、眼等各科疾病。这些内容反映了秦以前方药学的发展概况。

一、秦汉时期

　　秦汉时期生产力的迅速发展和科学技术的进步,以及对外交流的日益增加,极大地促进了中药学和方剂学的发展。许多边远地区、少数民族地区甚至是域外的药物如西红花、麝香等不断被引入,极大地丰富了中药的品种。

　　《黄帝内经》是一本综合性理论专著,其内容不仅奠定了中医学的理论基础,而且奠定了方剂学的理论基础,如组方原则与分类方法等。书中记载了 13 首方,有些至今仍被沿用,并有丸、散、膏、丹、酒、汤等多种剂型。1977 年,安徽阜阳出土的 133 枚汉简《万物》中,有矿物、动物及植物类药 70 余种。这表明,中药学、方剂学的基本体系在先秦时期已初步形成。

　　《神农本草经》是我国现存最早的药学专著,成书时间不晚于东汉末年(公元 2 世纪)。

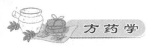

全书共 3 卷,载药 365 种,按照药物之有毒与无毒、养身延年与祛邪治病的不同,分为上、中、下三品,即后世所说的"三品分类法"。《神农本草经》序例中还简要论述了中药的基本理论,如四气、五味、有毒无毒、配伍法度、辨证用药原则、服药方法,以及丸、散、膏、酒等多种剂型,并对中药的产地、采集、加工、贮存、真伪鉴别等方面做了简要介绍。《神农本草经》是中国本草学的奠基之作,系统总结了汉以前的药学成就,为中药学学科的建立奠定了坚实的基础。

东汉时期,张仲景勤求古训、博采众方,创造性地融理、法、方、药于一体,著《伤寒杂病论》,后世将其尊称为"方书之祖",所载方剂被称为"经方"。《伤寒杂病论》被后世医家整理为《伤寒论》和《金匮要略》两部书,《伤寒论》载方 113 首,《金匮要略》载方 262 首,除去重复者,两书实际有方剂 314 首。书中方剂的配伍组成和加减变化已达到很高的临床水平。"经方"组方严谨、用药精当、主次分明、剂型多样、变化灵活,大多数方剂至今仍在临床上应用,后世许多名方也是在其基础上演化而来的。

二、魏晋南北朝时期

在魏晋南北朝时期,由于临床用药不断发展,以及中外通商、开展文化交流,方药学内容逐渐丰富,学术水平有所提高。

《本草经集注》成书于公元 5 世纪末,是南北朝时期著名医学家陶弘景所辑。全书 7 卷,载药 730 种。在"序例"部分,他对《神农本草经》原文逐一加以注释,并增补了大量有关药物采收时节、产地、品种鉴别、加工炮制方法,古今药用度量衡折合,丸散汤酒膏的制法要点及合药注意事项,诸病通用药,中毒解救法,服药食忌例,凡药不宜入汤酒者,药物畏恶七情等内容。在单味药的分类上,该书首创了按药物自然属性分类的方法,同时也保留了《神农本草经》的上、中、下三品分类,即把药物分为玉石、草木、虫兽、果、菜、米食、有名无实七类,并在各类之中(有名无实除外)再以三品为序排列药物。其首创的"诸病通用药",分别列举了80 多种疾病的通用药物,如治风通用药有防风、防己、秦艽、川芎等,治黄疸通用药有茵陈、栀子、紫草等,便于药物检索和医生临证处方用药。在单味药的书写方法上,该书采用"朱墨杂书,并子注",即朱书《神农本草经》,墨写《名医别录》,附经为文,双行小字加注,是《神农本草经》较早的一种注本。它系统地总结了六朝以前的本草学成就,全面地发展了本草学基本理论。该书不仅是这一时期最具代表性的本草著作,而且标志着综合本草模式的初步确立,奠定了中国古本草的编写体例。

《雷公炮炙论》为南北朝时期的雷敩所著,是我国第一部关于药物炮制的专书。该书较系统地介绍了 300 种中药的炮制方法,提出药物经过炮制可以提高药效,降低毒性,便于贮存、调剂、制剂等。此书对后世中药炮制的发展产生了极大的影响,书中记载的某些炮制方法至今仍有很大的参考价值。此书标志着本草学这一新兴分支学科的诞生。

《肘后备急方》又名《肘后救卒方》,为东晋医家葛洪所著,共收单方 510 首,复方 494 首,载录之药方及用法为葛氏"皆已试而后录之",其方有"简、便、廉、效"的特点。如用青蒿一握取汁服治疗疟疾,为青蒿素的研发提供了宝贵经验。此外,该时期的陈延之所撰《小品方》,亦是晋代的一部重要方书,全书理、法、方、药俱备,对临床确实有指导意义,但原书已于北宋末年亡佚,现有后人辑校本刊行。由晋末刘涓子所传,南齐龚庆宣整理而成的《刘涓子鬼遗方》(约成书于 483 年),总结了晋以前外科方面的经验和成就,颇切临床实际应用,是中国现存最早的外科专著,对后世用于治疗金疮、痈疽、疥癣、烫火伤等外科疾病方剂的发展有很大影响。

三、隋唐时期

隋唐时期尤其是唐代经济繁荣、文化昌盛、交通发达、对外交流频繁,极大地推动了医药学的发展。该时期药物种类和方剂的数量大大增加,本草学专著和方书大量涌现,出现了在整个中药学发展史上具有举足轻重地位的《新修本草》和《备急千金要方》《千金翼方》《外台秘要》等本草及方书巨著。

《新修本草》又称《唐本草》,由苏敬领衔,共20余人集体修订,于唐显庆四年(659年)颁行。全书共54卷,载药850种(一说为844种),由本草、药图、图经三部分组成,分为玉石、草、木、兽禽、虫鱼、果、菜、米谷、有名未用等九类,除有名未用外,其余各类又分为上、中、下三品。在该书的编写过程中唐朝廷通令全国各地选送当地道地药材,作为实物标本进行描绘,从而增加了药物图谱,并附以文字说明。这种图文对照的方式,在世界药学著作领域开了先河。该书内容丰富,取材精要,具有很高的科学价值,反映了唐代本草学的辉煌成就,奠定了中国大型主干本草编写的格局。由于《新修本草》是由国家组织修订和发行的,因此它也是世界上公开颁布的最早的药典性本草著作,比1542年发行的欧洲《纽伦堡药典》要早800余年。

《备急千金要方》和《千金翼方》是唐代医药学家孙思邈所著。孙氏在序中云:"人命至重,有贵千金,一方济之,德逾于此。"故以"千金"名。《备急千金要方》载药5300余首,《千金翼方》载方2900余首。两书既全面总结了前人经验,又有一些创新之剂,许多名方如苇茎汤、温胆汤、独活寄生汤等至今仍为临床常用。唐代另一著名方书《外台秘要》是王焘取其数十年搜集且视为"秘密枢要"的医方编著而成的(撰于752年),全书共40卷,论述内、外、妇、儿、五官各科病证,收载医方6800余首。该书保存了《深师方》《集验》《小品方》等众多方书的部分内容,是研究唐以前医学成就的重要文献。

此外,在该时期影响较大的方药著作还有陈藏器所著的《本草拾遗》。该书广泛收集民间单方验方中涌现的新药,拾取《新修本草》遗漏的692种,依据药物的性能功效,提出药物有宣、通、补、泻、轻、重、滑、涩、燥、湿10种,既为徐之才"十剂"理论奠定了基础,也成为后世中药和方剂按性能功效分类的发端。同时,该时期也出现了一些专类本草著作,如孟诜的《食疗本草》是一部介绍食疗的代表性专书,李珣的《海药本草》是一部海外输入药物及南药的专书。

四、宋金元时期

北宋时期国家稳定、经济振兴、科技发展,政府也重视文化教育。这一时期以政府的力量集中编写了一些综合性的本草和方剂书籍,同时,活字印刷术的发展也带动了民间对方药书籍的编辑和印刻,使之成为历史上综合性本草和方书集中出现的时期,保存了大量的药学和方剂文献。国家药局的设立和商业的繁荣,极大促进了药物的流通、品种和炮制的规范,使方药学无论是在学术上还是在应用上都得到了巨大的发展。该时期方药学著作中具有代表性的主要有《开宝本草》《经史证类备急本草》《本草衍义》《太平圣惠方》《圣济总录》《太平惠民和剂局方》等。

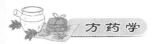

宋开宝六年(973年)刊行了刘翰、马志等9人编撰的宋代第一部官修本草《开宝新详定本草》,次年(974年)经李昉等重新校勘,定名为《开宝重定本草》(简称《开宝本草》)。嘉祐二年(1057年),掌禹锡、林亿、苏颂等奉命再次编撰,于1060年刊行《嘉祐补注神农本草》(简称《嘉祐本草》)。在编辑《嘉祐本草》时,于1058年由政府下令向全国征集各地所产药物的实图,并令注明开花结实、采收季节和功用,凡进口药物则询问收税机关和商人,辨清来源,选出样品,送到京都,由苏颂等负责整理,于1061年编成《本草图经》(一名《图经本草》)。

宋代本草学的代表作当推唐慎微的《经史证类备急本草》(简称《证类本草》)。唐慎微整理了经史百家247种典籍中有关药学的资料,在《嘉祐本草》《本草图经》的基础上,于1082年撰成《经史证类备急本草》。全书31卷,载药1746种(各种刊本的数字略有出入),附方3000余首。方剂是药物功能的直接例证,每味药物附有图谱,这种方药兼收、图文并茂的编写体例,较前代本草著作又有所进步,且保存了民间用药的丰富经验。每药还附以制法,为后世提供了药物炮制资料。他广泛引证历代文献,保存了《日华子本草》《开宝本草》《嘉祐本草》等佚书内容。该书不仅切合实际,而且在集前人著作大成方面作出了极大贡献,为后世保存了大量宋以前本草和方书的宝贵文献。该书使中国大型主干本草编写格局臻于完备,起到了承前启后、继往开来的作用,至今仍然是我们研究中药必备的重要参考书之一。

这一时期,在政府的主持下编纂了许多大型方书。宋代王怀隐等编著的《太平圣惠方》是中国历史上第一部由政府组织编写的方书(成书于992年)。全书共100卷,分1670门,方16834首。该书是宋以前各家验方及医论的汇编,既继承了前代医学成就,又总结了当代医学经验,是一部临床实用的方书。《圣济总录》是继《太平圣惠方》之后,由政府组织编写的又一方书巨著(成书于1117年)。全书共200卷,载药近20000首,系征集当时民间及医家所献医方和内府所藏秘方,经整理汇编而成。《太平惠民和剂局方》是宋代官府药局——和剂局的成药配本,历经160余年的多次重修,增补至788首方剂。这是中国历史上第一部由政府编制颁行的成药药典,其中许多方剂至今仍在临床中广泛应用。此外,宋代尚有诸多著名方书,如钱乙所著之《小儿药证直诀》(成书于1119年)、王贶所著之《全生指迷方》(成书于1125年)、许叔微所著之《普济本事方》(约刊于1132年)、陈言所著之《三因极一病证方论》(成书于1174年)、王璆所著之《是斋百一选方》(刊于1196年)、陈自明所著之《妇人大全良方》(成书于1237年)、严用和所著之《济生方》(成书于1253年)等。

金元时期,由于战乱频繁、社会动荡,没有出现有代表性的大型综合药学专著,但医药学界的学术争鸣推动了方药学理论体系的发展,出现了一批有明显临床药物学特征的药学专著,如刘完素的《素问药注》《医方精要》、张元素的《珍珠囊》《脏腑标本寒热虚实用药式》、李东垣的《药类法象》《用药心法》、王好古的《汤液本草》等。在该时期,有关药物性能的理论逐渐系统化、具体化、实用化,至此已初具规模。此外,该时期的医家对药物间的配伍禁忌也十分重视,出现了著名的"十八反""十九畏"歌诀。

成无己著《伤寒明理药方论》(成书于1156年),是历史上首次依据君臣佐使理论剖析组方原理的专著,其虽然只分析了《伤寒论》中的20首方剂,但开方论之先河,使方剂学组方理论得到了新的提升。张元素著《医学启源》(刊于1186年),全书共3卷,其善于化裁古方,自制新方,师古而不泥古。刘完素著《黄帝素问宣明论方》(简称《宣明论方》,刊于1172年)及《素问玄机原病式》《素问病机气宜保命集》(均刊于1186年),提出"六气皆从火化",倡导辛凉解表和泻热养阴为治疗热病的治则,充分体现了偏重寒凉的治疗大法,后世称为"寒凉派"。张从正著《儒门事亲》(刊于 1228 年),全书共 15 卷,详细记载了汗、吐、下三法的应用,主张"治病应着重在祛邪,邪去则正安,不可畏攻而养病",因其用药偏攻慎补,自称"攻下派"。李杲著《内外伤辨惑论》(刊于 1247 年)、《脾胃论》(刊于 1249 年)等,重点论述了由于饮食劳倦所致的脾胃疾病,强调"人以胃气为本"及"内伤脾胃,百病由生",主张补脾胃、升阳气等,被后世称为"补土派"。朱震亨著《格致余论》(刊于 1347 年)、《丹溪心法》(刊于 1381 年),主要论述"阳常有余,阴常不足"之说,独重滋阴降火,故后人称为"滋阴派"。

五、明代

明代中外交流日益频繁,商品经济迅速发展,医药知识不断丰富,出现了《本草纲目》《普济方》等影响深远的著作,这一时期的方药学在研究深度和广度上都有巨大进步。明代是我国方药学史上的重要时期。

《本草纲目》是一部公认内容丰富、影响深远的医药学巨著,是我国古代科学文化宝库中的一颗明珠。作者李时珍在《证类本草》的基础上,参考了 800 多部文献,对古本草进行了系统而全面的整理总结。他亲历实践,广收博采,历时 27 年,三易其稿,终于在 1578 年完成了 200 多万字的本草巨著《本草纲目》。全书共 52 卷,载药 1892 种,附药图 1109 幅,附方 11096 首,新增药物 374 种。序例部分对本草史和中药基本理论进行了全面、系统的总结和发挥,保存了大量医药文献。其百病主治药,既是临床用药经验介绍,又是药物按功效主治病证分类的楷模。该书按自然属性分为水、火、土、金石、草、谷、菜、果、木、器服、虫、鳞、介、禽、兽、人,共 16 部 60 类,每药标正名为纲,纲之下列目,纲目清晰。这种分类方法是当时世界上最先进的分类法,它比植物分类学创始人林奈的《自然系统》一书要早 170 多年。《本草纲目》中的每一味药都按释名、集解、修治、气味、主治、发明、附方等项分别叙述。书中不仅汇集了大量前人资料,而且也反映了作者丰富的研究成果和新发现、新经验,并对历代本草错误之处做了科学的纠正。该书不仅是集中国 16 世纪以前药学之大成,而且在训诂、语言文字、历史、地理、植物、动物、矿物、冶金等方面也有突出成就,其影响远远超出了本草学范围。该书自 1596 年在南京刊行后,很快风行全国,17 世纪即流传到国外,先后被部分或全部译成多种外国文字。它不仅是中国大型骨干本草的范本,也是中国科技史上极其辉煌的硕果,对世界自然科学也有举世公认的卓越贡献。

这一时期,还出现了一些专题药物学著作,从不同侧面揭示了药物学的发展状况。如兰茂的《滇南本草》是我国现存内容最丰富的古代地方性药物学著作,朱橚的《救荒本草》是救荒食物类和食疗营养类的专著,缪希雍的《炮炙大法》是明代最有影响力的炮制专书。

该时期也有许多重要方书。朱橚等编纂的《普济方》(刊于 1406 年),全书共 426 卷,载方 61739 首,是中国现存古医籍中载方量最多的方书。此间,阐发方剂组方原理的专著亦不断问世。赵以德著《金匮方论衍义》(刊于 1368 年),对《金匮要略》方剂进行了较为深入的分析。许宏著《金镜内台方议》(约撰于 1422 年),对《伤寒论》113 方均详细进行了释义,是继《伤寒明理药方论》之后的又一方论专著。吴崑著《医方考》(成书于 1584 年),选历代良方 700 余首,按病证分为 44 类,每类集同类方若干首,"考其方药,考其见证,考其名义,考其事迹,考其变通,考其得失,考其所以然之故",是较有影响力的方剂学专著。张介宾著《景岳全书》(刊于 1624 年),其中"古方八阵"收录历代方剂 1516 首,而"新方八阵"则收载张氏自制

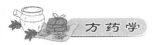

方剂 186 首。"八阵"对方剂以功用分类影响颇深。施沛著《祖剂》（成书于 1640 年），收载主方 70 余首，附方 700 余首，以仲景方为祖，将后世方剂同类相附，推衍每类方剂之组方源流，对后世方剂按主方分类及相关学术研究影响重大。

六、清代

清代方药学的发展主要集中在对《本草纲目》《神农本草经》的研究与整理上。同时，该时期的一些本草学、方书的编写趋向于由博返约和实用，便于诵读和记忆的方药歌诀大量涌现，有些至今仍广为流传。这一时期的代表性著作有《本草纲目拾遗》和《医方集解》等。

清代研究本草之风盛行，各家的本草著作很多，代表作当推赵学敏的《本草纲目拾遗》（1765 年）。全书共 10 卷，载药 921 种，在《本草纲目》之外新增药物 716 种，主要是民间药及外来药，同时也收录了大量已散失的方药书籍的部分内容，极大地丰富了本草学的内容，具有重要的文献学价值。它不仅拾《本草纲目》之遗，而且对《本草纲目》已载药物而记录欠详者加以补充，疏漏之处加以厘正。

此外，刘若金的《本草述》（1664 年）、汪昂的《本草备要》（1694 年）、黄宫绣的《本草求真》（1769 年）、黄元御的《玉楸药解》（1754 年）、吴仪洛的《本草从新》（1757 年）、严洁等人的《得配本草》（1761 年）均是以《本草纲目》为基础，配合临床需要，以符合实用为原则，对《本草纲目》进行摘要、精减、整理，由繁返约的本草著作。

清代专题类本草门类齐全，其中也不乏佳作。如张仲岩的《修事指南》（1704 年），将历代各家有关炮制记载综合归纳，较为系统地论述了各种炮制方法。又如吴其濬的《植物名实图考》（1848 年），详细记载了每种植物形态、产地、栽培、用途、药用部位、效用治验等内容，并附有插图，为我们研究药用植物提供了宝贵的文献资料。

清代，温病学派崛起。叶天士著《温热论》（刊于 1746 年），分析了温病的传变规律，创立了卫气营血辨证体系。杨栗山著《伤寒温疫条辨》（刊于 1784 年），全书共 6 卷，详细辨析伤寒与温病，分列脉证与治法，载方 180 首，附方 34 首。余师愚著《疫疹一得》（撰于 1794 年），虽只有 2 卷，但对疫疹的治疗研究颇具独到之处。吴鞠通著《温病条辨》（撰于 1798 年），创立了三焦辨证，全书共 6 卷，载方 198 首，外附 3 方。此间，尚有许多阐发方剂理论的专著相继问世。如罗美著《古今名医方论》（刊于 1675 年），选辑历代名方 150 余首，方论 200 余则，既详述其药性配伍，又对类似方加以鉴别比较。汪昂著《医方集解》（刊于 1682 年），选录临床常用方剂，"正方三百有奇，附方之数过之"，按功用分类为 21 门（另附救急良方），每方均说明组成、主治、方义及附方加减等，颇具实用价值。因其内容较多，汪氏又著《汤头歌诀》（刊于 1694 年），以功用分类为纲，将临证常用之 300 余首方剂以七言歌诀形式编纂，对后世影响颇深。王子接著《绛雪园古方选注》（刊于 1732 年），全书共 3 卷，载方 345 首。上卷以祖方归类，独明仲景 113 方；中、下二卷分科列方，方后均附以注言。张秉成著《成方便读》（刊于 1904 年），全书共 4 卷，汇集古今成方 290 余首，编成歌诀并加以方义注释。历代方书和方论专著，极大地丰富了方剂学之内涵，使其逐步成为一门具有完善理论体系的学科。

七、民国时期

民国时期"改良中医药""中医药科学化""创立新中医"等口号风行一时，形成民国时期中医药学发展的一大特色。这一时期中医药学发展的特点是中西医药并存。中药辞书的产生和发展是民国时期中药学发展的一项重要成就,其中成就和影响最大的当推陈存仁主编的《中国药学大辞典》(1935年)。全书约200万字,收录词目4300条,既广罗古籍,又博采新说,且附有标本图册,受到药界之推崇。书中虽有一些错讹,但仍不失为近代第一部具有重要影响的大型药学辞书。

这一时期,随着中医药学校的出现,涌现了一批适应教学和临床应用需要的中药学讲义。如浙江兰溪中医学校张山雷的《本草正义》(1920年)、浙江中医专门学校何廉臣的《实验药物学》(1924年)、天津国医函授学校张锡纯的《中西药物讲义》(1924年)、上海中医专门学校秦伯未的《药物学讲义》(1928年)等,对各药功用主治的论述大为充实。

民国时期,随着西方药学知识及化学、生物学、物理学等近代科学技术在中国的迅速传播和发展,初步建立了以中药为主要研究对象的药用动物学、药用植物学、生药学、中药鉴定学、中药药理学等新的学科。在当时的条件下,其成果集中在中药的生药、药理、化学分析、有效成分提取及临床验证等方面,对本草学发展所作的贡献应当充分肯定。

民国时期方药学发展的另一个重要标志就是出现了中西汇通的方药学专著,张锡纯的《医学衷中参西录》首开以西医理论研究方剂之端,其后陆渊雷的《伤寒论今释》、叶橘泉的《近世内科国药处方集》等保留了这个时代的印记,也拉开了中药的现代研究序幕。

八、当代

中华人民共和国成立以来,政府高度重视中医药事业的继承和发扬,并制定了一系列相应的政策和措施,使中医药事业走上了健康发展的轨道,方药学取得了前所未有的成就。

从1954年起,各地出版部门根据卫生部的安排和建议,积极进行历代中医药书籍的整理刊行。在本草方面,陆续影印、重刊或校点评注了《神农本草经》《新修本草》(残卷)、《证类本草》《滇南本草》《本草品汇精要》《本草纲目》等数十种重要的古代本草著作。20世纪60年代以来,对散佚本草的辑复也取得突出成绩,其中有些已正式出版发行,对本草学的研究、发展作出了重大贡献。

在此70多年间,国内出版的中药新著数量繁多且种类齐全,从各个角度将方药学提高到崭新的水平,其中最能反映当代中药学术成就的有历版《中华人民共和国药典》《中药大辞典》《全国中草药汇编》《中华本草》等。

中药资源方面,自中华人民共和国成立以来,政府对全国中药资源已经进行了3次大规模普查。20世纪90年代全国中药资源普查资料表明,中国的中药资源种类近13000种。中药资源保护、植物药异地引种和人工栽培、药用动物驯化等,皆取得很大成绩。

《中医方剂大辞典》(1993年第一版,2019年修订,人民卫生出版社出版)由国家中医药管理局主持编撰,是当今方剂学巨著,对我国上自秦汉,下迄现代(1986年)的所有有方名的方剂进行了一次系统的整理。全书共11册,收录历代方剂近10万首。该书内容浩瀚,考订严谨,既是对方剂的一次全面系统的大总结,又展现出了中华人民共和国成立以来方剂学的研究所取得的令人瞩目的成绩。

方药学现代研究主要从实验研究、文献研究(配伍规律研究等)、方药理论及临床应用研究等方面展开。实验研究从整体、器官、组织、靶点、细胞等多个水平阐释了方药的药效物质基础及作用机制,网络药理学、数据挖掘等现代信息技术也被应用于方药的理论研究。

随着现代自然科学的迅速发展,方药研究无论在深度还是广度上都取得了令人瞩目的

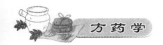

成就。中国科学家屠呦呦从中药青蒿中分离出青蒿素并应用于疟疾的治疗,获得 2015 年诺贝尔生理学或医学奖,这是中医药传承与创新的体现,也使得全世界对中医药在生命科学领域的发展有了更大的关注和期待。

当前,中医药事业的发展正处于前所未有的好时机。我们应当抓住时机,坚持继承、发扬、创新,使方药学的独特优势得到进一步发挥,造福全人类。

第二章　中药基础知识

第一节　中药的产地和采集

　　中药绝大多数品种来源于天然的动物、植物和矿物。中药的产地、采收与贮藏是否适宜是影响药材质量的重要因素，也可以说是保证中药疗效的源头。《神农本草经》中即说："阴干曝干，采造时月，生熟，土地所出，真伪陈新，并各有法。"《用药法象》也谓："凡诸草木昆虫，产之有地；根叶花实，采之有时。失其地则性味少异，失其时则性味不全。"因此，对中药产地和采集的研究，能保证和提高药材质量，对合理开发利用药物资源十分重要。

一、中药的产地

　　天然药材的分布和生产与地理自然条件的关系十分密切。我国幅员辽阔，地理气候复杂多样，各地的水土、生物分布等生态环境不完全相同，因而天然中药材的生产多有一定的地域性。产地直接影响着药材的产量、质量，由此而形成"道地药材"的概念。

　　所谓道地药材，又称地道药材，是优质纯真药材的专用名词，指历史悠久、产地适宜、品种优良、产量宏丰、炮制考究、疗效突出、带有地域特点的药材。宋代寇宗奭著《本草衍义》云："凡用药必择土地所宜者，则药力具，用之有据。"明代陈嘉谟著《本草蒙筌》谓："凡诸草本、昆虫，各有相宜地产。气味功力，自异寻常。"这些都强调了水土气候等自然条件与药材的生产、气味的形成、疗效的高低有着密切的关系。

　　道地药材的确定，与药材的产地、品种、质量等多种因素有关，而临床疗效则是其关键因素。历代医药学家都十分重视道地药材的生产。从《神农本草经》《名医别录》起，众多的本草文献都记载了道地药材的品种产地资料。中国传统的道地药材按资源分布区域主要分为川药、广药、云药、贵药、怀药、浙药、关药、北药、江南药、西药、藏药等类。川药如产于重庆的黄连（石柱），四川的川芎（灌县）、附子（江油）、麦冬（绵阳）、白芷（遂宁）、川牛膝（天全）等。广药如产于广东的砂仁（阳春）、巴戟天（高要）、陈皮（新会），海南的槟榔等。云药如产于云南的三七（文山）、茯苓（丽江）、诃子（临沧）、儿茶（西双版纳）、石斛（彝良）等。贵药如产于贵州的天麻（赫章）、杜仲（遵义）、吴茱萸（铜仁）、朱砂（万山）、艾片（罗甸）等。怀药如产于河南焦作温县、沁阳、武陟、孟州的怀地黄、怀山药、怀牛膝、怀菊花，为著名的"四大怀药"，此外尚有金银花（密县）、天南星（禹州）、天花粉（安阳）等。浙药如以"浙八味"为代表的浙江道地

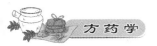

药材,包括白术(临安)、白芍(东阳)、浙贝母(鄞州)、杭白菊(桐乡)、延胡索(东阳)、玄参(磐安)、麦冬(慈溪)、温郁金(瑞安)等。关药如产于吉林的人参(抚松)、平贝母(抚松)、鹿茸(双阳)、北五味子(集安),以及东北的关龙胆和关防风等。北药如产于山西的黄芪(雁北)、潞党参(潞安,注:今长治),山东的阿胶(东阿),河北的酸枣仁(邢台)、知母(易县)、祁白芷(安国)等。江南药如产于安徽的亳菊花(亳州)、滁菊花(滁州)、贡菊花(歙县)、牡丹皮(铜陵)、石斛(霍山)、木瓜(宣城),江苏的薄荷(太仓)、苍术(金坛),福建的泽泻(建瓯)、太子参(柘荣)、莲子(建宁),江西的枳壳(清江,注:今樟树),湖北的山麦冬(襄阳)、党参(南漳板桥镇)等。西药如产于甘肃的当归、秦皮,青海的秦艽(黄南),宁夏的枸杞子(中宁)等。藏药如冬虫夏草、麝香等。以上药材自古以来都被称为道地药材,沿用至今。

道地药材是在长期的生产和用药实践中形成的。自然环境条件的变化,过度采伐,栽培和养殖技术的改变等都会使道地药材的产区发生变迁。如上党人参绝灭,现以东北人参为道地;三七原产广西,称为广三七、田三七,而云南文山却后来居上,所产三七称为滇三七,成为三七的新道地产区。因此道地药材的确定,涉及药材产地、品种、质量等多种因素,而最为关键的因素就是临床疗效。

长期的临床医疗实践证明,重视中药产地与质量的关系,强调道地药材的开发和应用,对于保证中药疗效有十分重要的作用。随着医疗事业的发展、国内外中药材需求的日益增加,再加上很多道地药材的生产周期较长、产量有限,单靠强调道地药材产区扩大生产,已经无法完全满足临床的需求。因此,在不影响疗效的前提下,研究道地药材的生态环境、栽培技术,创造特定的生产条件,对发展优质药材生产、开拓新的药源都是必要的。当前,我们对道地药材的栽培研究,从道地药材栽培品种的地理分布及生态环境的调查、道地药材生态型与生长环境关系的研究(包括光照、温度、湿度、土壤等),到道地药材植化的研究、道地药材的药理研究及野生变家种的生态研究等方面都做了大量的工作,动物驯养工作也在进行,从而在一定程度上满足了部分短缺药材的需求。当然,在药材的引种或驯养工作中,我们也必须确保该品种原有的性能和疗效。

二、中药的采集

中药的采收时节和方法是确保药物质量的重要环节之一。无论是植物还是动物都有各自的生长发育规律,在不同的年份、季节、月份乃至时辰,药物所含的有效成分各不相同,导致药物的疗效也有较大差异。唐代孙思邈《备急千金要方》云:"早则药势未成,晚则盛时已歇。"《千金翼方》也谓:"夫药采取,不知时节,不以阴干曝干,虽有药名,终无药实,故不依时采取,与朽木不殊,虚费人工,卒无裨益。"因此,必须重视药材的采集时间,尽量在药材有效成分含量最高的时候进行。

近代药物化学研究也证实,人参皂苷以8月含量最高,麻黄碱秋季含量最高,槐花在花蕾时芦丁含量最高,青蒿中青蒿素含量以7—8月中花蕾出现前为高峰,故槐花、青蒿均应在开花前采收为好。

(一)植物类药物的采集

植物类药材的根、茎、叶、花、果实等器官的生长成熟有明显的季节性,其采收时间和方法通常以入药部位的生长特性为依据,大致可以分为以下几种情况。

全草类　大多数在植物充分生长、枝叶茂盛的花前或刚开花时采收。有的从根以上割取地上部分,如益母草、荆芥、豨莶草等;如需连根入药的则可拔起全株,如车前草、蒲公英、紫花地丁等;而需用带叶、花、梢的更要适时采收,如夏枯草、薄荷等。

叶类　通常在花蕾将开放或正在盛开的时候采集。此时正当植物生长茂盛阶段,性味齐全,药力雄厚,最适于采收,如大青叶、荷叶、艾叶、枇杷叶等。有些特定的品种,如霜桑叶,须在深秋或初冬经霜后采集。

花类　一般在花正开放时进行。由于花朵次第开放,所以要分次采摘,应掌握采摘时间,若采收过迟,则易致花瓣脱落或变色,气味散失,影响质量,如菊花、旋覆花;有的要求在含苞欲放时采摘花蕾,如金银花、槐花、辛夷;有的在刚开放时采摘,如月季花。

果实或种子类　多数果实类药材应当于果实成熟后或将成熟时采收,如瓜蒌、枸杞子;少数品种如青皮、枳实等应当在未成熟时采摘幼嫩果实。种子入药的,通常在果实成熟后采集,如莲子、白果、沙苑子等;有些果实成熟后很快脱落,或果壳裂开,种子散失,如茴香、白豆蔻、牵牛子等,最好在果实开始成熟时采取。容易变质的浆果,如枸杞子、女贞子,最好在略熟时于清晨或傍晚采收。

根或根(块)茎类　一般以阴历二月、八月即春初、秋末采收。因为早春二月新芽未萌;深秋时节,多数植物的地上部分停止生长,其营养物质多贮存于地下部分,有效成分高,此时采收质量好、产量高,如天麻、苍术、葛根、桔梗、大黄、玉竹等。此外,少数品种宜在夏季挖取,如半夏、延胡索等。

树皮或根皮类　通常在清明至夏至剥取树皮。此时植物生长旺盛,不仅疗效较佳,而且树皮内浆汁丰富,形成层细胞分裂迅速,树皮易于剥离,如黄柏、杜仲等。木本植物生长周期长,应尽量避免伐树取皮的简单方法。根皮采收,与根和根茎类似,应于秋后苗枯,或早春萌发前采集,如牡丹皮、地骨皮、苦楝根皮。

(二)动物类药物的采集

动物类药材的采集,不具有明显的规律性,因品种不同而采收各异,其具体时间须根据它们各自的生长活动季节确定,以保证药效及容易获取为原则。如一般潜藏在地下的小动物,如全蝎、土鳖虫、地龙、蟋蟀、蝼蛄、斑蝥等虫类药材,大多在夏末秋初捕捉其虫,此时气温高,湿度大,宜生长,是采收的最好季节;桑螵蛸为螳螂的卵鞘,蜂房为黄蜂的蜂巢,这类药材多在秋季卵鞘、蜂巢形成后采集,并用开水煮烫以杀死虫卵,以免来年春天孵化成虫;再如蛇蜕为锦蛇、乌梢蛇等多种蛇类蜕下的皮膜,因其反复蜕皮,故全年可以采收,唯3—4月最多;石决明、海蛤壳等海生贝壳类药材,多在夏秋季捕采,此时生长发育旺盛,钙质充足,药效最佳。

(三)矿物类药材的采集

矿物类药材大多可随时采收。

第二节　中药的炮制

中药的炮制,历史上又称"炮炙""修治""修事",是指中药在应用或制成各种剂型前,根据中医药理论,依照辨证施治用药的需要和药材自身性质,以及调剂、制剂的不同要求而进

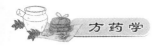

行必要的加工处理的过程。

炮制是否得当对保障药效、用药安全、便于制剂和调剂都有十分重要的意义。中药的炮制、应用和发展有着悠久的历史,《黄帝内经》《神农本草经》及历代中医药文献中都有不少中药炮制的散在记载。《雷公炮炙论》《炮炙大法》《修事指南》等炮制专著的出现,使炮制方法日益增多,炮制经验日趋丰富。

一、炮制的目的

(一)增强药物功能,提高药物疗效

在炮制过程中加入一些辅料,可增强药物功能,提高临床疗效。如蜜炙百部、紫菀能增强润肺止咳作用;酒炒川芎、当归能增强活血作用;醋炒延胡索可增强止痛作用。还有一些种子类药材,因质地坚硬,生用难以煎出有效成分,炒熟后表皮爆裂,有效成分便易于溶出,如紫苏子、白芥子、决明子等,正所谓"逢子必炒"。

(二)消除或降低药物的毒性或副作用,确保用药安全

有些未经炮制的药物有较强的毒性或明显的副作用。因此,在使用前必须进行特殊的加工处理以降低或消除这些毒副作用。如半夏、天南星生用对口腔黏膜有较强的刺激作用,可用明矾、石灰等炮制以除其毒性。有些药物的有效成分与毒性成分为同一物质,在保证疗效的前提下,通过炮制尽量减少药物对人体的危害。如巴豆含有34%～57%的巴豆油,既是峻下的有效成分,又是毒性成分,巴豆制霜能适度降低其脂肪油的含量,降低毒性。

(三)改变药物的性能,扩大应用范围

药物的性能、功用是药物本身所固有的,但在某些特定的条件下,为了适应不同病情和体质的需要,往往通过炮制来改变药物的部分性能或功效,使之符合病证或在特定脏腑经络中发挥治疗作用。如吴茱萸的性味辛热燥烈,有温里散寒、止呕、止痛功效,适用于里寒证,但用寒性的黄连水拌炒后,改变了其热性,可取其止呕止痛功效,用于肝火犯胃之呕吐、腹痛等症;再如生地黄功专清热凉血、养阴生津,而酒制成熟地黄后则成补血滋阴、益精填髓之品;生首乌补益力弱且不收敛,能截疟解毒、润肠通便,经黑豆汁拌蒸成制首乌后功专补肝肾、益精血;知母、黄柏、杜仲经盐炙后,可增强入肾经的作用;柴胡、香附、青皮经醋炙后,增强入肝经的作用,便于临床定向选择用药。

(四)矫臭矫味,便于服用

有些药物具有特殊的气味或刺激性,服后常致呕吐、恶心,使患者厌恶。通过醋制、酒制、麸炒等方法,可以消除其不良气味或刺激性。如乳香、没药含有的挥发油对胃有较强的刺激性,经醋制后能降低挥发油含量,矫味矫臭,减轻对胃的刺激。

(五)纯净药材,保证药材品质和用量准确

中药材采集后必须除去杂质和非药用部分,以保证药物的纯度,有利于准确称量和服用。如植物类药材的根和根茎应洗去泥沙,拣去杂质;皮类药材应剥去粗皮;花叶类去枝梗等。

（六）改变药物的某些性状，便于贮存或制剂

如多数根及根茎类药材要切成片。矿物类、贝壳类等药材需粉碎处理，既易于煮出有效成分，也易于制成各种剂型。有些药物易腐烂变质，应对其进行焙烘、炒干等，使之易于贮存而不变质。如桑螵蛸为螳螂之卵鞘，内有虫卵，应蒸后晒干，杀死虫卵，防止贮存过程中因虫卵孵化而失效。

二、炮制的方法

中药的炮制方法可分为五大类，即修治、水制、火制、水火共制和其他制法。

（一）修治法

修治包括纯净、粉碎、切制三道工序。借助一定的工具，用手工或机械的方法，如挑、筛、簸、刷、刮、挖、撞等方法，去掉泥土杂质、非药用部分及药效作用不一致的部分，使药物清洁纯净，然后以捣、碾、研、磨、镑、锉等方法，使药材粉碎达到一定粉碎度，以符合制剂和其他炮制的要求，便于有效成分的提取和利用；或用刀具采用切、铡的方法将药切成片、段、丝、块等一定的规格，使药物有效成分易于溶出，便于进行其他炮制，也利于干燥、贮藏和调剂时称量。

（二）水制法

水制法是用水或其他液体辅料处理药材，以达到清洁药物、除去杂质、润软药物、便于切制、降低药物的毒性及调整药性等目的。常用方法有漂洗、浸泡、闷润、喷洒、水飞等。如将芦根、白茅根置于宽水或长流水中，反复地换水，以除去泥土杂质，或将海藻、昆布漂去盐分，紫河车漂去腥味等。

（三）火制法

火制法是将药材经火加热处理。一般分炒、炙、煅、煨等几种方法。如炒黄、炒焦和炒炭，麸炒、米炒、土炒、砂炒、蛤粉炒和滑石粉炒等，蜜炙、酒炙、醋炙、姜炙、盐炙等。经火制法后可达到缓和药性，降低副作用，增加疗效的目的。如炒炭能缓和药物的烈性或副作用，或增强其收敛止血、止泻的作用；蜜炙百部、款冬花、枇杷叶可增强润肺止咳作用；酒炙川芎、当归、牛膝可增强活血之功；醋炙香附、柴胡可增强疏肝解郁之功；醋制芫花、甘遂、京大戟可降低毒性；盐炙杜仲、补骨脂可引药入肾和增强补肾作用；酒炙常山可减轻催吐作用；姜炙半夏、竹茹可增强止呕作用。

（四）水火共制法

水火共制法既要用水又要用火，有些药物还必须加入其他辅料进行炮制，包括煮、蒸、炖、焯、淬等方法。其目的是降低药物的毒性、烈性或附加成分含量，增强或改变药物的疗效。如何首乌经反复蒸晒后不再有解毒、截疟、通便作用，而功专补肝肾、益精血。

（五）其他制法

其他常用的制法有制霜、发芽、发酵、精制和药拌等。

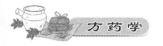

第三节　中药的性能

中医学认为任何疾病的发生发展都是致病因素(即病因)作用于人体,使机体邪正相争,导致气血阴阳发生盛衰变化或脏腑经络功能紊乱的结果。因此,治疗必须针对疾病发生的环节,包括消除病因,扶助正气,调整和恢复脏腑经络的生理功能,纠正气血阴阳的盛衰偏性,从而使机体重新恢复动态平衡,达到治愈疾病、恢复健康的目的。

中药之所以能治疗疾病,就是因为药物具有若干特性和作用,即"药物偏性"。利用这种偏性来纠正疾病的阴阳盛衰偏差,从而治疗疾病,即所谓"以偏纠偏"。药物与治疗环节有关的性质和性能统称为"药性",是药物本身所具有的性质和功能的高度概括。因此,药性也可称为药物的性能,主要包括四气、五味、升降浮沉、归经、毒性等方面的内容。

中药的性状是指药物的形状、颜色、气味、滋味、质地等。性状是通过人的直接感官而得到的认识,与中药的性能并不相同。但古代也有用中药的性状来探求、解释中药的某些性能特点。

一、四气

四气是指药物有寒热温凉四种不同的药性,又称四性。药性分寒温,首先由《神农本草经》提出,《神农本草经》序例云:"药有酸咸甘苦辛五味,又有寒热温凉四气。"这是有关四气五味的最早概括。四气之中,寒与凉为同一性质,凉次于寒;热与温为同一性质,温次于热。其实质仍是寒热二性,只是寒与凉、温与热在程度上有所差异。还有一些药物的药性不存在明显的寒热之偏性,称为平性药。

药物寒热药性的确定,是在人体用药以后,从药物作用于机体所发生的反应中概括出来的,是与所治疾病病性或症状的寒热性质相对而言的。因此,药性的确定应以阴阳理论为指导,以中医学的寒热辨证纲领为理论基础,以机体用药的效应为依据。如机体出现寒性症状,表现出畏寒怕冷、手足不温、面色苍白、喜温热、小便清长、大便稀溏、舌淡苔白、脉迟时,应用附子、干姜、细辛等药物能改善或消除这些寒性症状,说明这些药物的药性是温热的。如机体出现热性症状,表现出发热、面赤、烦躁、口渴、小便短赤、大便秘结、舌红苔黄、脉数时,应用石膏、知母、黄芩等药物能减轻或消除这些热象,说明这些药物具有寒凉之性。因此,凡是能消除或减轻寒性症状的药物称为温热药;反之,凡是能改善或消除热性症状的药物称为寒凉药。

一般来讲,寒凉药分别具有清热泻火、凉血解毒、滋阴除蒸、泻热通便、清热利尿、清热化痰、清心开窍、凉肝息风等作用,如石膏清热泻火、金银花清热解毒、大黄泻热通便等。而温热药则分别具有温里散寒、暖肝散结、补火助阳、温阳利水、温经通络、引火归元、回阳救逆等作用,如附子回阳救逆、干姜温里散寒、茴香暖肝散结、巴豆峻下冷积等。

二、五味

五味的本义是指药物和食物的真实滋味。由于药食"入口则知味,入腹则知性",因此古人很自然地将滋味与作用联系起来,并用滋味解释药食的作用,这就是最初的"滋味说"。所谓五味,是指药有酸、苦、甘、辛、咸五种不同的味道,因而具有不同的治疗作用,有些药物还具有淡味或涩味,因而实际上不止五种。但是五味是基本的滋味,所以仍然称为五味。五味是阐明中药药理、指导临床用药理论的重要依据之一。

辛:"能散、能行",即具有发散、行气、行血的作用。一般来讲,解表药、行气药、活血药多具有辛味,因此辛味药多用于表证及气血阻滞之证。如苏叶发散风寒、木香行气除胀、川芎活血化瘀等。此外,《黄帝内经》云:"辛以润之。"就是说辛味药还有润养的作用,如款冬花润肺止咳、菟丝子滋养补肾等。

甘:"能补、能和、能缓",即具有补益、和中、调和药性和缓急止痛的作用。一般来讲,滋养补虚、调和药性及缓解疼痛的药物多具有甘味。多用于正气虚弱、身体诸痛及调和药性、中毒解救等几个方面。如人参大补元气、熟地滋补精血、饴糖缓急止痛、甘草调和药性并解药食中毒等。

酸:"能收、能涩",即具有收敛、固涩的作用。一般固表止汗、敛肺止咳、涩肠止泻、固精缩尿、固崩止带的药物多具有酸味,多用于体虚多汗、肺虚久咳、久泻肠滑、遗精滑精、遗尿尿频、崩带不止等。如五味子固表止汗、乌梅敛肺止咳、五倍子涩肠止泻、山茱萸涩精止遗、赤石脂固崩止带等。

苦:"能泄、能燥、能坚",即具有清泄火热、通泄大便、燥湿、坚阴(泻火存阴)等作用。一般来讲,清热泻火、下气平喘、降逆止呕、通利大便、清热燥湿、苦温燥湿、泻火存阴的药物多具有苦味,多用于热证、火证、喘咳、呕恶、便秘、湿证、阴虚火旺等。如黄芩、栀子清热泻火,杏仁、葶苈子降气平喘,半夏、陈皮降逆止呕,大黄、枳实泻热通便,龙胆草、黄连清热燥湿,苍术、厚朴苦温燥湿,知母、黄柏泻火存阴等。

咸:"能下、能软",即具有泻下通便、软坚散结的作用。一般来讲,泻下或润下通便及软化坚硬、消散结块的药物多具有咸味,多用于大便燥结、痰核、瘰疬、癥瘕痞块等。如芒硝泻热通便,海藻、牡蛎消散瘰疬等。

淡:"能渗、能利",即具有渗湿、利小便的作用。故有些利水渗湿的药物具有淡味。淡味药多用于水肿、脚气、小便不利之证。如薏苡仁、通草、灯心草、茯苓、猪苓、泽泻等。由于《神农本草经》未提淡味,后世医家主张"淡附于甘",故多数淡味药都以甘淡并列标记药性,因此只言五味,不称六味。

涩:与酸味药的作用相似。多用于虚汗、泄泻、尿频、遗精、滑精、出血等证。如莲子固精止带、禹余粮涩肠止泻、乌贼骨收涩止血等。故本草文献常以酸味代表涩味功效,或与酸味并列,标明药性。

气和味分别从不同角度说明药物的作用,二者合参才能较全面地认识药物的作用和性能。一般来讲,气味相同,作用相近,同一类药物大致如此,如辛温的药物多具有发散风寒的作用,甘温的药物多具有补气助阳的作用。有时气味相同,又有主次之别。如黄芪甘温,偏于甘以补气;锁阳甘温,偏于温以助阳。气味不同,作用有别。如黄连苦寒、党参甘温,黄连功能清热燥湿,党参则补中益气。而气同味异、味同气异者,其所代表药物的作用则各有不同。如麻黄、杏仁、大枣、乌梅、肉苁蓉同属温性,但由于五味不同,麻黄可辛温散寒解表,杏仁能苦温下气止咳,大枣则甘温补脾益气,而乌梅酸温敛肺涩肠、肉苁蓉咸温补肾助阳等。至于一药兼有数味,则标志其治疗范围的扩大。如当归辛甘温,甘以补血、辛以活血行气、温以祛寒,故有补血、活血、行气止痛、温经散寒等作用,可用治血虚、血滞、血寒所引起的多种

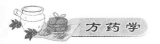

疾病。一般临床用药是既用其气又用其味,但有时在配伍其他药物以复方用药时,就可能出现仅用其气或其味的不同情况。如升麻辛甘微寒,与黄芪同用治中气下陷时,则取其味甘升举阳气的作用;若与葛根同用治麻疹不透时,则取其味辛以解表透疹;若与石膏同用治胃火牙痛,则取其寒性以清热降火。由于性和味都属于性能范畴,只反映药物作用的共性和基本特点,因此不仅要性味合参,还必须与药物的具体功效结合起来,方能得到比较全面、准确的认识。

三、升降浮沉

药物升降浮沉作用趋向性的形成,虽然与药物在自然界生成禀赋不同、形成药性不同有关,并受四气、五味、炮制、配伍等诸多因素的影响,但更主要的是与药物作用于机体时所产生的不同疗效、所表现出的不同作用趋向密切相关。与四气、五味一样,升降浮沉也同样是通过药物作用于机体所产生的疗效而概括出来的用药理论。

升降浮沉代表不同的药性,标示药物不同的作用趋向。一般升浮药,其性主温热,味属辛、甘、淡,质地多为轻清至虚,作用趋向多主上升、向外。就其所代表药物的具体功效而言,分别具有疏散解表、宣毒消疮、宣肺止咳、温里散寒、暖肝散结、温通经脉、通痹散结、行气开郁、活血消癥、解毒消疮、开窍醒神、升阳举陷、涌吐等作用。故解表药、温里药、行气药、祛风寒湿药、活血祛瘀药、开窍药、补益药、涌吐药等多具有升浮特性。一般沉降药,其性主寒凉,味属酸、苦、咸,质地为重浊坚实,作用趋向多主下行、向内。就其所代表药物的具体功效而言,分别具有清热泻火、泻下通便、利水渗湿、重镇安神、平肝潜阳、息风止痉、降逆平喘、止呕、止呃、消积导滞、固表止汗、敛肺止咳、涩肠止泻、固崩止带、涩精止遗、收敛止血、收湿敛疮等作用。故清热药、泻下药、利水渗湿药、降气平喘药、降逆和胃药、安神药、平肝息风药、收敛止血药、收涩药等多具有沉降药性。

药物具有升降浮沉的性能,可以调整脏腑气机的紊乱,使之恢复正常的生理功能,或作用于机体的不同部位,因势利导,驱邪外出,从而达到治愈疾病的目的。升降浮沉的用药原则是顺着病位,逆着病势。一般来说,药性升浮的,大多具有辛甘之味和温热之性;药性沉降的,大多具有酸苦咸涩之味和寒凉之性。具体而言,病变部位在上、在表者宜升浮而不宜沉降,如外感风热应选薄荷、菊花等升浮药来疏散;病变部位在下、在里者宜沉降而不宜升浮,如热结肠燥、大便秘结者则应选用大黄、芒硝等沉降药来泻热通便;病势上逆者,宜降不宜升,如肝阳上亢之头晕目眩则应选用代赭石、石决明等沉降药来平肝潜阳;病势下陷,宜升不宜降,如气虚下陷之久泻脱肛,则应用黄芪、升麻、柴胡等升浮药来升阳举陷。总之,必须针对疾病发生部位在上在下、在表在里的区别,病势有上逆下陷的区别,根据药物有升降浮沉的不同特性,恰当选用药物,这也是指导临床用药必须遵循的重要原则。

此外,为了适应复杂病机,更好地调节紊乱的脏腑功能,还可采用升降浮沉并用的用药方法。如治疗表邪未解,邪热壅肺,汗出而喘的表寒里热证,常用石膏泻肺火,肃降肺气,配麻黄解表散寒,宣肺止咳,二药相伍,一清一宣,升降并用,以成宣降肺气的配伍。用治心肾不交,虚烦不眠,腰冷便溏,上热下寒证,常用黄连清心降火安神,配肉桂补肾引火归元,以成交通心肾、水火既济的配伍。再如治疗湿浊中阻,头痛昏蒙,腹胀便秘,升降失调的病证,常用蚕沙和中化湿,以升清气,配皂角滑肠通便,润燥降浊,以成调和脾胃、升清降浊的配伍。可见升降并用是适应复杂病机,调节紊乱脏腑功能的有效用药方法。

四、归经

归是作用的归属，经是脏腑经络的概称。归经就是指药物对于机体某部分的选择性作用，即某药对某些脏腑经络有特殊的亲和作用，因而对这些部位的病变起着主要或特殊的治疗作用。药物的归经不同，其治疗作用也不同。前人在用药实践中观察到，一种药物往往主要对某一经或某几经发生明显的作用，而对其他经的作用较小，甚至没有作用，将这种效应总结为归经。归经指明了药物治疗病证的适用范围，也就说明了药效所在，包含了药物定性定位的概念。这也是阐明药物作用机理，指导临床用药的药性理论基本内容之一。

同属性寒清热的药物，有的偏于清肝热，有的偏于清胃热，有的偏于清肺热或清心热；同属补药，也有补肺、补脾、补肝、补肾的不同。这反映了药物在机体产生效应的部位各有侧重。将这些认识加以归纳，系统化，便形成了归经理论。

归经是药物作用的定位概念，因而与疾病定位有着密不可分的关系。由于发病所在脏腑及经络循行部位不同，临床上所表现的症状也各不相同，如心经病变多见心悸失眠、肺经病变常见胸闷喘咳、肝经病变每见胁痛抽搐等。临床用朱砂、远志能治愈心悸失眠，说明它们归心经；用桔梗、苏子能治愈喘咳胸闷，说明它们归肺经；而选用白芍、钩藤能治胁痛抽搐，则说明它们能归肝经。至于一药能归数经，是指其治疗范围的扩大。如麻黄归肺与膀胱经，它既能发汗宣肺平喘，治疗外感风寒及咳喘之证，又能宣肺利尿，治疗风水浮肿之证。由此可见，归经理论是通过脏腑辨证用药，从临床疗效观察中总结出来的用药理论。

经络与脏腑虽有密切联系，但又各成系统，故有经络辨证与脏腑辨证的不同，经络辨证体系的形成早于脏腑辨证，因而历史上不同时期、不同医家在确定药物归经时，或侧重于经络系统，或侧重于脏腑系统。这样一来，便造成某些药物归经的含义有所不同。至于有的药物只归一经，有的药物则归数经，这正说明不同药物的作用范围有广义、狭义之分。

掌握归经便于临床辨证用药，即根据疾病的临床表现，通过辨证审因，诊断出病变所在脏腑经络部位，按照归经来选择适当药物进行治疗。如病患热证，有肺热、心火、胃火、肝火等的不同，治疗时用药不同。若肺热咳喘，当用桑白皮、地骨皮等入肺经药来泻肺平喘；若胃火牙痛当用石膏、黄连等入胃经药来清泻胃火；若心火亢盛心悸失眠，当用朱砂、丹参等入心经药以清心安神；若肝热目赤，当用夏枯草、龙胆草等入肝经药以清肝明目。可见归经理论为临床辨证用药提供了方便。

掌握归经理论还有助于区别功效相似的药物。如同是利尿药，有麻黄的宣肺利尿、黄芪的健脾利尿、附子的温阳利水、猪苓的通利膀胱之水湿等不同。羌活、葛根、柴胡、吴茱萸、细辛同为治头痛之药，但羌活善治太阳经头痛、葛根善治阳明经头痛、柴胡善治少阳经头痛、吴茱萸善治厥阴经头痛、细辛善治少阴经头痛。因此，在熟悉药物功效的同时，掌握药物的归经对相似药物的鉴别应用有十分重要的意义。

运用归经理论指导临床用药，还要依据脏腑经络相关学说，注意脏腑病变的相互影响，恰当选择用药。如肾阴不足，水不涵木，肝火上炎，目赤头晕，治疗时当选用黄柏、知母、枸杞、菊花、地黄等肝、肾两经的药物来治疗，以益阴降火、滋水涵木；而肺病久咳，痰湿稽留，损伤脾气，肺病及脾，脾肺两虚，治疗时则要肺脾兼顾，采用党参、白术、茯苓、陈皮、半夏等肺、脾两经的药物来治疗，以补脾益肺，培土生金，而不能拘泥于见肝治肝、见肺治肺的单纯分经用药的方法。

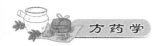

在运用归经理论指导药物临床应用时,还必须与四气五味、升降浮沉学说结合起来,才能做到全面准确。如同归肺经的药物,由于有四气的不同,其治疗作用也各异,如紫苏温散肺经风寒、薄荷凉散肺经风热、干姜性热温肺化饮、黄芩性寒清肺泻火。同归肺经的药物,由于五味的不同,作用亦殊,如乌梅酸收固涩、敛肺止咳,麻黄辛以发表、宣肺平喘,党参甘以补虚、补肺益气,陈皮苦以下气、止咳化痰,蛤蚧咸以补肾、益肺平喘。同归肺经的药物,因其升降浮沉之性不同,作用迥异,如桔梗、麻黄药性升浮,故能开宣肺气、止咳平喘;杏仁、苏子药性沉降,故能降肺气、止咳平喘。四气五味、升降浮沉、归经同是药性理论的重要组成部分,在应用时必须结合起来,全面分析,才能准确地指导临床用药。

四气五味只是说明药物具有不同的寒热属性和治疗作用,升降浮沉只是说明药物的作用趋向。二者都缺乏明确的定位概念,只有归经理论才把药物的治疗作用与病变所在的脏腑经络部位有机地联系起来。

五、毒性

《神农本草经》中率先提出"有毒无毒"的理论。合理、有效而安全地使用药物可以防治疾病,用药失当则可能对人体造成伤害。

综合历代本草医籍关于"毒"的论述,其概念有广义和狭义之分。

广义的毒性,泛指药物的偏性。凡药皆毒,《类经》云:"药以治病,因毒为能。"《周礼》说:"医师掌医之政令,聚毒药以供医事。"认为凡是药物都具有毒性,药物之所以能治病祛邪,是因为具有某种偏性,这种偏性就是毒性。正确应用药物的偏性,使药证相符,何毒之有? 不识药物偏性,药不对证,则皆为毒药。因此,药物的毒性具有普遍性,是每种药物都具有的性质和特点。

狭义的毒性,与现代的毒性概念相似,是指药物对人体的毒害作用和伤害反应,是与药物的治疗效应相对的。因此,目前所指药物的毒性多是指狭义的毒性。毒药就是指容易引起毒性反应的药物。

应当明确的是,药物的毒性作用有别于药物的副作用。副作用是指在常用剂量下出现的、与治疗目的无关的不适反应,停药后可自行消退。而毒性作用是指用药后造成机体组织器官损害,或机体生理功能的破坏,危害较大,有些甚至在停药后也难以修复,主要由药物本身的毒性引起,多由于用量过大或疗程过长所致。

对于毒性的分级,历代并不统一。在古代,有按有无毒性以及毒性的大小分为大毒、常毒、小毒、无毒,或大毒、有毒、小毒、微毒等。目前,一般将毒性分为大毒、有毒、小毒三类。

影响药物毒性的因素很多,最为主要的是用药是否对证以及用量的大小。此外,与药材品种、药材质量、炮制方法、给药途径、剂型与制剂工艺、配伍、服药方法,以及患者本身的个体差异等因素有关。

正确认识药物的毒性,对指导临床用药有重要的意义。在使用毒药时,既要注意用药的安全性,重视药物的毒副作用,严格控制剂量和用药时间,也要强调药物的治疗效应,不要为求安全而随意降低剂量,忽视疗效。在必要的情况下,可以应用以毒攻毒、以毒克毒的原则,应用有毒药物来治疗一些疾病。

需要注意的是,所有的药物都有偏性,即使在使用无毒药时,也不能毫无顾忌地大剂量运用,以求速效,应严格掌握药证相符、合理用药的法则。

第四节 中药的配伍

临床上疾病千变万化,复杂多样,有时应用单味药不能满足需要;同时,有些药物具有毒副作用,单味使用易导致用药不安全。所谓配伍,就是根据病情的需要,结合药物的性能特点,有选择地将两种或两种以上的药物配合使用。配伍的目的在于增强药力,提高疗效,适应复杂病情,监制、减轻甚至消除药物的毒副作用。

一、中药配伍

前人将药物之间的配伍关系概括为七种情况,简称"七情"。所谓"七情",就是方药运用的七种情形,即单行、相须、相使、相畏、相杀、相恶以及相反。

七情理论最早由《神农本草经》提出,书中说:"药有阴阳配合,子母兄弟,根茎花实,草石骨肉,有单行者,有相须者,有相使者,有相畏者,有相恶者,有相反者,有相杀者。凡此七情,合和视之,当用相须、相使者良,勿用相恶、相反者。若有毒宜制,可用相畏、相杀者,不尔,勿合用也。"现分述如下。

1. 单行 单行是指单用一味药,不与其他药物配伍来治疗疾病。如独参汤用人参一味,大补元气,治疗气虚甚至气脱。单行的使用要求单味药针对性强,效专力宏,所治疗的病证单一。《本草纲目》云:"独行者,单方不用辅也。"

2. 相须 两味性能、功用类似的药物联用(多为同类药),能增强原有各自的同类疗效,发挥协同增效作用的配伍。如大黄、芒硝均为寒凉攻下药,配伍运用可以增强清热泻下通便的作用;石膏、知母均为寒凉清热之品,合用则清热泻火之力更盛。《本草纲目》云:"相须者,同类不可离也。"

3. 相使 两味性能或功用上具有某种共性的药物联用(可以是同类药,也可以不是同类药),以其中一种药物为主,另一种药物为辅,合用以后,辅药可提高主药功效的配伍。如治疗脾虚水肿的黄芪茯苓汤,用黄芪益气利水为主药,配茯苓加强黄芪的益气利水功能。《本草纲目》云:"相使者,我之佐使也。"

4. 相畏 两味药物联用后,一种药物的毒性或副作用能被另一种药物减弱或消除的配伍。如生半夏与生南星的毒性能被生姜减轻或消除,可以说生半夏、生南星畏生姜。《本草纲目》云:"相畏者,受彼之制也。"

5. 相杀 两味药物联用后,一种药物能减轻或消除另一种药物的毒性或副作用的配伍。如生姜能减轻或消除生半夏、生南星的毒性,即生姜杀生半夏、生南星。《本草纲目》云:"相杀者,制彼之毒也。"

相畏与相杀具有相同的配伍意义,即两种药物配伍后,其中一种药物的毒性或副作用减轻或消除了,只是两味药物在配伍中的位置不同而已。

6. 相恶 两味药物联用后,一种药能使另一种药原有的功效减弱,甚至丧失的配伍。如人参配莱菔子,因人参补气,莱菔子消气,故莱菔子能削弱人参的补气作用。再如生姜配黄芩,黄芩的清肺功能与生姜的温肺功效相互拮抗,而使各自对肺的治疗效应降低。《本草纲目》云:"相恶者,夺我之能也。"

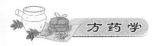

7.相反 两味药物联用后,能增强药物原有毒性,或产生新的毒副作用的配伍。如芫花、甘遂反甘草等。《本草纲目》云:"相反者,两不相合也。"详见用药禁忌中的"十八反"和"十九畏"。

上述"七情配伍"虽然是七种配伍方法,但从配伍后的效应来看,除单行外,主要是四个方面。

一是增效作用。主要是相须、相使配伍,能增强疗效,在临床上应充分予以利用。

二是监制作用。主要是相畏、相杀配伍,能降低或消除药物的毒副作用,确保用药安全,在临床上对有明显毒性的药物运用时,应予以使用。

三是减效作用。主要是相恶配伍,能降低、减弱甚至消除药物的某个或某些功效,降低治疗效应,在临床上应尽可能避免使用,但在必要时适当考虑使用。

四是增毒作用。主要是相反配伍,能产生或增强毒性,影响用药安全,在临床上应避免、禁忌使用。

正如《本草经集注》所云:"相须、相使是各有所宜,共相宣发;相畏、相杀是取其所畏,以相制尔;相恶、相反是性理不和,更以成患。"

药物的配伍使用是中医用药的主要形式,药物按一定法度加以组合,并确定合适的剂量比例,制成适当的剂型,即为方剂。方剂是药物配伍的发展和具体体现,也是药物配伍应用更为高级而普遍的形式。

二、配伍用药禁忌

(一)药物配伍禁忌

药物配伍合用后使疗效降低,产生或加重毒副作用,影响用药安全者,属于配伍用药禁忌。如七情配伍中的相恶与相反配伍。《神农本草经》云:"勿用相恶、相反者。"关于配伍禁忌的主要内容有"十八反"和"十九畏"。虽历代记载的内容有所差异,但以金元时期概括的"十八反"和明代概括的"十九畏"歌诀最为流行,广为传诵。

十八反:甘草反甘遂、大戟、芫花、海藻;藜芦反人参、西洋参、党参、丹参、沙参、玄参、苦参、芍药、细辛;乌头反贝母、瓜蒌、半夏、白蔹、白及、天花粉。

十八反歌:"本草明言十八反,半蒌贝蔹及攻乌,藻戟遂芫俱战草,诸参辛芍叛藜芦。"(金代张子和《儒门事亲》)

十九畏:硫黄畏朴硝,水银畏砒霜,狼毒畏密陀僧,巴豆畏牵牛,丁香畏郁金,牙硝畏三棱,川乌、草乌畏犀角,人参畏五灵脂,官桂畏石脂。

十九畏歌:"硫黄原是火中精,朴硝一见便相争;水银莫与砒霜见,狼毒最怕密陀僧;巴豆性烈最为上,偏与牵牛不顺情;丁香莫与郁金见,牙硝难合京三棱;川乌草乌不顺犀,人参最怕五灵脂;官桂善能调冷气,若逢石脂便相欺。大凡修合看顺逆,炮爁炙煿莫相依。"(明代刘纯《医经小学》)

在此应明确相反、相畏与"十八反"和"十九畏"的关系。其中,"相反"的"反"与"十八反"的意义相同,均属于配伍禁忌的范畴;而"相畏"是用于降低毒副作用的配伍关系,并非配伍禁忌,不能与"十九畏"混淆。

对于"十八反"和"十九畏"的认识历来存在分歧。有的认为这是古人在长期的医疗活动中总结而来的,必须遵守,不能违背;有的则认为"十八反"和"十九畏"并非绝对禁忌,甚至认为有些反药同用可起到相反相成的效能。对此,不必轻易下结论,在无充分把握、没有依据的情况下最好不要随意使用"十八反"和"十九畏"中的药物配伍。

(二)妊娠用药禁忌

妊娠用药禁忌是指妇女妊娠期间应禁止使用的中药,因其可能会对母体、胎儿有损害作用,甚至导致堕胎。

根据药物对胎儿、母体的损害程度,一般将妊娠禁忌中药分为两类。

1. **禁用中药** 大多是药性峻猛、毒性较强的中药。药物如砒霜、水银、雄黄、轻粉、斑蝥、马钱子、蟾酥、川乌、草乌、藜芦、胆矾、瓜蒂、巴豆、甘遂、大戟、芫花、牵牛子、商陆、干漆、水蛭、三棱、莪术等。

2. **慎用中药** 药性较为峻急,多具有通经祛瘀、攻下、破气、温里等作用的中药。药物如牛膝、川芎、红花、桃仁、姜黄、丹皮、枳实、枳壳、大黄、番泻叶、芦荟、芒硝、附子等。

对于妊娠禁忌中药,如无特殊必要,应尽量避免使用。如孕妇因疾病必须应用,则应注意辨证准确,掌握好用量与疗程,适当配伍,密切观察,以减轻药物对妊娠的影响。

第三章　方剂基本知识

第一节　方药与治法

方药与治法是中医学理、法、方、药体系的重要组成部分。治法是在审明病因、辨清证候的基础上所制定的治疗方法。在临床实践中只有准确地把握具体治法，才能保证在针对具体病证的遣药处方等过程中有所遵循。

从中医学形成和发展的过程来看，治法是在临床长期积累了方药运用经验的基础上和对人体生理病理等认识不断丰富、完善的过程中，逐步总结而成的有针对性的治疗策略，是后于方药形成的一种理论。当治法已由经验上升为理论之后，它就成为遣药组方和运用成方的指导原则。例如，对一个腰痛患者进行四诊合参，审证求因，确定其为肾阳不足证后，须以温补肾阳法治之，选用肾气丸等相应成方，或自行选药组成温补肾阳的方剂来振奋肾阳、温养腰脊，则腰痛渐愈。由此可见，治法是指导遣药组方的原则，方剂是体现和完成治法的主要手段。治法与方剂相互为用，密不可分，二者之间的关系称为"方从法出"。

清代医家程钟龄根据历代医家对治法的认识归类总结的"八法"被认为是较为完备而且概括性比较强的方剂分类方法。程氏在《医学心悟·医门八法》中说："论病之源，以内伤、外感四字括之。论病之情，则以寒、热、虚、实、表、里、阴、阳八字统之。而论治病之方，则又以汗、和、下、消、吐、清、温、补八法尽之。"现将八法内容简要介绍如下：

1.汗法　通过开泄腠理、调畅营卫、宣发肺气等作用，使在表的外感六淫之邪随汗而解的一类治法。汗法适用于外感六淫之邪所致的表证。汗法主要是通过汗出使腠理开、营卫和、肺气畅、血脉通，从而使邪气外透，正气安和。汗法不单纯用于外感六淫之表证，亦可用于痹证、麻疹初起而疹发不畅、水肿腰以上肿甚、疮疡初起而有恶寒发热等表证者。因病邪有寒热之异、体质有强弱之别、病情有兼杂之变，故汗法有辛温、辛凉、扶正解表、攻邪解表之分。

2.和法　通过和解或调和而使半表半里之邪，或脏腑、阴阳、表里失和之证得以解除的一类治法。该法既能祛除病邪，又能调整脏腑功能，是集两种及以上治法于一体的治疗方法。戴天章在《广瘟疫论》中总结为"寒热并用之谓和，补泻合剂之谓和，表里双解之谓和，平其亢厉之谓和"。和法的适应病证较为广泛，分类也多，从狭义上看，不外"伤寒少阳证""脏腑不和""表里不和"三大类病证，故和法相应地分为和解少阳、调和肝脾、调和肠胃、表里双解等内容。

3.下法 通过泻下、荡涤、攻逐等使停留于胃肠的宿食、燥屎、冷积、瘀血、结痰、停水等从下窍而出以祛邪除病的一类治法。下法适用于燥屎、冷积、宿食等有形之邪滞于肠胃所致的大便不通，以及停痰留饮、瘀血积水等里实之证。由于病性有寒热，正气有虚实，邪气有兼夹，所以下法常与其他治法结合运用，分寒下、温下、润下、逐水、攻补兼施五类。

4.消法 通过消食导滞、行气活血、软坚散结、化痰利水、驱虫等，使气、血、痰、食、水、虫等有形之邪渐消缓散的一类治法。消法适用于饮食停滞、气滞血瘀、癥瘕积聚、水湿内停、痰饮不化、疳积虫积、结石以及疮疡痈肿等病证。消法与下法虽同是治疗内蓄有形实邪的方法，但各有特点。前者所治，主要是病在脏腑、经络、肌肉之间，邪坚病固而来势较缓，属渐积形成，且多虚实夹杂，尤其是气血积聚而成之癥瘕痞块、瘰疬痰核等，不可能迅即消除，必须渐消缓散；而后者所治，大抵病势急迫，邪在肠胃，形证俱实，必须速除使邪从下窍而出。

5.吐法 通过诱发呕吐使停留在咽喉、胸膈、胃脘之痰涎、宿食或毒物从口中吐出的一类治法。吐法适用于中风痰壅、宿食壅阻胃脘、毒物尚在胃中，以及痰涎壅盛之癫狂、喉痹等。使用本法的基本条件是病位居上，病势急暴，内蓄实邪。

6.清法 通过清热、泻火、解毒、凉血等使在里之热邪得以清除的一类治法。清法适用于里热之证。由于里热证有实热与虚热之分，实热又有热在气分、营分、血分、热壅成毒及热在某一脏腑之异，因此清法有清气分热、清营凉血、清热解毒、清脏腑热、清虚热之不同。又因热证最易伤阴耗气，所以清法亦多与补法配合运用。

7.温法 通过温里祛寒使在里之寒邪得以消散的一类治法。温法适用于里寒之证。里寒证的形成，或由寒邪直中于里，或因失治误治而损伤人体阳气，或因素体阳气虚弱，以致寒从中生。里寒之证因有部位浅深、程度轻重的区别，故温法又有温中祛寒、回阳救逆和温经散寒的区别。由于在里寒证的形成和发展过程中，往往阳虚与寒邪并存，所以温法每与补法配合运用。

8.补法 通过补益人体气血阴阳之不足或激发衰退的脏腑功能使人体气血阴阳或脏腑虚弱的状态得到纠正，复归于协调平衡的一类治法。由于虚证有气虚、血虚、阴虚、阳虚及各脏腑虚损之分，故补法的具体内容甚多，既有补益气、血、阴、阳的不同，又有分补五脏之侧重，但较常用的治法分类仍以补气、补血、补阴、补阳为主，运用时结合虚损的脏腑综合考虑。值得一提的是，在正虚不能祛邪外出时，也可以用补法扶助正气，并配合其他治法，达到扶正祛邪兼顾的目的。运用补法虽可收到间接祛邪的效果，但一般是在无外邪时使用，以免"闭门留寇"之弊。

上述八种治法适用于表里寒热虚实等不同的证候。对于多数疾病而言，病情往往是复杂的，不是单一治法所能解决的，常需多种治法配合运用，方能治无遗邪，兼顾全面。正如程钟龄在《医学心悟》卷首中所说："一法之中，八法备焉；八法之中，百法备焉。"因此，临证处方必须针对具体病证，灵活运用八法，或单用或杂合，依法组方、依法用方，使之切中病情，方能收到满意的疗效。

第二节 方剂的组方原则

方剂是由药物组成的，是在辨证立法的基础上，选择合适的药物组合而成。一般而言，

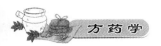

一首方剂的基本结构包括君、臣、佐、使四部分。"君、臣、佐、使"的概念最早见于《黄帝内经》,《素问·至真要大论》曰:"方制君臣,何谓也? 岐伯曰:主病之谓君,佐君之谓臣,应臣之谓使。"即通过借喻封建国家政体中君、臣、佐、使的等级设置,以说明药物在方中的主次地位与从属关系,体现方剂中药物职能的差异化。故李东垣说:"主病者为君……兼见何症,则以佐使药分治之,此制方之要也。"君、臣、佐、使的基本框架理论是对方剂制方理论的归纳与总结,是方剂组方配伍理论的重要基石。

根据历代医家的论述,现将方剂基本结构归纳如下。

君药:针对主病或主证起主要治疗作用的药物。君药是方剂中不可或缺的核心,具有药量较大或药力较强的特点。

臣药:有两种含义。一是辅助君药加强治疗主病或主证作用的药物;二是针对主要的兼病或兼证起治疗作用的药物。一般臣药药味数较君药为多,其药力或药量较君药为小。

佐药:有三种含义。一是佐助药,即配合君、臣药以加强治疗作用,或直接治疗次要兼证的药物。二是佐制药,即用以消除或减弱君、臣药的毒性,或能制约君、臣药峻烈之性的药物。三是反佐药,指病重邪甚,或拒药不受时,方剂配伍中与君药药性相反而在治疗中起到相成作用的药物。但现代反佐药的含义较广,凡与君药的性能相反但在全方中有相成配伍效用的药物即为反佐药。佐药一般用药味数稍多,用量较小。

使药:有两种含义。一是引经药,即能引方中诸药到达病所的药物。二是调和药,即可以调和方中诸药作用的药物。通常使药用量偏小。

现以麻黄汤为例,结合病证,分析如下。麻黄汤为《伤寒论》中治疗太阳伤寒表证之方,主治外感风寒表实证,见恶寒发热、头痛身疼、无汗而喘、舌苔薄白、脉浮紧等症状,据此辨其病机为外感风寒,肺气不宣,治当辛温发汗、宣肺平喘。其组方基本结构分析如下:

君药——麻黄:辛苦温,发汗解表以散风寒;宣发肺气以平喘逆。

臣药——桂枝:辛甘温,发汗解肌以助麻黄发汗解表;温经和营以解头身疼痛。

佐助药——杏仁:苦微温,降利肺气,助麻黄平喘。

使药——炙甘草:甘温,调和诸药。

方中麻黄为君药,苦辛性温,善开腠理,发汗平喘,针对主病、主证起主要治疗作用。桂枝为臣药,辛甘性温,解肌发表,通达营卫,既辅助麻黄以加强发汗解表之力,又兼顾寒凝经脉的头身疼痛。杏仁降利肺气为佐药,与麻黄相伍,则一宣一降,恰似肺性,使邪气去,增强宣肺平喘之功。炙甘草既可缓麻、桂之峻烈,又可调和诸药,为使药兼佐药。从上述的分析看,君臣佐使的组方结构强调辨证论治基础上的组方完整性与严谨性。遣药组方时首先要在中医药理论指导下,辨证立法,以法组方,方药相合,主从有序,全面兼顾,切中病情,发挥综合性的整体调节作用。

第三节　方剂的变化

方剂的组成既有严格的原则性,又有极大的灵活性。《医学源流论》曰:"用方之妙,莫如加减,用方之难,亦莫如加减。"所谓加减,就是对成方运用的知常达变,就是成方运用过程中药味加减的变化、药量增减的变化、剂型更换的变化,甚或给药途径的变化。方剂的组成需根据病情的需要及患者的体质、性别、年龄不同,并参照季节与气候的变化、地域差异等因素而确定。因此,遣方用药必须因病、因人、因时、因地制宜,将原则性与灵活性相结合,使方药与病证丝丝入扣,做到"师其法而不泥其方,师其方而不泥其药",即在运用方剂时不可囿于成方,应当随证变化。方剂的运用变化主要有以下几种形式。

一、药味加减

方剂是由药物组成的,药物配伍是决定方剂功用的主要因素。当方剂中的药物增加或减少时,必然对方剂的功用产生影响。这种药味加减变化即临床常用的成方"随证加减"运用法,是指在主病、主证以及君药不变的前提下,改变方中的次要药物,以适应病情需要。其主要用于临床选用成方,主要依据是临床病情的变化,目的是使选用的方剂更加适合变化了的病情需要。诚如清代医家徐灵胎言:"能识病情与古方合者,则全用之。有别症,则据古法加减之。如不尽合,则根据古方之法,将古方所用之药,而去取损益之,必使无一药之不对症,自然不倍于古人之法,而所投必有神效矣!"

例如《伤寒论》中的桂枝汤,由桂枝、芍药、生姜、大枣、甘草五味药组成,具有解肌发表、调和营卫之功,主治外感风寒表虚证,见头痛发热、汗出恶风、脉浮缓或浮弱、舌苔薄白等症。若在此证候基础上,兼有宿疾喘息,则可加入厚朴以下气除满、杏仁降逆平喘(即桂枝加厚朴杏子汤);若在桂枝汤证基础上,因风寒阻滞太阳经脉以致津液不能输布,筋脉失去濡养,而见项背强几几者,可加葛根解肌舒筋(桂枝加葛根汤);又如桂枝汤证因误下而兼见胸满,此时桂枝汤证仍在者,因方中芍药之酸收不利于胸阳舒展,则当减去芍药,以专于解肌散邪(桂枝去芍药汤)。这些方剂都是在主病(太阳中风)、主证(恶风、发热、自汗)、君药(桂枝)不变的前提下,改变方中的次要药物(臣、佐等药),以适合兼证变化的需要。由此可见,在选用成方加减时,一定要注意所治病证的病机、主证都与原方基本相符,否则是不相宜的。

二、药量加减

由于药物的剂量直接决定药效强度,所以即使组成方剂的药物不变,只是药量发生改变,也会改变方剂中药物的配伍关系,从而使该方功用和主治证候发生改变。例如《伤寒论》四逆汤与通脉四逆汤,两方均由附子、干姜、炙甘草三药组成。但前者姜、附用量比较小,主治阳微寒盛而致四肢厥逆、恶寒蜷卧、下利、脉微细或沉迟细弱的证候,有回阳救逆的功用;后者将姜、附用量加大,主治阴寒极盛,格阳于外而致四肢厥逆、身反不恶寒、下利清谷、脉微欲绝的证候,有破阴回阳、通脉救逆的功用(表3-1)。再如《伤寒论》小承气汤与厚朴三物汤,两方均由大黄、枳实、厚朴三药组成。但小承气汤主治阳明腑实轻证,病机是实热结于胃肠,治当攻下热结,方中大黄四两为君、枳实三枚为臣、厚朴二两为佐,大黄与厚朴的比例为2∶1;而厚朴三物汤主治大便秘结、腹满而痛,病机侧重于气闭不通,治当下气通便,方中厚朴八两为君、枳实五枚为臣、大黄四两为佐,此时大黄与厚朴的比例为1∶2。两方相比,大黄用量虽同,但厚朴三物汤中厚朴用量是小承气汤的4倍。可见,剂量改变使方中配伍关系发生了改变,致使两方在功用和主治的侧重方面也发生了改变(表3-2)。

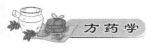

表 3-1　四逆汤和通脉四逆汤的鉴别

方剂名称	组成药物			主治证候	备注
	炙甘草	生附子	干姜		
四逆汤	二两	一枚	一两五钱	下利清谷,呕吐,恶寒,四肢厥逆,身体疼痛,脉微细或沉迟细弱	四逆汤证是由阳衰寒盛所致,故以干姜、附子回阳救逆
通脉四逆汤	二两	一枚(大者)	三两	下利清谷,四肢厥逆,身反不恶寒	通脉四逆汤证是阴寒极盛,格阳于外所致,故加重干姜、附子用量以破阴回阳、通脉救逆

表 3-2　小承气汤与厚朴三物汤的鉴别

方剂名称	方药组成配伍			主治证候	备注
	君	臣	佐使		
小承气汤	大黄四两	枳实三枚	厚朴二两	阳明腑实证(热结):潮热谵语,大便秘结,腹痛拒按	分二服
厚朴三物汤	厚朴八两	枳实五枚	大黄四两	气滞便秘(气闭):脘腹满痛不减,大便秘结	分三服

从上述两个例子来看,四逆汤和通脉四逆汤二方药物运用虽有剂量变化,但配伍关系基本不变,故两方的主治证候和病机也基本相同,只是病情有轻重差异,故方名也接近。小承气汤和厚朴三物汤则随着药量增减的变化,方剂组成的配伍关系也发生了改变,所以主治证候和病机有了差异,方名也变化较大。由此可知,药量的增加或减少,既可以是单纯药效强度的改变,也可以是随着组成配伍关系的改变而使方剂功用、主治发生改变。

三、剂型更换的变化

中药剂型繁多,各有特点。剂型不同,在效用上也有差异。由于剂型的选择常决定于病情的需要和药物的特点,因此剂型的变化也能影响方剂的功用和适应证。在传统剂型中,组成、剂量完全相同,但所选用的剂型不同的方剂,其功效、主治也有区别。如"汤者荡也,去大病用之""丸者缓也,不能速去之,其用药舒缓而治之意也"(《汤液本草》),此论明确指出古时汤剂、丸剂在治疗疾病运用中有轻重缓急之别。一般仍认为汤剂作用快而力峻,丸、散剂作用缓而持久。如《伤寒论》中记载的理中丸和人参汤,两方组成与用量完全相同,但前方研末炼蜜为丸,治疗脾胃虚寒,脘腹疼痛,纳差便溏,虚寒较轻,病势较缓,取丸以缓治;后方水煎作汤内服,主治中上二焦虚寒之胸痹,症见心胸痞闷,自觉气从胁下上逆,虚寒较重,病势较急,取汤以速治(表3-3)。

表 3-3　理中丸与人参汤的鉴别

方剂名称	组成药物				主治病证	备注
	人参	干姜	白术	炙甘草		
理中丸	三两	三两	三两	三两	中焦虚寒,脘腹疼痛,自利不渴,病后喜唾	炼蜜丸如鸡子黄大,每服一丸
人参汤	三两	三两	三两	三两	中上二焦虚寒,心胸痞闷,气从胁下上逆抢心	煎汤,分三次服

综上所述,方剂的药味、药量、剂型等的变化形式,可以根据临证需要,或单独运用,或合并运用。只有很好地理解原方制方之旨,厘清方中君臣佐使的配伍关系,掌握方剂变化运用的规律,才能知常达变,圆机活法,随心化裁,应万变之病情,以获得更好的治疗作用。

第四节 方剂的剂型及用法

方剂组成后根据病情与药物的特点制成一定的形态,称为剂型。早在《黄帝内经》中就有汤、丸、散、膏、酒、丹等剂型的记载,可见方剂的剂型历史悠久,有着丰富的理论基础和宝贵的实践经验。后世历代医家在《黄帝内经》的基础上又有很多发展,如明代《本草纲目》所载剂型已有 40 余种。中华人民共和国成立以来,随着现代医学与医药工业的发展,许多新剂型,如片剂、冲剂、注射剂等被广泛运用于临床。

一、常用剂型

(一)液体剂型

1. 汤剂 古称汤液,是将药物饮片加水或酒浸泡后,再煎煮一定时间,去渣取汁制成的液体剂型。汤剂有内服、外用两种。内服的如麻黄汤、小承气汤等。外用的多作洗浴、熏蒸及含漱。汤剂的特点是吸收快、药效发挥迅速,加减灵活,适用于病证较重或病情不稳定、变化较多的患者,“汤者荡也,去大病用之”。汤剂的不足之处是某些药的有效成分不易煎出或易挥发散失而浪费药材;服用量大且口感不好;不适于大量生产,亦不便于贮存和携带。

2. 酒剂 又称药酒,古称酒醴。它是将药物用白酒或黄酒浸泡,或加温隔水炖煮,去渣取液后,供内服或外用。酒可活血通络,又易于发散和助长药效,促进有效成分的溶出,故在祛风通络和补益剂中常被使用,如风湿药酒、参茸药酒、五加皮酒等。外用酒剂多以祛风活血、止痛消肿为主。

3. 露剂 亦称药露,选取新鲜并含有挥发性成分的药物,用蒸法制成的具芳香气味的澄明水溶液。药露气味清淡,口感适宜,一般作为饮料及清凉解暑剂。

4. 糖浆剂 是将药物煎煮、去渣取汁、浓缩后,加入适量蔗糖溶解制成浓糖水溶液。其特点为味甜量小、服用方便、吸收较快等,尤其适用于儿童服用,如止咳糖浆、桂皮糖浆等。

5. 口服液 是将药物用水或其他溶剂提取,经精制而成的内服液体制剂。其具有剂量较少、吸收较快、服用方便、口感适宜等优点。如人参蜂王浆口服液、杞菊地黄口服液、生脉饮口服液等。

6. 注射液 亦称针剂,是将药物经过提取、精制、配制等步骤制成的灭菌溶液、无菌混悬液或配制成液体的无菌粉末,供皮下、肌内、静脉等给药的一种制剂。其特点为剂量准确、药效迅速、适于急救、不受消化系统影响等,对于神志昏迷,难于口服给药的患者尤为适宜。如清开灵注射液、参芪注射液等。

(二)固体剂型

1. 散剂 是将药物粉碎,混合均匀,制成粉末状制剂。其有内服和外用两类。内服散剂有细粉和粗末之分。细粉直接以温开水冲服,量小者亦可直接吞服,如七厘散;粗末则加水

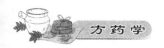

煎煮取汁服用,故亦称为煮散,如银翘散。散剂的特点是制作简便,吸收较快,节省药材,便于服用和携带。李东垣说:"散者散也,去急病用之。"外用散剂一般直接外敷,掺撒创面或患病部位,如金黄散、生肌散;但亦有为防止刺激创面而研成极细粉末,作点眼、吹喉等用,如八宝眼药、冰硼散等。

2.丸剂 是将药物研成细粉或在药材提取物里加适宜的黏合剂制成的球形固体剂型。与汤剂相比,其吸收较慢,但药效持久,节省药材,便于服用与携带。李东垣说:"丸者缓也……舒缓而治之意也。"故适用于慢性、虚弱性疾病,如六味地黄丸、肾气丸等。但也有少部分芳香类药物或剧毒类药物不宜作汤剂煎服,也做成丸剂,如安宫牛黄丸、舟车丸等。常用的丸剂除了传统的蜜丸、水丸、糊丸、蜡丸外,还有现代的浓缩丸、微丸、滴丸等。现将主要丸剂分述如下。

(1)蜜丸:指将药物细粉用炼制的蜂蜜为黏合剂制成的丸剂,有大蜜丸和小蜜丸之分。其性质柔润,作用缓和持久,并可以矫正口味。具有补益作用的药物细粉多做成蜜丸,用于需要长期服药的慢性病和虚弱性疾病。

(2)水丸:俗称水泛丸,用水(冷开水或蒸馏水)或酒、醋、蜜水、药汁等作为黏合剂,与需要快速崩解或溶解,且能快速吸收起效,又易于吞服的药物细粉制成的小丸。水丸适用于多种疾病,如六应丸、左金丸、越鞠丸等。

(3)糊丸:用米糊、面糊、曲糊等作为黏合剂,与需要延长药效、减轻毒性或不良反应及对胃肠道刺激的药物细粉制成的丸剂。其黏合力强,质地坚硬,崩解、溶散均迟缓,如舟车丸、黑锡丹等。

(4)浓缩丸:将方中药物或部分药物煎汁浓缩成膏,再与其他药物细粉混合干燥、粉碎,用水或蜂蜜或药汁制成的丸剂。其体积小,有效成分高,服用剂量小,可用于治疗多种疾病。

3.丹剂 "丹"的含义古代较为混乱,往往多种剂型以"丹"相称,以显该药的药品贵重或药效显著。丹剂有内服和外用两种。内服丹剂没有固定剂型,有丸剂,也有散剂,如至宝丹、活络丹等。外用丹剂亦称丹药,多为某些矿物类药经高温炼制成的不同结晶形状的制品。常研细粉涂撒创面,治疗疮疡痈疽;亦可制成药条、药线和外用膏剂应用,如红升丹、白降丹等。

4.冲剂 是将药材提取物加适量赋形剂或部分药物细粉制成的干燥颗粒状或块状制剂,服用时以开水溶化。其特点为作用迅速、味道可口、体积较小、服用方便等。如感冒退热冲剂、小柴胡颗粒等。

5.片剂 是将药物细粉或药材提取物与辅料混合压制而成的片状制剂。其特点为用量准确,体积小;味很苦或具恶臭的药物,压片后可外加包糖衣,使之易于服用;如在肠道吸收的药物,则可外包肠溶衣,使之易在肠道中崩解。此外,尚有含片、泡腾片等。

6.胶囊剂 是将药物加工后加入适当辅料填充于空胶囊或密封于软质胶囊中制成的固体制剂。其有硬胶囊、软胶囊、肠溶胶囊之分。其特点是既可掩盖药物的不良气味、提高生物利用度及稳定性、定时定位释放药物,又可使药物整洁、美观、便于吞服。口服胶囊剂已成为世界上使用最广泛的剂型之一,如芪参胶囊、红景天胶囊、藿香正气软胶囊等。

7.栓剂 多称坐药或塞药。栓剂近年来发展较快,是将药物细粉与基质混合制成具有一定形状的固体制剂,用于肠道并在其间融化或溶解并释放药物,有杀虫止痒、润滑、收敛、解热等作用。栓剂可用于治疗局部或全身性疾病。其优点是直接作用于直肠(也有用于阴道),通过黏膜吸收,其药物成分有50%~70%不经过肝脏而直接进入血液循环,既减少药物在肝脏中的"首过效应",又减少药物对肝脏的毒性和副作用,还可以避免胃肠液对药物的影响及药物对胃黏膜的刺激作用等,尤其是婴幼儿直肠给药更为方便,如小儿解热栓、消痔栓等。

(三)半固体剂型

半固体剂型主要为膏剂。膏剂是将药物用水或植物油煎熬去渣后制成的剂型,有内服和外用两种。内服膏剂又分流浸膏、浸膏、煎膏三种;外用膏剂分软膏、硬膏两种。其中流浸膏与浸膏多用于调配其他制剂使用。现将主要膏剂分述如下。

1. **煎膏** 又称膏滋,是将药物加水反复煎煮后去渣浓缩,加炼蜜或炼糖制成的半固体剂型。其特点是体积小、含药量高、便于服用、口味甜美,有滋润补益作用。一般用于需较长时间服药的慢性虚弱性疾病,如鹿胎膏、八珍益母膏等。

2. **软膏** 又称药膏,是将药物细粉与适宜的基质制成具有适当稠度的半固体外用制剂。用乳剂型基质的亦称乳膏剂,多用于皮肤、黏膜或创面。软膏具有一定的黏稠性,外涂后可逐渐软化或熔化,使药物慢慢吸收,持久发挥疗效,适用于外科疮疡疔肿、烧烫伤等。

3. **硬膏** 又称膏药,古称薄贴。它是以油类将药物煎至一定程度,去渣,再煎至滴水成珠状,加入黄丹等搅匀,冷却后制成的硬膏。用时需要加温摊涂在布或纸上,软化后贴于患处或穴位上。硬膏多用于局部疾病,如疮疡肿毒、跌打损伤、风湿痹证,以及腰痛、腹痛等。常用的有狗皮膏、暖脐膏等。

以上诸种剂型,各有特点,临证应根据病情与方剂特点酌情选用。此外,尚有酊剂、搽剂、锭剂、条剂、线剂、灸剂、气雾剂等,临床中都在广泛应用。

二、方剂用法

方剂用法指方剂的应用方法,包括方剂的煎药法、服药方法等。

(一)煎药法

汤剂自古以来就是中药治疗疾病最常用、最主要的剂型。煎煮方法的正确与否直接影响药效,具体内容包括以下几方面。

1. **煎药用具** 宜用砂锅、砂罐等陶瓷器具。其化学性质稳定,不易与药物成分发生化学反应,导热均匀,保暖性能好。忌用铜、铁等金属器具,以免与药物成分发生化学反应,使疗效降低,甚至产生毒副作用。

2. **煎药用水** 无异味、洁净澄清的冷水,如自来水、井水、蒸馏水、纯净水等。前人有用流水、泉水、甘澜水(劳水)、米泔水等煎药的记载。

3. **煎药水量** 用水量应视药量、药物质地、煎煮时间而定。一般将饮片适当加压后,第一煎水面高出饮片平面2~3cm,第二煎、第三煎则高出1.5~2.0cm即可。每次煎得药量以100~150ml为宜。

4. **煎煮火候** 《本草纲目》云:"先武后文,如法服之。"一般宜先武火使药液煮沸后再改文火煎煮,以免药汁溢出或过快熬干。

5. **煎药时间** 药物不同则煎药时间有别,一般药物煮沸后改文火再煎煮15~30分钟。解表药或含有挥发性成分的药物,宜用武火急煎,不宜久煮,以免药效丧失;有效成分不易煎出的矿物类、贝壳类、骨角类及滋补药物,一般须文火久煎(30~60分钟)以利有效成分溶出,否则既达不到治疗效果又浪费药材。

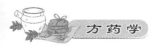

6. **煎煮次数** 一般一剂药煎煮2～3次。煎药时，有效成分会先溶解再进入药材组织内的水液中，然后通过分子运动扩散到药材外部的水液中。当药材内外溶液的浓度达到平衡时，因渗透压平衡，有效成分就不再扩散了。这时，只有将药液滤出，重新加水煎煮，有效成分才会继续溶解。

7. **煎药方法** 煎药前，应先将药物浸泡20～30分钟之后再行煎煮，使有效成分易于煎出。

(1)先煎：将药物先煎30～60分钟，再纳入其他药同煎。主要指一些有效成分不易煎出的药物，如贝壳类、矿物类以及少数植物药(如苦楝根皮)，或须久煎去毒的药物(如乌头、附子、雷公藤)。

(2)后下：在其他药物煎成之前再投入煎沸10分钟左右即可。有效成分久煎易挥发散失或易被破坏的药物宜后下。如薄荷、砂仁等芳香药宜后下；大黄、番泻叶久煎则泻下力减缓，故欲泻下当后下或开水泡服；钩藤的有效成分钩藤碱受热易被破坏，故不宜久煎等。

(3)包煎：用纱布将药物包裹后入煎。绒毛类药物，煎煮时易漂浮在药液表面，对喉咙有刺激，如辛夷、旋覆花等需包煎；细小种子及细粉类药物应包煎，因其易漂浮在液面而不利于煎煮，如海金沙、蒲黄等；含淀粉、黏液质较多的药物宜包煎，因煎煮时易粘锅且不便滤汁，如车前子等。

(4)另煎：主要指一些贵重药材，为了更好地煎出有效成分以提高其生物利用度，应单独另煎。煎出液可以单独服用，也可以与其他药物煎出液混匀同服。如人参、西洋参等。

(5)烊化：又称熔化，指单用水、黄酒或药汁将此类药物加热熔化后服用，或再与其他药汁混匀后服用。主要是指某些胶类药及黏性大而易熔化的药物，为避免入煎剂粘锅或黏附其他药渣而影响煎煮需烊化。如阿胶、鹿角胶、饴糖等。

(6)冲服：入水即化的药或汁液类药宜冲服，如芒硝、竹沥、蜂蜜等。某些贵重且用量少的药物，为防止散失而研成细末粉状也应冲服，如羚羊角粉、沉香粉等。

(7)煎汤代水：主要为了防止某些药物与其他药物同煎煮时药液浑浊，难以服用。这类药物应预先用大量水进行煎煮，取其煎液过滤后代水再煎煮其他药物，如灶心土。

(二)服药方法

服药方法的正确与否也会影响疗效，包括服药次数、服药时间、服药温度等。

1. **服药次数** 汤剂，一般每日1剂，每剂分2～3次服，每次量100～150ml。病情急重者，可每日2～3剂，每隔4～6小时服用1次；病轻缓者可2日1剂。发汗药、泻下药，如药力较强，服药应以得汗出、泻下为度，中病即止，不必尽剂。呕吐者则宜小量频服。

2. **服药时间** 一般药物的服药与进食间隔1～2小时为宜。有些药物的服药时间当根据病情需要和药物特性确定，如驱虫药宜晨起空腹时服，能迅速进入肠中，充分发挥驱杀肠道寄生虫的作用；峻下逐水药、攻下药宜晨起空腹服用，可不受食物影响而使药物迅速入肠，发挥作用，也避免夜间频繁如厕而影响睡眠；对胃肠道有刺激作用的药物宜饭后服，因胃中有食物与药物混合，可减轻刺激；消食药宜饭后服，以帮助消化；安神药宜睡前30～60分钟服用；补益药多空腹服，以利于药物迅速进入小肠被充分吸收。

3. **服药温度** 一般汤药以温服为主，因为汤液冷却后易产生较多的沉淀物而影响胃肠的消化吸收。根据病证特点还有治寒证宜热服、热证宜凉服的方法。

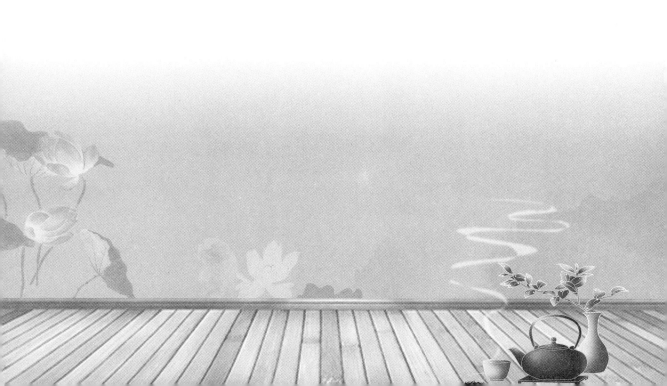

下篇

各 论

第四章　解表方药

凡以发散表邪为主要作用,常用于治疗表证的方药,称为解表方药。

解表方药具有发汗、解肌、祛风、透疹等作用,用于治疗以恶寒发热、头身疼痛、脉浮为主要表现的表证。除发散解表外,部分方药兼有止咳平喘、利水消肿、透疹止痒、消疮止痛、祛除风湿等功用,故还可用于治疗咳喘、水肿、麻疹、疮疡、风湿痹痛等兼有表证者。

表证是邪气侵犯肌表所产生的。由于侵犯人体的邪气性质不同,故所表现出的症状也不一样,常见的有风寒表证、风热表证,此外还有暑湿感冒、虚人外感等。

在应用解表方药时,应根据表证的类型正确选用。如风寒外感宜选用辛温解表方药,风热外感宜选用辛凉透表方药。此外,还应根据表证发生的不同季节、患者的体质及全身状况而进行适当的配伍。若虚人外感,则在应用解表方药的同时,配伍益气、温阳、滋阴、养血等药物,以扶正祛邪。若温热病证初起,也可适当配伍清热解毒药。

对发汗力峻猛的解表方药,需中病即止,不可过量或长期服用,以免过汗伤及正气,汗出以遍身微汗为宜。若体虚汗多、失血伤津、孕妇及年老体弱者则应禁用或慎用。解表方药多需饭后"温服"并"温覆",以助药力。因解表方药多属辛散轻扬之品,久煎则耗散药力,故以"多浸少煎"为原则。

第一节　解表药

一、发散风寒药

凡以发散风寒为主要作用,用于解除风寒表证的药物称为发散风寒药。因其性味辛温,故又称辛温解表药。其适用于风寒表证,症见恶寒发热、无汗或有汗、头痛、身痛、脉浮紧等。

麻　黄
《神农本草经》

本品为麻黄科植物草麻黄 *Ephedra sinica* Stapf、木贼麻黄 *Ephedra equisetina* Bge. 或中麻黄 *Ephedra intermedia* Schrenk et C. A. Mey. 的干燥草质茎。主产于河北、山西、甘肃等地。秋季采割绿色的草质茎,晒干,除去木质茎、残根及杂质,切段。生用、蜜炙或捣绒用。

【异名】龙沙(《神农本草经》),狗骨(《广雅》),卑相、卑盐(《名医别录》)。

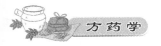

【药性】辛、微苦，温。归肺、膀胱经。

【功效】发汗解表，宣肺平喘，利水消肿。

【应用】

1. 风寒表证　本品辛散温通，辛能发散，温可祛寒，长于开泄腠理，透发毛窍，具有显著的发汗作用，故有"发汗第一药"（《本草害利》）之称。用于风寒表实，恶寒发热无汗，常配伍桂枝相须为用，如麻黄汤。

2. 气喘咳嗽　本品既味辛宣通肺气，又味苦降肺之逆气，止咳平喘作用显著，"乃肺经之专药"（《本草纲目》），故广泛用于咳喘病证的治疗，素有"喘家圣药"之称。因其性温，尤善治风寒咳喘，常配伍杏仁、甘草，即三拗汤；治肺热壅盛，高热喘急，常配伍石膏、杏仁、甘草，如麻杏石甘汤；治寒饮咳喘，常配伍细辛、干姜、五味子，如小青龙汤。

3. 风水浮肿　本品既辛散宣透，开泄腠理，发汗祛邪，使水湿之邪随汗而走，又苦降清泄，宣降肺气，通调水道，下输膀胱，使水湿之邪从小便而出。用于治疗风水浮肿，常配伍桑白皮、生姜、赤小豆等，如麻黄连翘赤小豆汤。

【用法用量】煎服，2～10g。发汗解表宜生用；止咳平喘多蜜炙用；捣绒缓和发汗；小儿、年老体弱者宜用麻黄绒或炙用。

【使用注意】①气虚自汗、阴虚盗汗、温病发热者忌用。②年老体弱者慎用。③咳喘由于肾虚肾不纳气者慎用。

【古籍论述】

1.《神农本草经》："主中风、伤寒头痛，温疟。发表出汗，去邪热气，止咳逆上气，除寒热，破癥坚积聚。"

2.《本草纲目》："散赤目肿痛，水肿，风肿，产后血滞。"

3.《医林纂要·药性》："补肝，行水液，泻肺，降逆气，行彻肌表，故以为足太阳经之药。"

桂　枝

《神农本草经》

本品为樟科植物肉桂 Cinnamomum cassia Presl 的干燥嫩枝。主产于广西、广东、福建等地。春、夏二季采收，除去叶，晒干，或切片晒干。

【异名】牡桂（《神农本草经》），柳桂（《本草纲目》）。

【药性】辛、甘，温。归心、肺、膀胱经。

【功效】发汗解肌，温通经脉，助阳化气，平冲降气。

【应用】

1. 风寒表证　本品辛甘温散，善解肌发表，通卫阳和营阴，适用于风寒表证，无论表实无汗，抑或表虚有汗，均可配伍使用。治风寒表实，恶寒发热无汗，常配伍麻黄，如麻黄汤；治风寒表虚有汗，常配伍白芍，如桂枝汤。

2. 寒凝诸痛证　本品辛散温通，能通经脉中之寒滞而止痛，可用于因寒凝所致的多种痛证。治风寒湿痹痛，常配伍附子，如桂枝附子汤；治经闭腹痛、痛经，常配伍当归、川芎、赤芍等，如温经汤；治中焦虚寒，脘腹冷痛，常配伍白芍、饴糖等，如小建中汤；血得温则行，本品能温通血脉，促进血行，故又能治疗瘀血阻滞的病证，如治癥瘕积聚，常配伍桃仁、红花、当归等，如桂枝茯苓丸。

3.胸痹,心悸,痰饮,水肿 本品辛甘温,能温助一身之阳气。治心阳不振、心脉瘀阻之胸痛彻背、胸闷心悸的胸痹证,常配伍瓜蒌、薤白等,如瓜蒌薤白桂枝汤;治脾阳不振,运化失职,水湿内停的痰饮证,常配伍茯苓、白术、甘草,如苓桂术甘汤;治肾阳不足、气化不利、水湿内停之水肿、小便不利等,常配伍茯苓、猪苓、泽泻等,如五苓散。

4.奔豚 本品甘温,能温心阳,"降浊阴之冲逆"(《长沙药解》),适用于心阳不足,肾水不温,以致下焦阴寒之气上逆所发奔豚。治心阳虚,下焦寒气上冲,常重用本品,如桂枝加桂汤。

【用法用量】煎服,3~10g。

【使用注意】①本品辛温助热,容易伤阴,凡外感热病、里热内盛、阴虚火旺者忌用。②孕妇及月经过多者忌用或慎用。③本品含有挥发性成分,不宜久煎。

【古籍论述】

1.《神农本草经》:"牡桂,味辛温,主上气咳逆,结气喉痹,吐吸,利关节,补中益气……"

2.《新修本草》:"桂,味甘、辛,大热,有毒。利肝肺气,心腹寒热。"

3.《本草经疏》:"实表祛邪。主利肝肺气,头痛,风痹,骨节挛痛。"

荆 芥
《神农本草经》

本品为唇形科植物荆芥 *Schizonepeta tenuifolia* Briq. 的干燥地上部分。主产于河北、江苏、浙江、江西、湖北、湖南等地。夏、秋二季花开到顶、穗绿时采摘,除去杂质,晒干。生用、炒炭用。

【异名】假苏(《神农本草经》)。

【药性】辛,微温。归肺、肝经。

【功效】解表散风,透疹,消疮;炒炭收敛止血。

【应用】

1.表证 本品辛散气香,辛而不烈,微温不燥,药性和缓。凡外感表证,无论风寒、风热或寒热不明显者,均可配伍使用。若治风寒表证,头痛发热,恶寒身痛,鼻流清涕,咳嗽咽干者,常与防风、薄荷、柴胡等同用,如感冒清热颗粒。治风热表证、发热微恶寒、咽痛口渴者,常与金银花、连翘、薄荷等同用,如银翘散。

2.麻疹,风疹 本品味辛,轻扬透散,能宣散疹毒,疏风止痒。如治麻疹初起,疹出不畅者,与蝉蜕、薄荷、牛蒡子等同用。治风疹瘙痒,常与防风、生地、当归等同用,如消风散。

3.出血 本品炒炭,其性多涩,偏于走血分,长于收敛止血。可用于吐血、衄血、便血、崩漏等多种出血,常与其他止血药同用。

此外,本品能宣通壅结,用于疮疡初起,可促使其消散。

【用法用量】煎服,5~10g。不宜久煎。发表透疹消疮多生用;止血宜炒炭用。

【使用注意】表虚自汗,阴虚头痛者禁服。

【古籍论述】

1.《神农本草经》:"主寒热,鼠瘘,瘰疬生疮,破结聚气,下瘀血,除湿痹。"

2.《本草图经》:"治头风,虚劳,疮疥,妇人血风。"

3.《本草纲目》:"散风热,清头目,利咽喉,消疮肿。治项强,目中黑花,及生疮,阴颓,吐

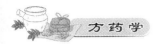

血,衄血,下血,血痢,崩中,痔漏。"

细 辛
《神农本草经》

本品为马兜铃科植物北细辛 *Asarum heterotropoides* Fr. Schmidt var. *mandshuricum* (Maxim.)Kitag. 、汉城细辛 *Asarum sieboldii* Miq. var. *seoulense* Nakai 或华细辛 *Asarum sieboldii* Miq. 的干燥根和根茎。前两种习称"辽细辛"。北细辛主产于黑龙江、吉林、辽宁；汉城细辛产于辽宁东南部；华细辛主产于山东、安徽、浙江、江西、河南、湖北、陕西、四川。夏季果熟期或初秋采挖,除净地上部分和泥沙,阴干。

【异名】小辛(《神农本草经》),细草(《吴普本草》),少辛(《本草纲目》)。

【药性】辛,温。有小毒。归心、肺、肾经。

【功效】解表散寒,祛风止痛,通窍,温肺化饮。

【应用】

1. 风寒表证　本品辛温发散,芳香透达,长于解表散寒,祛风止痛。治疗外感风寒,头身疼痛较甚者,常与羌活、防风、白芷等同用,如九味羌活汤。本品既入肺经散表寒,又入肾经除里寒,能通彻表里,祛内外之寒,为"治邪在里之表剂"(《本草备要》)。若治素体阳虚,外感风寒表证,症见恶寒发热、神疲欲寐、脉沉等,常与麻黄、附子同用,如麻黄附子细辛汤。

2. 头痛,牙痛,痹证　本品辛能祛风,温能散寒,芳香走窜,上达巅顶,通利关节,以止痛见长,可用于头痛、牙痛、痹证等多种寒痛证。若治外感风邪之偏正头痛,常与川芎、白芷、羌活等同用,如川芎茶调散;治牙痛,可单用,或与荜茇、高良姜、冰片等同用,如牙痛药水;治风寒湿痹,腰膝冷痛,常与独活、桑寄生、防风等同用,如独活寄生汤。

3. 鼻塞流涕,鼻渊鼻鼽　本品辛散宣通,能"开肺气,通鼻塞"(《本草汇言》),为治鼻渊、鼻鼽,鼻塞不通,浊涕不止之良药,常与白芷、苍耳子、辛夷等同用,如利鼻片。

4. 痰饮喘咳　本品辛温走肺,达表入里,外能发散风寒,内能"温肺化痰饮"(《本草征要》)。治外感风寒、水饮内停之恶寒发热,无汗,喘咳,痰多清稀者,常与麻黄、桂枝、干姜等同用,如小青龙汤;治寒饮停肺,咳嗽痰稀色白,胸膈痞满,常与茯苓、干姜、五味子等同用,如苓甘五味姜辛汤。

【用法用量】煎服,1~3g。散剂每次服 0.5~1g。外用适量。

【使用注意】阴虚阳亢头痛、肺燥伤阴干咳者忌用。不宜与藜芦同用。

【古籍论述】

1.《神农本草经》:"主咳逆、头痛脑动、百节拘挛、风湿痹痛、死肌。久服明目,利九窍,轻身长年。"

2.《名医别录》:"温中下气,破痰,利水道,开胸中,除喉痹,风痫,齆鼻,癫疾,下乳结。汗不出,血不行,安五脏,益肝胆,通精气。"

3.《本草纲目》:"治口舌生疮,大便燥结,起目中倒睫。散浮热。"

羌 活
《药性论》

本品为伞形科植物羌活 *Notopterygium incisum* Ting ex H. T. Chang 或宽叶羌活

Notopterygium franchetii H. de Boiss. 的干燥根茎和根。主产于四川、青海、甘肃等地。春、秋二季采挖,除去杂质,洗净,润透,切厚片,晒干。

【异名】羌青(《神农本草经》),羌滑(《本草蒙筌》),黑药(《青海药材》)。

【药性】辛、苦,温。归膀胱、肾经。

【功效】解表散寒,祛风除湿,止痛。

【应用】

1. **风寒夹湿表证** 本品气味雄烈,辛散苦燥,能升散发表,既有明显的祛风散寒作用,又有较强的祛风止痛之力。因主入足太阳膀胱经,故善治太阳头痛。用于风寒感冒,恶寒发热,头痛,身痛,常配伍防风、白芷等,如九味羌活汤;治风湿在表,头项强痛,腰背酸重,一身尽痛者,常配伍独活、防风、藁本等,如羌活胜湿汤。

2. **痹证** 本品辛散祛风,温通关节,苦燥胜湿,善于止痛,为治疗风寒湿痹之要药。其性上行,尤善治疗上半身风寒湿痹痛,常配伍防风、当归、川芎等,如蠲痹汤。

【用法用量】煎服,3~10g。

【使用注意】本品气味浓烈,若用量过多,易致呕吐,脾胃虚弱者不宜服。血虚痹痛,阴虚头痛者慎用。

【古籍论述】

1.《本草品汇精要》:"主遍身百节疼痛,肌表八风贼邪,除新旧风湿,排腐肉疽疮。"

2.《本草汇言》:"羌活功能条达肢体,通畅血脉,攻彻邪气,发散风寒风湿。"

3.《本草经疏》:"治足太阳风湿相搏,头痛肢节痛,一身尽痛者,非此不能除,乃却乱反正之主君药也。"

防 风
《神农本草经》

本品为伞形科植物防风 *Saposhnikovia divaricata* (Turcz.) Schischk. 的干燥根。春、秋二季采挖未抽花茎植株的根,除去须根和泥沙,晒干。生用、炒炭或蜜炙。

【异名】铜芸(《神农本草经》),茴芸(《吴普本草》),屏风(《名医别录》)。

【药性】辛、甘,微温。归肝、脾、膀胱经。

【功效】祛风解表,胜湿止痛,止痉。

【应用】

1. **表证** 本品辛而升浮,具有发散透达之性,善祛风邪,但散寒力较弱,可用于各种外感表证。因其药性平和,微温不燥,甘缓不峻,素有"风药中之润剂"(《本草蒙筌》)之称。治风寒表证,恶寒发热、无汗不渴者,常配伍羌活、荆芥、独活等,如荆防败毒散;治风寒夹湿,头痛如裹,身重肢痛者,常配伍白芷、荆芥等,如防风胜湿汤;治风热表证,发热恶风,咽痛口渴者,常配伍薄荷、荆芥、牛蒡子等;治气虚外感,常配伍黄芪、白术,如玉屏风散。

2. **痹证** 本品味辛微温,既能祛风散寒,又能胜湿止痛,为"行周身骨节疼痛之要药"(《药鉴》)。治风寒湿痹,四肢麻木,关节疼痛,常与透骨草、当归、川芎同用,如坎离砂。治风湿热痹,关节红肿热痛,常配伍菊花、薄荷等。用于头风痛因于风寒者,常配伍天麻、白芷、川芎等。

3. **破伤风** 本品味辛能驱散风邪,又能平息内风以止痉,可用于风毒内侵而致的肌肉痉

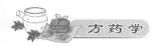

挛、四肢抽搐、项背强急、角弓反张的破伤风证,常配伍天南星、白附子、天麻等,如玉真散。因其药性缓和,重在祛风,止痉力缓,故治疗破伤风不能独胜其功,多作为辅助药用。

此外,本品辛散温通,善于祛风止痒,用于因风邪所致之皮肤瘙痒病证,无论风寒、风热均可配伍使用。本品又有止血、止泻作用,如用于腹痛泄泻,常配合白芍、白术、陈皮等同用,如痛泻要方;用于便血、崩漏,一般炒炭应用。

【用法用量】煎服,5~10g。

【使用注意】本品药性偏温,阴血亏虚、热盛动风者不宜使用。

【古籍论述】

1.《神农本草经》:"主大风头眩痛,恶风,风邪,目盲无所见,风行周身,骨节疼痹,烦满。"

2.《本草蒙筌》:"治风通用,散湿亦宜。"

3.《神农本草经读》:"风伤阳位,则头痛而眩;风伤皮毛,则为恶风之风邪;风气害空窍,则目盲无所见。风行周身者,经络之风也;骨节疼痛者,关节之风也;身重者,病风而不能蹺捷也。防风之甘温发散,可以统主之。"

白 芷

《神农本草经》

本品为伞形科植物白芷 *Angelica dahurica*(Fisch. ex Hoffm.)Benth. et Hook. f. 或杭白芷 *Angelica dahurica*(Fisch. ex Hoffm.)Benth. et Hook. f. var. *formosana*(Boiss.)Shan et Yuan 的干燥根。白芷产于河南长葛、禹州市者习称"禹白芷"。产于河北安国者习称"祁白芷"。产于浙江、福建、四川等地,习称"杭白芷"或"川白芷"。此外,陕西和东北亦产。夏、秋间叶黄时采挖,除去须根和泥沙,晒干或低温干燥。

【异名】芳香(《神农本草经》),苻蓠、泽芬(《吴普本草》)。

【药性】辛,温。归肺、胃、大肠经。

【功效】解表散寒,祛风止痛,宣通鼻窍,燥湿止带,消肿排脓。

【应用】

1. 风寒表证　本品辛散温通,芳香透达,以止痛通窍见长,解表散寒之力较弱。用于风寒表证头痛、鼻塞流涕者,常配伍防风、羌活、细辛等,如九味羌活汤。

2. 头痛,牙痛　本品辛温升散,芳香上达,善入阳明胃经,止痛作用明显,善于治疗前额头痛、眉棱骨痛等阳明经头面部痛证。治阳明经头痛、眉棱骨痛及牙龈肿痛尤为适宜,内服外用均可。若治阳明经头痛、眉棱骨痛、头风痛等,可单用,或与川芎、绿茶为伍,如头风痛丸。治牙痛,可与细辛、全蝎、川芎共为细末,以指蘸药少许擦牙痛处,如一捻金散。

3. 鼻渊鼻鼽　本品辛香温通,可宣利肺气,通鼻窍而止疼痛,常用于鼻塞流涕,头面部疼痛等,常配伍苍耳、辛夷等,如苍耳子散。

4. 带下　本品辛香性燥,具有化浊辟秽、燥湿止带之力,常用于妇女带下证。治寒湿带下者,常配伍白术、茯苓、山药等;治湿热下注,带下黄稠者,常配伍黄柏、黄芩、车前子等。

5. 疮疡肿痛　本品辛温散结,消肿排脓,常用于疮疡肿痛,既可内服,又能外用。治疮疡初起,红肿疼痛,常配伍金银花、丹皮、升麻等,如仙方活命饮;治疮痈脓成不溃,常配伍皂角刺等,如托里消毒散。

【用法用量】煎服,3~10g。外用适量。

【使用注意】本品辛散温燥,阴虚血热者慎用。

【古籍论述】

1.《神农本草经》:"主女人漏下赤白,血闭,阴肿,寒热,风头侵目泪出,长肌肤,润泽作面脂。"

2.《滇南本草》:"祛皮肤游走之风,止胃冷腹痛、寒痛。除风湿燥痒顽痹,攻疮痈,排脓定痛。治妇人漏下、白带、散经、周身寒湿疼痛。"

3.《本草纲目》:"治鼻渊、鼻衄、齿痛、眉棱骨痛,大肠风秘,小便出血,妇人血风眩运,翻胃吐食;解砒毒,蛇伤,刀箭金疮。"

生 姜
《名医别录》

本品为姜科植物姜 *Zingiber officinale* Rosc. 的新鲜根茎。全国各地均产。秋、冬二季采挖,除去须根和泥沙。

【异名】姜(《吕氏春秋》)。

【药性】辛,微温。归肺、脾、胃经。

【功效】解表散寒,温中止呕,化痰止咳,解鱼蟹毒。

【应用】

1.风寒表证 本品辛温,能发汗解表,但作用较弱,多用于外感风寒轻证,可单煎,或配红糖、葱白煎服,如葱姜汤;如外感风寒轻重证,则入辛温解表剂中作辅助,以增强发汗解表之力,如桂枝汤。

2.脾胃寒证,多种呕吐 本品性温,归脾、胃二经,善温胃散寒、和中降逆,为"呕家圣药",适用于多种呕吐。尤宜治胃寒呕吐,常与半夏同用,如小半夏汤;若治胃热呕吐,可配伍竹茹、黄连等共奏清胃止呕之功。

3.肺寒咳嗽 本品能温肺散寒、化痰止咳,常与其他温肺化痰止咳药同用。

此外,生姜具有解毒作用,误食生半夏、生南星导致喉舌发麻者,鱼蟹中毒呕吐腹泻者,可用生姜汁冲服或煎汤内服。

生姜的外皮称为生姜皮,功能利水消肿,主要用治水肿。生姜捣汁入药称为生姜汁,偏于开痰止呕,多用于治疗呕吐。

【用法用量】煎服,3~10g,或捣汁服。

【使用注意】阴虚内热及热盛者忌服。

【古籍论述】

1.《名医别录》:"主伤寒头痛鼻塞,咳逆上气,止呕吐。"

2.《本草从新》:"姜汁,开痰,治噎膈反胃,救暴卒,疗狐臭,搽冻耳。煨姜,和中止呕。"

3.《本草备要》"生姜能散逆气,呕家圣药。"

其他常用发散风寒药

紫苏叶、香薷、藁本、苍耳子、辛夷的药性、功效、主治、用法用量等见表4-1。

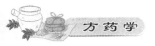

表 4-1 其他常用发散风寒药

药名	药性	功效	主治	用法用量	备注
紫苏叶	辛,温。归肺、脾经	解表散寒,行气和胃	外感表证,脾胃气滞证	煎服,5～10g	不宜久煎
香薷	辛,微温。归肺、胃经	发汗解表,化湿和中,利水消肿	暑湿感冒,水肿,小便不利	煎服,3～10g	表虚有汗者,暑热证忌用
藁本	辛,温。归膀胱经	祛风散寒,除湿止痛	风寒表证,巅顶头痛,风湿痹痛	煎服,3～10g	
苍耳子	辛,苦,温;有毒。归肺经	散风寒,通鼻窍,祛风湿,止痛	风寒头痛,鼻塞流涕,鼻渊,风疹瘙痒,湿痹拘挛	煎服,3～10g,或入丸散	
辛夷	辛,温。归肺、胃经	散风寒,通鼻窍	风寒头痛,鼻塞流涕,鼻渊	煎服,3～10g,包煎	

二、发散风热药

凡以发散风热为主要功效,用以治疗风热表证的药物,称为发散风热药,或疏散风热药。因其性味辛凉,故又称辛凉解表药。该类药物适用于风热表证,症见发热,微恶风寒,咽干口渴,头痛目赤,咽喉痒痛,舌边尖红,苔薄黄或薄白而干,脉浮数等。

薄 荷

《新修本草》

本品为唇形科植物薄荷 *Mentha haplocalyx* Briq. 的地上部分。以江苏产者为佳,亦产于浙江、湖南等地。夏、秋二季茎叶茂盛或花开至三轮时,选晴天,分次采割,晒干或阴干。

【异名】蕃荷菜(《千金要方·食治》),菝蔄、吴菝蔄(《食性本草》),升阳菜(《滇南本草》)。

【药性】辛,凉。归肺、肝经。

【功效】疏散风热,清利头目,利咽,透疹,疏肝行气。

【应用】

1.风热表证,温病初起 本品药性辛凉,气味芳香,有较强的透散发汗之力,是治疗外感风热表证,温病初起的要药,常配伍金银花、连翘、桑叶等,如银翘散、桑菊饮。

2.头痛、目赤、咽喉肿痛 本品轻扬升浮,上行头面,善于清利头目、咽喉,多用于风热上攻头面疾患。治头痛眩晕,常配伍川芎、石膏、白芷等;治目赤多泪,常配伍桑叶、菊花、木贼等;治咽喉疼痛,常配伍桔梗、牛蒡子、甘草等。

3.麻疹不透,风疹瘙痒 本品清宣透散,善于透疹止痒,用于麻疹初起透发不畅,兼有风热表证者,常配伍牛蒡子、蝉蜕、柽柳等,如竹叶柳蒡汤;用于风疹瘙痒,常配伍荆芥、防风、僵蚕等。

4.肝郁气滞证 本品入肝经,能轻疏肝气,解除肝郁;可用于肝郁气滞胁肋胀痛、月经不调,常配伍柴胡、白芍等,如逍遥散。

【用法用量】煎服,3～6g,后下。薄荷叶长于发汗解表,薄荷梗偏于行气和中。

【使用注意】本品芳香辛散,体虚多汗、阴虚血燥者慎用。

【古籍论述】

1.《本草纲目》:"辛能发散,凉能清利,专于消风散热,故头痛头风,眼目、咽喉、口齿诸病,小儿惊热及瘰疬疮疥为要药。"

2.《本草新编》:"薄荷不特善解风邪,尤善解忧郁。用香附以解郁,不若用薄荷解郁更神也。"

牛蒡子
《名医别录》

本品为菊科植物牛蒡 *Arctium lappa* L. 的成熟果实。主产于河北、吉林、浙江等地。秋季果实成熟时采收果序,晒干,打下果实,除去杂质,再晒干。生用、炒制或酒制。

【异名】恶实(《名医别录》),鼠粘子(《本草图经》),黍粘子(《珍珠囊》),大力子(《卫生易简方》)。

【药性】辛、苦,寒。归肺、胃经。

【功效】疏散风热,宣肺透疹,解毒利咽。

【应用】

1. **风热表证,温病初起**　本品辛散疏风,苦寒清泄,具有发散风热的作用,兼可宣肺祛痰。用于风热表证,温病初起,常配伍薄荷、金银花、连翘等,如银翘散;本品兼可祛痰,治风热咳嗽,痰多不畅者,常与桑叶、桔梗等药配伍。

2. **麻疹不透,风疹瘙痒**　本品既辛宣透疹,又苦泄解毒。治麻疹初期、透发不畅,常配伍防风、薄荷、蝉蜕等;治热毒壅盛,疹出不畅,常配伍升麻、射干等。

3. **咽喉肿痛**　本品辛散苦泄,清热解毒,具有良好的清利咽喉、解毒消肿作用,为治风邪热毒上攻咽喉之咽喉肿痛之要药,常配伍甘草、桔梗、玄参等。

4. **热毒疮痈,痄腮、丹毒**　本品既能苦泄清热,又能解毒消肿,治热毒所致的疮疡、痄腮等,常配伍板蓝根、连翘、黄芩等,如普济消毒饮。

本品性偏滑利,兼能滑肠通便,故上述诸症兼有大便秘结者,用之尤宜。

【用法用量】煎服,6～12g;或入丸散。炒用可使其苦寒及滑肠之性略减。

【使用注意】本品性寒而滑利,气虚便溏者慎用。

【古籍论述】

1.《本草经疏》:"为散风、除热、解毒之要药。"

2.《药品化义》:"牛蒡子⋯⋯能升能降,力解热毒。⋯⋯味苦能清火,带辛能疏风,主治上部风痰,面目浮肿,咽喉不利,诸毒热壅,马刀瘰疬,颈项痰核,血热痘疮,时行疹子,皮肤瘾疹,凡肝经郁火,肺经风热,悉宜用此。"

3.《本草正义》:"牛蒡之用,能疏散风热,起发痘疹,而善通大便。"

桑　叶
《名医别录》

本品为桑科植物桑 *Morus alba* L. 的叶。分布于我国南北各地,有野生或栽培。10—11月间霜后采收,除去杂质,晒干。生用或蜜炙用。

【异名】桑(《诗经》),家桑(《日华子本草》)。

【药性】甘、苦,寒。归肺、肝经。

【功效】疏散风热,清肺润燥,清肝明目。

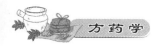

【应用】

1. 风热表证,温病初期　本品轻清凉散,苦寒清热,善于清疏肺卫风热之证,适宜于风热表证、温病初起伴有头痛咳嗽者,常配伍菊花、连翘、桔梗,如桑菊饮。

2. 肺热燥咳　本品入肺经,苦泄清热,甘寒润肺,既可用于风热犯肺,肺气失宣之咳嗽,又能用于燥邪犯肺,肺失润降之干咳无痰,常配伍杏仁、沙参、贝母等,如桑杏汤。病情重者常与生石膏、麦冬、阿胶等同用,如清燥救肺汤。

3. 目赤肿痛、眼目昏花　本品既苦寒清泄肝热,又甘寒益阴明目,为目疾常用药。可用于风热上攻或肝火上炎所致的目赤肿痛,羞明多泪,常与决明子、菊花、夏枯草等同用;用于风热上攻、肝火上炎之目赤肿痛,常配伍菊花;肝肾精血不足,眼目昏花,视物模糊等,每与黑芝麻为伍,如桑麻丸;肝肾亏虚、目失所养之眼目昏花,常配伍黑芝麻等,如扶桑至宝丹。

此外,本品略有凉血止血作用,尚可用于咳血、吐血、衄血等多种血热出血证。

【用法用量】煎服,5～10g;或入丸散。外用煎水洗眼。清肺润燥多蜜炙用,余生用。

【使用注意】①桑叶,以老而经霜者为佳。②脾胃虚寒重者慎用。

【古籍论述】

1.《神农本草经》:"主除寒热,出汗。"

2.《本草纲目》:"治劳热咳嗽,明目,长发,止消渴。"

3.《本草求真》:"清肺泻胃,凉血燥湿,去风明目。"

菊　花
《神农本草经》

本品为菊科植物菊 Chrysanthemum morifolium Ramat. 的头状花序。主产于浙江、安徽、河南、四川等地。9—11月花盛开时分批采收,阴干或焙干,或熏、蒸后晒干。药材按产地和加工方法不同,分为"亳菊""滁菊""贡菊""杭菊""怀菊",因花色差异又有黄菊花和白菊花之分。

【异名】节华(《神农本草经》),金精(《金匮玉函方》),金蕊(《本草纲目》)。

【药性】甘、苦,微寒。归肺、肝经。

【功效】疏风清热,平肝明目,清热解毒。

【应用】

1. 风热表证,温病初期　本品体轻达表,轻清上浮,具有疏风清热之功,用于风热表证、温病初起,发热、头痛、咳嗽,常配伍薄荷、桑叶等,如桑菊饮。

2. 肝阳上亢证　本品苦寒入肝经,既可上达头目以清脑,又可平抑肝阳。治肝阳上亢之眩晕,常配伍石决明、珍珠母、钩藤等;治肝风内动之痉厥抽搐,常配伍羚羊角、钩藤、桑叶等,如羚角钩藤汤。

3. 目赤肿痛、眼目昏花　本品苦寒清泄,归于肝经,善治目疾。治肝经风热、肝火上攻之目赤肿痛,常配伍桑叶,如明目延龄丸;治肝肾不足、目失所养之眼目昏花,配伍地黄、枸杞等,如杞菊地黄丸。

4. 疮痈肿痛　本品味苦微寒,可清热解毒,常用于治疗疮疡肿毒红、肿、热、痛,既可内服,又可外用,常配伍金银花、生甘草等。

【用法用量】煎服,5～10g。外用适量。疏散风热宜用黄菊花,平肝、清肝明目宜用白菊花。

【使用注意】气虚胃寒、食少泄泻者少用。

【古籍论述】

1.《神农本草经》:"主风头眩、肿痛,目欲脱,泪出,皮肤死肌,恶风,湿痹。"

2.《本草衍义》:"专治头目风热,今多收之作枕。"

3.《本草蒙筌》:"驱头风止头痛晕眩,清头脑第一;养眼血收眼泪翳膜,明眼目无双。"

柴　胡

《神农本草经》

本品为伞形科植物柴胡 *Bupleurum chinense* DC. 或狭叶柴胡 *Bupleurum scorzoneri folium* Willd. 的根。前者称为北柴胡,主产于河北、河南、辽宁等地;后者称为南柴胡,主产于湖北、四川、安徽等地。春、秋二季采挖,除去茎叶及泥沙,干燥。生用、醋炙或酒炒用。

【异名】地熏、茈胡(《神农本草经》),山菜、茹草(《吴普本草》),柴草(《本草品汇精要》)。

【药性】辛、苦,微寒。归肝、胆、肺经。

【功效】疏散退热,疏肝解郁,升举阳气。

【应用】

1. 外感发热,寒热往来　本品辛散升浮,其性微寒,退热作用显著,可用于多种外感发热。治伤寒发热,常配伍防风、生姜等,如正柴胡饮;治温病发热或风寒入里、郁而化热,常配伍葛根、黄芩、石膏,如柴葛解肌汤;治伤寒邪在少阳寒热往来,常配伍黄芩,如小柴胡汤。

2. 肝郁气滞证　本品入肝经,味辛能行,善解肝郁,治疗肝郁气滞之胸胁胀痛,月经不调,常配伍香附、川芎、白芍等,如柴胡疏肝散;治肝郁血虚,脾失健运,月经不调,乳房胀痛,神疲食少,常配伍当归、白芍、白术等,如逍遥散;治肝郁气滞,胸痞胀满,胃脘疼痛者,常配延胡索、枳壳、香附等,如气滞胃痛片。

3. 脾虚气陷证　本品药性升浮,能升阳举陷,用于治疗中气下陷之食少倦怠,脘腹重坠作胀,久泻脱肛,胃下垂,子宫下垂,肾下垂等,常配伍升麻、黄芪、党参等,如补中益气汤。

【用法用量】煎服,3~10g。和解退热宜生用,疏肝解郁宜醋炙,升举阳气可生用或酒炙。

【使用注意】阴虚火旺,肝阳上亢者不宜服用。

【古籍论述】

1.《神农本草经》:"主心腹,去肠胃中结气,饮食积聚,寒热邪气,推陈致新。"

2.《神农本草经百种录》:"柴胡,肠胃之药也。观《经》中所言治效,皆主肠胃,以其气味轻清,能于顽土中疏理滞气,故其功如此。"

3.《本草正义》:"其治外邪寒热之病,则必寒热往来,邪气已渐入于里,不在肌表,非仅散表诸药所能透达,则以柴胡之气味轻清芳香疏泄者,引而举之以祛邪,仍自表分而解,故柴胡亦为解表之药。"

葛　根

《神农本草经》

本品为豆科植物野葛 *Pueraria lobata*(Willd.)Ohwi 的根。主产于湖南、河南、广东等地。秋、冬二季采挖。野葛多趁鲜切成厚片或小块,晒干或烘干。生用或煨炒。

【异名】鸡齐根(《神农本草经》),鹿藿、黄斤(《名医别录》),黄葛藤(《天宝本草》)。

【药性】甘、辛,凉。归脾、胃、肺经。

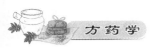

【功效】解肌退热,生津止渴,透疹,升阳止泻,通经活络,解酒毒。

【应用】

1.外感发热,项背强痛　本品辛散透表,既能发散表邪,又善清解肌热,并能舒筋缓痛。药性平和,风寒、风热之表证均可用之,尤其适用于外邪郁滞、络脉不和之项背强痛。表证因于风寒者,常配伍麻黄、桂枝等,如葛根汤;因于风热者,常配伍柴胡、石膏等,如柴葛解肌汤。

2.麻疹不透　本品升散外达,善于透疹,用于麻疹、斑疹透发不畅,常配伍升麻、芍药、甘草等,如升麻葛根汤。

3.热病烦渴及消渴　本品味甘性凉,既善生津止渴,又能清热除烦,善于治疗口渴。用于热病烦渴,常配伍石膏、知母等;治疗消渴病属于阴虚津亏者,常配伍麦冬、天花粉、生地黄等。

4.脾虚泄泻　本品药性升浮,能升发清阳,鼓舞脾胃清阳之气上升而止泻止痢。用于湿热泻痢,常配伍黄连、黄芩,如葛根芩连汤;用于脾虚泄泻,常配伍人参、白术、木香、山药等,如七味白术散。

5.中风偏瘫,胸痹心痛　本品味辛能行,"主宣通经脉之正气以散邪"(《本草崇原》),具有活血通经之功。对于中风偏瘫、胸痹心痛,可单用,如愈风宁心片;或与丹参、川芎同用,如通脉冲剂。

此外,本品尚能解酒毒,可用于饮酒过度、头痛头昏、烦渴、呕吐等。

【用法用量】煎服,10～15g。解肌退热、透疹、生津止渴宜生用,止泻宜煨用。

【使用注意】本品性凉,胃寒者慎用。

【古籍论述】

1.《神农本草经》:"主消渴,身大热,呕吐,诸痹,起阴气,解诸毒。"

2.《名医别录》:"疗伤寒中风头痛,解肌发表出汗,开腠理,疗金疮,止痛胁风痛。生根汁,大寒。疗消渴,伤寒壮热。"

3.《本草纲目》:"生葛根重解肌清热,煨葛根重升清止泻。"

其他常用发散风热药

蝉蜕、升麻、蔓荆子、淡豆豉的药性、功效、主治、用法用量等见表4-2。

表4-2　其他常用发散风热药

药名	药性	功效	主治	用法用量	备注
蝉蜕	甘,寒。归肺、肝经	疏散风热,利咽,透疹,明目退翳,解痉	风热感冒,咽痛音哑,麻疹不透,风疹瘙痒,目赤翳障,惊风抽搐,破伤风	温开水泡服,3～6g。煎服,或单味研末冲服。一般病证用量宜小,止痉则需用大量	妇女哺乳期、孕妇慎用
升麻	辛、微甘、微寒。归肺、脾、胃、大肠经	发表透疹,清热解毒,升举阳气	风热头痛,齿痛,口疮,咽喉肿痛,麻疹不透,脱肛,子宫脱垂	煎服,3～10g	麻疹已透、阴虚火旺及肝阳上亢者,均当忌用

续表

药名	药性	功效	主治	用法用量	备注
蔓荆子	辛、苦、微寒。归膀胱、肝、胃经	疏散风热，清利头目	风热表证，头晕头痛，目赤肿痛，眼目昏花	煎服，5～10g	本品尚能祛风止痛，亦可用于风湿痹痛
淡豆豉	苦、辛，凉。归肺、胃经	解表，除烦，宣发郁热	外感表证（无论风寒、风热），热病烦闷	煎服，6～12g	本品为大豆与表散药物同制发酵而成，由于加工所用辅料不同而性质各异。若与麻黄、紫苏同制，其性偏温，多用于风寒表证；与桑叶、青蒿同制，其性偏凉，多用于风热表证

第二节　解表剂

　　以解表药为主组成，具有发汗、解肌、透疹等作用，用于治疗表证的方剂，称为解表剂。解表属于"八法"中的"汗法"。本类方剂主要用于治疗外感风寒或温病初起，以及麻疹、疮疡、水肿、痢疾等病初起之时而见表证者。根据表证的不同类型，解表剂可分为辛温解表剂、辛凉解表剂及扶正解表剂。

麻黄汤
《伤寒论》

　　【组成】麻黄去节，三两(6g)　桂枝去皮，二两(4g)　杏仁去皮尖，七十个(9g)　甘草炙，一两(3g)

　　【用法】上四味，以水九升，先煮麻黄减二升，去上沫，内诸药，煮取二升半，去滓，温服八合，覆取微似汗，不须啜粥，余如桂枝法将息。（现代用法：水煎服。）

　　【功效】发汗解表，宣肺平喘。

　　【主治】外感风寒表实证。恶寒发热，无汗而喘，头身疼痛，舌苔薄白，脉浮紧。

　　【证治】本方是主治外感风寒表实证的代表方。风寒之邪侵袭肌表，寒邪收引凝滞，使腠理闭塞，卫阳被遏，营阴郁滞，经脉不通，故恶寒，发热，无汗，头身疼痛；肺主气属卫，外合皮毛，风寒之邪束于肺卫，致肺气失于宣肃，则上逆为喘；舌苔薄白，脉浮紧，皆为风寒袭表之象。治当发汗解表，宣肺平喘。

　　【方解】方中麻黄苦辛性温，善开腠发汗平喘，为君药；桂枝辛甘性温，解肌发表，通达营卫，为臣药；麻、桂二药相须为用，增强发汗解表之力。杏仁降利肺气为佐药，与麻黄相伍，则一宣一降，恰似肺性，使邪气去，增强宣肺平喘之功。炙甘草既可缓麻、桂之峻烈，又可调和诸药，为使药兼佐药。四药配合，发汗解表力强，宣肺平喘力增，故称为"开表逐邪发汗之峻剂"，对外感风寒，表实无汗者最宜。

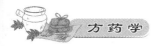

【运用】

1. 现代研究及应用　现代药理研究表明,麻黄汤具有解热、平喘、镇咳、祛痰、抗病毒、抗过敏等作用。常用于治疗流行性感冒、支气管哮喘、急性支气管炎、支气管哮喘等属风寒表实者。

2. 新药研发提要　本方虽属辛温发汗、宣肺平喘之剂,但化痰之功不明显。研发新药时,若针对痰湿阻肺之咳嗽痰多者,宜加紫苏子、半夏、陈皮以助化痰止咳之效。

3. 使用注意　①本方为辛温发汗之峻剂。疮家、淋家、衄家、亡血家,虽有表寒证,亦皆禁用。②服本方汗出以全身微汗为佳,不可大汗淋漓,以免伤正。③本方辛温发散,服药后注意防风保暖,防止外邪复入。

桂枝汤
《伤寒论》

【组成】桂枝去皮,三两(9g)　芍药三两(9g)　生姜切,三两(9g)　大枣擘,十二枚(6g)　甘草炙,二两(6g)

【用法】上五味,哎咀,以水七升,微火煮取三升,适寒温,服一升。服已须臾,啜热稀粥一升余,以助药力。温覆令一时许,遍身微似有汗者益佳,不可令如水流漓,病必不除。若一服汗出病瘥,停后服,不必尽剂;若不汗,更服如前法;又不汗,后服小促其间,半日许,令三服尽。若病重者,一日一夜服,周时观之,服一剂尽,病证犹在者,更作服;若汗不出,乃服至二三剂。禁生冷、黏滑、肉、面、五辛、酒酪、臭恶等物。(现代用法:水煎服,温覆取微汗。)

【功效】解肌发表,调和营卫。

【主治】外感风寒表虚证。头痛发热,汗出恶风,鼻鸣干呕,苔白不渴,脉浮缓或浮弱。

【证治】本证因外感风寒,营卫不和所致。《伤寒论》谓其"太阳中风""卫强营弱"。"卫强"是指卫中邪气盛;"营弱"是指营中阴气弱。中风者,乃外受风寒,但以风邪为主。风邪外感,风性疏泄,卫气因之失其固护之性,不能固护营阴,使营阴不能内守而外泄,故见恶风、发热、汗出;肺合皮毛,其经脉还循胃口,邪气袭表,肺胃失和,肺系不利,胃失和降,则鼻鸣干呕;苔白不渴,脉浮缓或浮弱,俱为风邪袭表之征。治当解肌发表,调和营卫。

【方解】方中桂枝辛温,助卫阳,通经络,解肌发表而祛在表之风寒,为君药。芍药酸甘而凉,益阴敛营,敛固外泄之营阴,为臣药。桂枝、芍药等量配伍,既营卫同治,邪正兼顾,相辅相成;又散中有收,汗中寓补,相反相成。生姜辛温,助桂枝散表邪,兼和胃止呕;大枣甘平,协芍药补营阴,兼健脾益气。生姜、大枣相配,补脾和胃,化气生津,益营助卫,共为佐药。炙甘草调和药性,合桂枝辛甘化阳以实卫,合芍药酸甘化阴以益营,功兼佐使之用。综观本方,配伍结构严谨,发中有补,散中有收,邪正兼顾,阴阳并调,乃"调和营卫"之代表方,对外感风寒表虚有汗者最宜。

【运用】

1. 现代研究及应用　现代药理研究表明桂枝汤对体温、血压、汗腺分泌和胃肠运动均具有双向调节作用,此外,本方还有降血糖、抗炎、抗菌、抗病毒、调节免疫和镇痛等作用。常用于治疗感冒、流行性感冒、原因不明的低热、产后低热、妊娠呕吐、冻疮、荨麻疹等属营卫不和者。

2. 新药研发提要　本方解表之力稍逊,且临床肺气不利证较明显,故研发新药时,宜加相应药物,以切合病机。如恶风寒重者,加紫苏叶、防风以助解表;兼见咳喘者,加苦杏仁、紫苏子、桔梗以宣降肺气，止咳平喘；兼见鼻塞流涕者，加苍耳子、辛夷以宣通鼻窍。

3. 使用注意 ①风寒表实无汗者禁用。②仲景对桂枝汤提出药后"啜热稀粥一升余……禁生冷、黏滑、肉、面、五辛、酒酪、臭恶等物"。

杏苏散
《温病条辨》

【组成】苏叶 半夏 茯苓 甘草 前胡 苦桔梗 枳壳 生姜 橘皮 杏仁(各6g) 大枣(2枚)

【用法】水煎服。

【功效】轻宣凉燥，理肺化痰。

【主治】外感凉燥证。恶寒无汗，头微痛，咳嗽痰稀，鼻塞咽干，苔白，脉弦。

【证治】本方所治之证，乃因外感凉燥，肺失宣降，痰湿内阻所致。凉燥伤表，则恶寒无汗、头微痛；凉燥伤肺，肺失宣降，津液内结，则咳嗽痰稀；鼻为肺之门户，肺气郁遏，燥伤肺津，则鼻塞咽干。治当轻宣凉燥，理肺化痰。

【方解】方中苏叶、杏仁共为君药，苏叶苦辛温而不燥，发表散邪，杏仁苦温而润，降肺润燥止咳；前胡降气化痰，兼疏散燥邪，桔梗宣肺利膈，枳壳降气宽中，助杏仁宣降肺气，三者合用，有宣有降，使气顺痰消，共为臣药；半夏、橘皮燥湿化痰，茯苓渗湿健脾以杜生痰之源，生姜、大枣调和营卫，滋脾生津润燥，共为佐药；甘草调和诸药，兼合桔梗宣肺利咽，为佐使药。综观全方，苦温甘辛合法，内外同治，外可轻宣发表而解凉燥，内可理肺化痰而止咳嗽。虽为治疗外感凉燥而设，但因凉燥乃秋令"小寒"为患，故临床亦可用本方治疗外感风寒咳嗽。

【运用】

1. 现代研究及应用 现代药理研究表明，杏苏散具有缓解支气管平滑肌痉挛、抗炎、抗菌、抗病毒等作用。常用于治疗上呼吸道感染、慢性支气管炎、肺气肿等属外感凉燥，肺气失宣，或风寒袭肺，痰湿内阻者。

2. 新药研发提要 本方解表之力逊，且临床多用治风寒咳嗽，故研发新药宜加味相应药物，以切中病机。若表证较甚者，加防风、荆芥以助解表散邪之力；咳嗽甚者，加紫菀、款冬花以止咳化痰。

3. 使用注意 ①外感温燥者，不宜使用本方。②原方未著剂量，作汤剂则剂量宜酌定。

小青龙汤
《伤寒论》

【组成】麻黄去节，三两(9g) 芍药三两(9g) 细辛三两(3g) 干姜三两(3g) 甘草炙，三两(6g) 桂枝去皮，三两(9g) 五味子半升(3g) 半夏洗，半升(9g)

【用法】上八味，以水一斗，先煮麻黄，减二升，去上沫，内诸药，煮取三升，去滓，温服一升。(现代用法：水煎服。)

【功效】解表蠲饮，止咳平喘。

【主治】外寒内饮证。恶寒发热，头身疼痛，无汗，喘咳，痰多而稀，胸痞，或干呕，或痰饮喘咳，不得平卧，或身体疼重，头面四肢浮肿，舌苔白滑，脉浮。

【证治】本方为治外感风寒，水饮内停之常用方。素有水饮之人，脾肺之气必虚，外感风

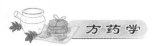

寒,水寒相搏,肺气不利,发为外寒内饮之证。风寒束表,卫阳被遏,营阴郁滞,故见恶寒发热,无汗,身体疼痛;内有水饮之人,感受外邪,致表寒引动内饮,水寒射肺,肺失宣降,故咳喘、痰多而稀;水停心下,阻滞气机,故胸痞;水留胃中,胃气上逆,故干呕;甚则水饮溢于肌肤,而见浮肿身重;舌苔白滑,脉浮,是为外寒里饮之象。治当解表蠲饮,止咳平喘。

【方解】方中麻黄、桂枝相须为君,解表散寒,麻黄宣发肺气而平喘咳,桂枝温通阳气以化里饮;干姜、细辛为臣,温肺化饮,兼助麻、桂解表;因肺气逆甚,纯用辛温发散之品,恐其耗伤肺气,温燥伤津,故佐用五味子敛肺止咳,芍药和营养血,二药与辛散之品相配,一散一收,既增强止咳平喘之功,又制约诸药辛散温燥太过之性;半夏燥湿化痰,和胃降逆,亦为佐药;炙甘草既可益气和中,又能调和辛散酸收之间,为佐使药。本方药虽八味,配伍严谨,散中有收,开中有合,共奏解散表寒、温化里饮之效。

【运用】

1. 现代研究及应用　现代药理研究表明,小青龙汤具有止咳平喘、抗炎、抗过敏、调节免疫,以及解热、改善血流变等作用。常用于治疗支气管炎、肺炎、支气管哮喘、百日咳、慢性阻塞性肺疾病、过敏性鼻炎、卡他性眼炎、卡他性中耳炎等属外寒里饮者。

2. 新药研发提要　本方属表里同治,解表为主之剂,研发新药时,可据外寒与里饮之侧重加减组方。若为表寒较轻者而制,可减桂枝用量,麻黄改用炙麻黄;若为里饮偏盛者而制,可重用干姜、半夏,酌加茯苓、泽泻以淡渗利水。另外,本方治喘咳甚时,为加强止咳平喘之力,宜加苦杏仁、射干、紫苏子、葶苈子等。

3. 使用注意　本方辛散温化之力较强,应视患者体质强弱酌定剂量,阴虚证干咳无痰,或痰热证咳痰黄稠,苔黄,脉数者,不宜使用。

川芎茶调散
《太平惠民和剂局方》

【组成】薄荷不见火,八两(12g)　川芎　荆芥去梗,各四两(各12g)　细辛去芦,一两(3g)　防风去芦,一两半(4.5g)　白芷　羌活　甘草各二两(各6g)

【用法】上为细末,每服二钱(6g),食后,茶清调下。(现代用法:共为细末,每服6g,每日2次,饭后清茶调服;亦可作汤剂,水煎服。)

【功效】疏风止痛。

【主治】外感风邪头痛。偏正头痛或巅顶作痛,恶风发热,目眩鼻塞,舌苔薄白,脉浮。

【证治】本方为治疗外感风邪头痛的常用方。风为阳邪,易袭阳位,《素问·太阴阳明论》云:"伤于风者,上先受之。"风邪外袭,循经上扰头目,遏阻清阳之气,故见头痛,目眩鼻塞;风邪犯表,则见恶风发热、舌苔薄白、脉浮等表证。若风邪稽留不去,头痛日久不愈,风邪入络,时发时止,休作无时,则发为头风。外风宜散,故治当疏风散邪以止头痛。

【方解】方中川芎为君,辛温香窜,为血中气药,善祛风活血而止头痛,长于治少阳、厥阴经头痛,为治诸经头痛之要药;薄荷、荆芥共为臣药,辛散上行,助君药疏风止痛,清利头目;羌活、白芷疏风止痛,其中羌活长于治太阳经头痛,白芷长于治阳明经头痛,细辛祛风止痛,防风辛散上部风邪,上四味共为佐药,以增强君、臣药疏风止痛之功;甘草益气和中,调和诸药为使。诸药为散,以清茶调下,取其苦凉轻清,清上降下,既可清利头目,又能制诸风药之过于温燥与升散,使升中有降,亦为佐药之用。综观本方,集众多风药于一方,升散中寓有清降,疏风而不温热,共奏疏风止痛之功。

【运用】

1.现代研究及应用　现代药理研究表明,川芎茶调散具有镇痛、镇静、抗炎、解热及脑保护等作用。常用于治疗感冒、流行性感冒、支气管哮喘、急性支气管炎等属风寒表实者。

2.新药研发提要　本方为疏风止痛之剂,风为百病之长,多兼夹其他邪气,故研制新药时,应据其兼夹加减组方,以切合各种外感头痛之病机。如属风寒者,可酌加苏叶、生姜等以助祛风散寒之功;属风热者,去羌活、细辛,加蔓荆子、菊花以疏散风热;属风湿者,重用羌活、防风,并加苍术、藁本以祛风除湿。

3.使用注意　本方所用药物多为擅长祛风解表的风药,故气虚、血虚,或因肝风、肝阳而引起的头痛则非本方所宜。

银翘散
《温病条辨》

【组成】连翘一两(30g)　银花一两(30g)　苦桔梗六钱(18g)　薄荷六钱(18g)　竹叶四钱(12g)　生甘草五钱(15g)　荆芥穗四钱(12g)　淡豆豉五钱(15g)　牛蒡子六钱(18g)

【用法】共杵为散。每服六钱(18g),鲜苇根汤煎,香气大出,即取服,勿过煮。肺药取轻清,过煮则味厚入中焦矣。病重者,约二时一服,日三服,夜一服;轻者,三时一服,日二服,夜一服;病不解者,作再服。(现代用法:按原方配伍比例酌情增减,改作汤剂,加芦根18g,水煎服;亦可制成丸剂或散剂服用。)

【功效】辛凉透表,清热解毒。

【主治】温病初起。发热,微恶风寒,无汗或有汗不畅,头痛口渴,咳嗽咽痛,舌尖红,苔薄白或薄黄,脉浮数。

【证治】温为阳邪,自口鼻而入,内通于肺,故云"温邪上受,首先犯肺"。肺外合于皮毛,温病初起,邪犯肺卫,卫气被郁,开合失司,则发热,微恶风寒,无汗或有汗不畅;肺为娇脏,邪犯于肺,肺气失宣,则见咳嗽;喉为肺系,风热搏结,蕴结成毒,热毒上熏咽喉,则咽喉肿痛;温邪伤津,故口渴;邪在卫表,则舌尖红、苔薄白或微黄,脉浮数。治宜辛凉透表,清热解毒。

【方解】方中重用金银花、连翘为君药,气味芳香,既能疏散风热,清热解毒,又可辟秽化浊,兼顾温热病邪易蕴而成毒及多夹秽浊之气的特点;薄荷、牛蒡子味辛性凉,可疏散风热,清利头目,解毒利咽;荆芥穗、淡豆豉辛而微温,解表散邪,二药辛而不烈,温而不燥,配入辛凉解表方中,增强辛散透表之力,为去性取用之法,上四药均为臣药;芦根、竹叶清热生津,桔梗宣肺利咽,同为佐药;甘草既可调和药性,护胃安中,又合桔梗利咽止咳,为佐使药。本方诸药均系清轻之品,用法上强调"香气大出,即取服,勿过煮",体现了温病"治上焦如羽,非轻莫举"的用药原则。

【运用】

1.现代研究及应用　《温病条辨》称本方为"辛凉平剂"。现代药理研究表明,银翘散具有发汗、解热、抗菌、抗病毒、抗过敏、抗炎、镇痛和增强机体免疫功能等作用。常用于治疗感冒、流行性感冒、上呼吸道感染、急性扁桃体炎、麻疹、流行性腮腺炎、流行性脑脊髓膜炎、乙型脑炎等属温病初起,邪郁肺卫者。

2.新药研发提要　本方为辛凉解表的常用方,临床众多治风热感冒之中成药多由此方

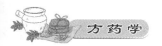

化裁而来,研发新药时,宜据病证之轻重加减组方。若为伤津明显之口渴甚者,加天花粉、麦冬生津止渴;热毒较盛之咽喉红肿疼痛者,加马勃、玄参解毒利咽;肺气不利之咳甚者,加苦杏仁、浙贝母肃降肺气以助止咳之功;夹湿邪之胸膈痞闷者,加广藿香、郁金芳香化湿。

3. 使用注意　①方中药物多为芳香轻宣之品,不宜久煎。②原方为散剂,若作汤剂,剂量宜酌定。③外感风寒及湿热病初起者,不宜使用。

桑菊饮
《温病条辨》

【组成】桑叶二钱五分(7.5g)　菊花一钱(3g)　杏仁二钱(6g)　连翘一钱五分(5g)　薄荷八分(2.5g)　苦桔梗二钱(6g)　生甘草八分(2.5g)　苇根二钱(6g)

【用法】水二杯,煮取一杯,日二服。(现代用法:水煎服。)

【功效】疏风清热,宣肺止咳。

【主治】风温初起,邪客肺络证。但咳,身热不甚,口微渴,脉浮数。

【证治】本证系风温初起之轻证。温热病邪从口鼻而入,邪犯肺络,肺失清肃,故以咳嗽为主症;因病邪轻浅,则身不甚热、口渴亦不甚。正如吴氏所言:"咳,热伤肺络也;身不甚热,病不重也;渴而微,热不甚也。"治当以"辛凉微苦"立法,即疏风清热,宣肺止咳。

【方解】方中桑叶味甘苦,性凉,清透肺络之热而止咳;菊花味辛甘,性寒,疏散上焦风热,清利头目而肃肺。二药同用,轻清灵动,直走上焦,共为君药。杏仁苦温肃降肺气,桔梗辛散开宣肺气,相须为用,一升一降,是宣降肺气的常用组合;薄荷辛凉,助桑、菊疏散风热。三者共为臣药。连翘清热透邪解毒,芦根清热生津止渴,共为佐药。甘草调和诸药为使。诸药相伍,共奏疏风清热、宣肺止咳之效。

【运用】

1. 现代研究及应用　《温病条辨》称本方为"辛凉轻剂"。现代药理研究表明,桑菊饮具有解热、抗炎、抗菌、发汗、增强机体免疫功能和抑制肠蠕动亢进等作用。常用于治疗感冒、上呼吸道感染、急性支气管炎、急性结膜炎、角膜炎等属风热犯肺或肝经风热者。

2. 新药研发提要　本方清热与生津之功略逊。研制新药时,若针对肺热渐盛而发热较重,咳嗽较频,口渴较甚者,宜加石膏、知母、黄芩清泄肺热,天花粉生津止渴;若兼痰热内蕴而咳痰黄稠,咯吐不爽,可加瓜蒌、桑白皮、浙贝母清热化痰。因方中桑叶、菊花尚能清肝明目,故加蝉蜕、木贼等祛风明目药,可用于治疗肝经风热之目赤肿痛。

3. 使用注意　①本方药量较小,药物多为轻清之品,不宜久煎。②风寒咳嗽者不宜使用。

麻黄杏仁甘草石膏汤
《伤寒论》

【组成】麻黄去节,四两(9g)　杏仁去皮尖,五十个(9g)　甘草炙,二两(6g)　石膏碎,绵裹,半斤(18g)

【用法】上四味,以水七升,煮麻黄,减二升,去上沫,内诸药,煮取二升,去滓,温服一升。(现代用法:水煎服。)

【功效】辛凉宣泄,清肺平喘。

【主治】外感风邪,邪热壅肺证。身热不解,咳逆气急,甚则鼻扇,有汗或无汗,口渴,舌苔薄白或黄,脉浮而数。

【证治】本证是表邪入里化热,壅遏于肺,肺失宣降所致。风寒之邪郁而化热入肺,或风热袭表,表邪不解而入里,肺中热盛,气逆津伤,则身热不解、汗出、口渴、苔黄、脉数;热壅于肺,肺失宣降,故咳逆气急,甚则鼻扇;若表邪未尽,或肺气郁闭,则毛窍闭塞而无汗;苔薄白、脉浮亦是表证未尽之象。治当清肺热,止咳喘,兼以疏表透邪。

【方解】方中麻黄辛温,宣肺平喘,解表散邪是"火郁发之"之义。《本草正义》曰:"麻黄轻清上浮,专疏肺郁,宣泄气机,是为治外感第一要药。虽曰解表,实为开肺;虽曰散寒,实为泄邪。风寒固得之而外散,即温热亦无不赖之以宣通。"石膏辛甘大寒,清泄肺热以生津,二药相伍,一以宣肺为主,一以清肺为主,合而用之,既宣散肺中风热,又清宣肺中郁热,共为君药。石膏倍于麻黄,相制为用,全方主以辛凉,麻黄得石膏宣肺平喘而不助热,石膏得麻黄清解肺热而不凉遏。杏仁苦温,宣利肺气以平喘咳,与麻黄相配则宣降相因,与石膏相伍则清肃协同,是为臣药。炙甘草既能益气和中,又防石膏寒凉伤中,更能调和于寒温宣降之间,为佐使药。四药合用,配伍严谨,共奏辛凉宣肺、清热平喘之功。

【运用】

1. 现代研究及应用　现代药理研究表明,麻黄杏仁甘草石膏汤具有解热、镇咳、平喘、抗过敏及祛痰、抗菌、抗病毒、抗炎和调节免疫功能等作用。常用于治疗感冒、上呼吸道感染、急性支气管炎、支气管肺炎、大叶性肺炎、支气管哮喘、麻疹合并肺炎等属表证未尽,热邪壅肺者。

2. 新药研发提要　本方虽为解表清肺之方,因侧重清肺平喘,后世治疗肺热咳喘之剂多由此方化裁而来。研发新药时,可据热、痰及咳喘之轻重加味组方。若为肺热甚,壮热汗出而制,宜加重石膏用量,并酌加桑白皮、黄芩、知母以增强清泄肺热之功;为痰阻气滞,痰黄稠、胸闷而制,可加瓜蒌、浙贝母、桔梗、枳壳等清热化痰,行气宽胸;咳喘甚者,加葶苈子、桑白皮等止咳平喘。

3. 使用注意　风寒咳嗽,或虚证咳喘者,不宜使用。

小柴胡汤
《伤寒论》

【组成】柴胡半斤(24g)　黄芩三两(9g)　人参三两(9g)　甘草炙,三两(9g)　半夏洗,半升(9g)　生姜切,三两(9g)　大枣擘,十二枚(4枚)

【用法】上七味,以水一斗二升,煮取六升,去滓,再煎,取三升,温服一升,日三服。(现代用法:水煎服。)

【功效】和解少阳。

【主治】①伤寒少阳证。往来寒热,胸胁苦满,默默不欲饮食,心烦喜呕,口苦,咽干,目眩,舌苔薄白,脉弦。②妇人中风,热入血室,以及疟疾、黄疸与内伤杂病而见少阳证者。

【证治】伤寒邪犯少阳,病位于太阳、阳明表里之间,正邪交争于半表半里,正胜欲拒邪出于表,邪胜欲入里并于阴,故往来寒热;足少阳之脉起于目锐眦,循胸布胁,邪在少阳,经气不利,郁而化热,胆火上炎,而致胸胁苦满,心烦,口苦,咽干,目眩;胆热犯胃,胃失和降,胃气上逆,故默默不欲饮食而喜呕;若妇人经期,感受风邪,邪气内传,热与血结,血热瘀滞,疏泄失常,故经水适断,寒热发作有时。邪既不在表,又不在里,而在表里之间,则非汗、吐、下所宜,

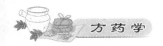

故唯宜和解之法。

【方解】本方为和解少阳之主方。方中柴胡苦平，入肝、胆经，透泄少阳之邪，并能疏泄气机之郁滞，使少阳半表之邪得以疏散，为君药；黄芩苦寒，清泄少阳半里之热，为臣药，柴胡之升散，得黄芩之降泄，两药合用一散一清，是和解少阳的基本组合；胆气犯胃，胃失和降，佐以半夏、生姜和胃降逆止呕；邪从太阳传入少阳，缘于正气本虚，故又佐以人参、大枣益气健脾，扶正达邪；炙甘草助参、枣扶正，且能调和诸药，为使药。诸药合用，以和解少阳为主，兼和胃气，使邪气得解，枢机得利，胃气调和，则诸症自除。

原方"去滓再煎"，使药性更为醇和，作用缓和持久，药汤之量更少，减少了汤液对胃的刺激，避免停饮致呕。小柴胡汤为和剂，一般服药后不经汗出而病解，但也有药后得汗而愈者，这是正复邪却，胃气调和所致。正如《伤寒论》所说："上焦得通，津液得下，胃气因和，身濈然汗出而解。"

【运用】

1.现代研究及应用　本方为"和解少阳"的代表方。现代药理研究表明，小柴胡汤具有解热、抗炎、降血糖、抗肿瘤、调节免疫及保肝、抗过敏、抗动脉硬化、降脂和抗抑郁等作用。常用于治疗感冒、流行性感冒、发热、疟疾、慢性肝炎、肝硬化、胆囊炎、胆结石、胆汁反流性胃炎、胃溃疡、乳腺增生、中耳炎、睾丸炎等属少阳证者。

2.新药研发提要　本方临床应用广泛，外感病、脾胃病、肝胆病等均可加减用之。研发新药时，若为黄疸而制，可加茵陈、栀子清热利湿退黄；表邪未解者，加桂枝以助解表；气滞甚者，加枳实、香附以助行气。

3.使用注意　方中药物升散或燥烈，易伤阴津，阴虚血少者慎用。

败毒散
《太平惠民和剂局方》

【组成】柴胡去苗、甘草、桔梗、人参去芦、川芎、茯苓去皮、枳壳去瓤，麸炒、前胡去苗，洗、羌活去苗、独活去苗，各三十两（各9g）

【用法】为粗末。每服二钱（6g），水一盏，入生姜、薄荷各少许，同煎七分，去滓，不拘时候，寒多则热服，热多则温服。（现代用法：加生姜3g，薄荷2g，水煎服。）

【功效】散寒祛湿，益气解表。

【主治】气虚外感风寒湿证。憎寒壮热，头项强痛，肢体酸痛，无汗，鼻塞声重，咳嗽有痰，胸膈痞满，舌淡苔白，脉浮而按之无力。

【证治】本方为治气虚外感的代表方。本方所治系正气素虚，又感外邪。风寒湿邪，外袭肌表，卫阳被遏，正邪交争，则憎寒壮热、无汗；邪气客于肢体、骨节、经络，气血运行不畅，故头项强痛、肢体酸痛；风寒犯肺，肺气不宣，津液不布，故咳嗽有痰、鼻塞声重、胸膈痞闷；舌苔白腻，脉浮按之无力，乃虚人外感风寒湿邪之征。治当散寒祛湿，益气解表。

【方解】方中羌活、独活共为君药，发散风寒，除湿止痛，通治一身上下之风寒湿邪。川芎活血行气，并能祛风；柴胡解肌透邪，并能行气，二药既可助君药解表逐邪，又可行气活血，宣痹止痛，共为臣药。桔梗辛散，宣肺利膈，枳壳苦温，理气宽中，二药相配，一升一降，是宣降肺气、宽胸利膈的常用组合；前胡化痰止咳，茯苓渗湿健脾，俱为佐药。生姜、薄荷为引，以助解表之力；甘草调和药性，兼以益气和中，为佐使之品；佐用小量人参，一为扶正以祛邪外出，二可扶正防邪内传,三使散中有补。综观全方,邪正兼顾,而以祛邪为主,扶正药得祛邪药则补不滞邪,祛邪药得扶正药则解表不伤正。本方对虚人外感风寒湿邪者,尤为惬当。

清代喻嘉言用本方治疗表邪陷里而成之痢疾,意即疏散表邪,表气疏通,里滞亦除,其痢自止。此种治法,称为"逆流挽舟"法。

【运用】

1. 现代研究及应用　现代药理研究表明,败毒散具有解热、镇痛、抗炎、抗菌及增强免疫、提高抗寒能力等作用。常用于治疗感冒、流行性感冒、支气管炎、风湿性关节炎、痢疾、湿疹、过敏性皮炎等属外感风寒湿邪兼气虚者。

2. 新药研发提要　本方为益气解表之剂,研发新药时,可据表寒之轻重、正虚之程度加减组方。若正气未虚,而表寒较重者,去人参,加荆芥、防风祛风散寒;气虚明显者,可重用人参,或加黄芪益气补虚。

3. 使用注意　①方中药物多辛温、香燥,外感风热、阴虚外感,或热毒、湿热之痢疾禁用。②原方为散剂,分多次服用,作汤剂剂量宜酌定。

其他常用解表剂

九味羌活汤、柴葛解肌汤、参苏饮、附子细辛汤、升麻葛根汤、再造散、加减葳蕤汤、葱白七味饮的组成、用法、功效、主治等见表4-3。

表 4-3　其他常用解表剂

方名	出处	组成	用法	功效	主治
九味羌活汤	《此事难知》	羌活、防风、苍术各一两半(各9g),川芎、白芷、生地黄、黄芩、甘草各一两(各6g),细辛五分(3 g)	上药㕮咀,水煎服	发汗祛湿,兼清里热	外感风寒湿邪,内有蕴热证。恶寒发热,无汗,头项强痛,肢体酸楚疼痛,口苦微渴,舌苔白或微黄,脉浮或浮紧
柴葛解肌汤	《伤寒六书》	柴胡(6g),干葛(9g),甘草(3g),黄芩(6g),羌活(3g),白芷(3g),芍药(6g),桔梗(3g)(原著本方无用量)	水二盅,加生姜三片,大枣二枚,槌法,加石膏末一钱(3g),煎之热服(现代用法:水煎温服)	解肌清热	外感风寒,郁而化热证。恶寒渐轻,身热增盛,无汗头痛,目疼鼻干,心烦不眠,咽干耳聋,眼眶痛,舌苔薄黄,脉浮微洪
参苏饮	《太平惠民和剂局方》	陈皮去白,枳壳去瓤,麸炒,桔梗去芦,甘草炙,木香各半两(6g),半夏,紫苏叶,干葛洗,前胡去苗,人参去芦,茯苓去皮各三分(各9g)	上㕮咀。每服四钱(12g),水一盏半,姜七片,枣一个,煎六分,去滓,微热服,不拘时候(现代用法:加生姜7片,大枣1枚,水煎温服)	益气解表,理气化痰	气虚外感,内有痰湿证。恶寒发热,无汗,头痛鼻塞,咳嗽痰白,胸脘满闷,倦怠无力,气短懒言,苔白脉弱

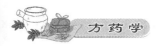

续表

方名	出处	组成	用法	功效	主治
附子细辛汤	《伤寒论》	麻黄去节,二两(6g);细辛二两(3g);附子炮,去皮,一枚,破八片(9g)	上三味,以水一斗,先煮麻黄,减二升,去上沫,内诸药,煮取三升,去滓,温服一升,日三服(现代用法:水煎服)	助阳解表	素体阳虚,外感风寒表证。发热,恶寒甚剧,其寒不解,神疲欲寐,脉沉微
升麻葛根汤	《太平惠民和剂局方》	升麻、白芍药、甘草炙各十两(各6g),葛根十五两(9g)	上为粗末。每服三钱(9g),用水一盏半,煎取一中盏,去滓,稍热服,不计时候,一日二三次。以病气去,身清凉为度(现代用法:水煎服)	解肌透疹	麻疹初起。疹发不出,身热头痛,咳嗽,目赤流泪,口渴,舌红,苔薄而干,脉浮数
再造散	《伤寒六书》	黄芪(6g),人参(3g),桂枝(3g),甘草(1.5g),熟附(3g),细辛(2g),羌活(3g),防风(3g),川芎(3g),煨生姜(3g)(原著本方无用量)	水二盅,枣二枚,煎至一盅。槌法,再加炒芍药一撮,煎三沸,温服(现代用法:加大枣2枚,炒白芍3g,水煎服)	助阳益气,解表散寒	阳气虚弱,外感风寒表证。恶寒发热,热轻寒重,无汗肢冷,倦怠嗜卧,面色苍白,语声低微,舌淡苔白,脉沉无力或浮大无力
加减葳蕤汤	《重订通俗伤寒论》	生葳蕤二钱至三钱(9g),生葱白二枚至三枚(6g),桔梗一钱至钱半(4.5g),东白薇五分至一钱(3g),淡豆豉三钱至四钱(12g),苏薄荷一钱至钱半(4.5g),炙草五分(1.5g),红枣二枚	水煎,分温再服	滋阴解表	阴虚外感风热证。头痛身热,微恶风寒,无汗或有汗不多,咳嗽,心烦,口渴,咽干,舌红,脉数
葱白七味饮	《外台秘要》	葱白连须切,一升(9g);干葛切,六合(9g);新豉绵裹,一合(6g);生姜切,二合(6g);生麦门冬去心,六合(9g);干地黄六合(9g)	劳水八升,此水以杓扬之一千遍。上药用劳水煎之三分减二,去滓,分温三服。相去行八九里,如觉欲汗,渐渐覆之(现代用法:水煎服)	养血解表	血虚外感风寒证。病后阴血亏虚,调摄不慎,感受外邪,或失血(吐血、便血、咳血、衄血)之后,复感风寒,头痛身热,微寒无汗

第五章　清热方药

凡以清泄里热为主要功效,用以治疗里热证的方药,称为清热方药。

里热证是由于机体外感热邪,或寒邪化热由表入里或热邪直中于里,以及机体阴液亏损、虚热内生所致。清热方药的应用依据是"热者寒之"及"疗热以寒药"的原则。本类方药药性寒凉,具有清热泻火、凉血解毒、清热燥湿及清退虚热等作用,主要用于里热病证,如气分实热、脏腑火热、热入营血、湿热、热毒病证及阴虚内热病证。

清热方药,一般在表证已解,里热正盛,或里热虽盛尚未结实的情况下使用,应辨清热证的性质、类型、阶段和具体部位,选择相宜的方药。此外,应视其兼证进行配伍,如兼表证,宜先解表后清里或表里同治;气血两燔者,应气血两清;兼有积滞者,可与泻下药同用;阴虚津亏者,当配伍养阴生津药。在热清邪退后,或余邪未尽,出现气阴亏虚时,当配伍益气养阴药。

本类方药性寒凉,易伤脾胃,故脾胃虚弱者应慎用;注意辨别热证的虚实,分清在脏、在腑,对于真寒假热者,尤应详辨,不可妄投;同时要注意中病即止,以免克伐太过,损伤正气。

第一节　清热药

一、清热泻火药

凡以清泄气分邪热和脏腑火热为主要功效,用以治疗气分实热证及各种脏腑火热病证的药物,称为清热泻火药。

本类药物多为苦寒或甘寒之品,归于肺、胃、心、肝经。以清热泻火为主要功效,主要用于热病邪入气分,症见高热、汗出、烦渴,甚至神昏谵语,脉象洪大有力等,以及肺热咳嗽、胃热口渴、心火烦躁、肝火目赤等脏腑火热病证。

石　膏
《神农本草经》

本品为硫酸盐类矿物石膏族石膏,主含含水硫酸钙($CaSO_4 \cdot 2H_2O$)。主产于湖北、甘肃、四川、安徽等地。以湖北应城产者为佳。采挖后,除去杂石及泥沙。生石膏打碎,除去杂石。

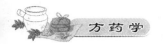

【异名】细石(《别录》),软石膏(《本草衍义补遗》),寒水石(《纲目》),白虎(《药品化义》),玉大石(甘肃),冰石(青海)。

【药性】甘、辛,大寒。归肺、胃经。

【功效】清热泻火,除烦止渴,收湿敛疮。

【应用】

1. 气分实热证　本品药性大寒,清热泻火之力强,既辛寒而解肌除热,又甘寒而生津除烦止渴,为清泄气分实热、壮热烦渴之要药。用于热病气分证,症见高热、汗出、烦渴、脉洪大者,常配伍知母相须为用,如白虎汤;若邪渐深入,气血两燔,高热不退而发斑疹者,常配伍牡丹皮、玄参等,如清瘟败毒饮。

2. 肺热喘咳证　本品性寒入肺经,善清肺热,用于邪热郁肺、高热喘急之咳喘者,常配伍麻黄、杏仁等,如麻杏甘石汤。

3. 胃火上攻,牙痛、头痛　本品归于胃经,性寒,能清泻胃火,用于胃火上炎所致的牙龈肿痛,常配伍黄连、升麻等,如清胃汤;用于胃热阴虚之头痛牙痛、口臭等,常配伍知母、牛膝等,如玉女煎。

4. 疮疡溃而不敛、湿疹、水火烫伤　本品煅后研末外用,有收湿敛疮的功效,可以单用,或配伍青黛、黄柏等。

【用法用量】煎服,15～60g,宜打碎先煎。火煅外用适量,研末敷患处。

【使用注意】脾胃虚寒不宜用。

【古籍论述】

1.《神农本草经》:"主中风寒热,心下逆气,惊喘,口干舌焦,不能息,腹中坚痛,产乳,金创。"

2.《名医别录》:"除时气,头痛身热,三焦大热,皮肤热,肠胃中膈热,解肌发汗,止消渴烦逆,腹胀暴气喘息,咽热。"

3.《本草经疏》:"辛能解肌,甘能缓热,大寒而兼辛甘,则能除大热。"

知　母

《神农本草经》

本品为百合科植物知母 *Anemarrhena asphodeloides* Bge. 的干燥根茎。主产于河北、山西及山东等地。春、秋二季采挖,除去须根和泥沙,晒干,习称"毛知母";或除去外皮,晒干。润透,切厚片,干燥,去毛屑。

【异名】𦶌藩(《尔雅》),蚳母、连母、野蓼、地参、水参、水浚、货母、蝭母(《本经》),女雷、女理、鹿列、韭逢、儿踵草、东根、苦心、儿草、水须(《别录》),冒支(《新修本草》),蒜瓣子草、兔子仙草、山韭菜(辽宁),羊胡子根(河北),穿地龙、虾草(山东),马马草(山西),淮知母(四川)。

【药性】苦、甘,寒。归肺、胃、肾经。

【功效】清热泻火,滋阴润燥。

【应用】

1. 气分实热证　本品苦泄而入气分,可清泄肺胃实热。治高热汗出,烦渴引饮,脉洪大有力,常与石膏配伍,以清气泄热,如白虎汤。

2. 肺热咳嗽,阴虚燥咳　本品既清肺热,又润肺燥,用于肺热咳嗽,痰黄黏稠者,常配伍黄芩、栀子、瓜蒌等,如清金化痰汤;用于肺热伤阴,燥咳无痰者,常配伍贝母,如二母散。

3. 用于消渴 本品滋阴降火,生津止渴,为治消渴之要药。如治渴欲饮水,口舌干燥,以知母与石膏、人参等配伍。

4. 阴虚火旺,骨蒸潮热 本品既滋肾阴,退虚热,又能泻火存阴,用于肾阴不足,虚火内生,骨蒸潮热,盗汗遗精者,常配伍黄柏,如知柏地黄丸。

【用法用量】煎服,6～12g。

【使用注意】本品寒润滑肠,故脾虚便溏者不宜用。

【古籍论述】

1.《神农本草经》:"主消渴热中,除邪气肢体浮肿,下水,补不足,益气。"

2.《药类法象》:"泻无根之神火,疗有汗之骨蒸,止虚劳之热,滋化源之阴。"

3.《本草纲目》:"知母之辛苦寒凉,下则润肾燥而滋阴,上则清肺金而泻火,耐二经气分药也。"

栀 子
《神农本草经》

本品为茜草科植物栀子 *Gardenia jasminoides* Ellis 的干燥成熟果实。主产于长江以南各地。9—11 月果实成熟呈红黄色时采收,除去果梗和杂质,蒸至上气或置沸水中略烫,取出,干燥。

【异名】木丹(《本经》),鲜支(《上林赋》),樟桃(《广雅》),卮子(《汉书孟康注》),越桃(《别录》),支子(《本草经集注》),山栀子(《药性论》),枝子(《新修本草》),小卮子(《本草原始》),黄黄子(《闽东本草》),黄栀子(《江苏药材志》),黄栀、山黄栀、山栀(《浙江药用植物志》)。

【药性】苦,寒。归心、肝、肺、胃、三焦经。

【功效】泻火除烦,清热利湿,凉血解毒,消肿止痛。

【应用】

1. 热病烦闷 本品苦寒清降,善清脏腑火热,尤其长于清心泻火除烦,用于热病心烦,躁扰不宁,常配伍淡豆豉,如栀子豉汤;治热毒炽盛,高热烦躁,神昏谵语,常配伍黄芩、黄连等,如黄连解毒汤。

2. 湿热蕴结肝胆所致的黄疸 本品能清利湿热,常配茵陈、大黄或黄柏等,如茵陈蒿汤、栀子柏皮汤。

3. 血热出血证 本品入血分,既清热泻火,又凉血止血,用于血热妄行之吐血、衄血、尿血等,常配伍白茅根、侧柏叶等,如十灰散。

4. 疮痈肿毒 本品能清热解毒,凉血消痈,用于热毒疮疡红肿热痛,常配伍金银花、蒲公英等,内服外用均可。

此外,生栀子研粉,以面粉或鸡蛋清调敷局部,治跌打损伤、扭挫肿痛。

【用法用量】煎服,6～10g。外用适量。生栀子长于清热泻火、凉血解毒;焦栀子多用于止血。

【使用注意】因其苦寒性较强,易伤脾胃,故脾虚便溏者不宜用。

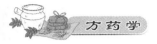

【古籍论述】

1.《名医别录》:"疗目热赤痛,胸心、大小肠大热,心中烦闷,胃中热气。"

2.《本草纲目》:"治吐血、衄血、血痢、下血、血淋,损伤瘀血,及伤寒劳复,热厥头痛,疝气,汤火伤。"

3.《本草经疏》:"此药味苦气寒,泻一切有余之火。"

夏枯草
《神农本草经》

本品为唇形科植物夏枯草 *Prunella vulgaris* L. 的干燥果穗。主产于江苏、浙江、安徽等地。夏季果穗呈棕红色时采收,除去杂质,晒干。

【异名】夕句、乃东(《本经》),燕面(《别录》),麦夏枯(《滇南本草》),铁色草(《纲目》),棒柱头花(《中国药用植物志》),棒槌草(《中药志》),灯笼头、锤头草(江苏),大头花(浙江),灯笼草(江苏、四川),古牛草(四川),牛低头(河南),锣锤草、牛牯草、广谷草(湖南),丝线吊铜钟(广东)、棒头柱、六月干(福建),夏枯草(《全国中草药汇编》)。

【药性】辛、苦,寒。归肝、胆经。

【功效】清肝泻火,明目,消肿散结。

【应用】

1. 目赤肿痛,羞明流泪,头痛眩晕　本品苦寒清降,善清泻肝火,为治肝火上炎所致的目赤、头痛、头晕之常用药,可配菊花、石决明等同用;如肝虚目珠疼痛,至夜尤剧,可与当归、白芍等配合应用。

2. 瘰疬、瘿瘤、痈肿疮毒等　本品味辛散结,苦寒泄热,善清肝火、散郁结,治疗肝郁化火、痰火凝聚之瘰疬,常与海藻、浙贝母、玄参配伍,如内消瘰疬丸;治瘿瘤,常与玄参、牡蛎等同用。

【用法用量】煎服,9～15g。

【使用注意】脾胃虚寒者慎用。

【古籍论述】

1.《神农本草经》:"主寒热、瘰疬、鼠瘘、头疮,破癥。散瘿结气,脚肿湿痹。"

2.《本草求真》:"一切热郁肝经等证,得此治无不效,以其借解散之功耳。"

3.《药笼小品》:"散肝经郁火,故治瘰疬、鼠瘘、瘿瘤、癥坚、乳痈,目珠夜痛,此皆肝火之患也。"

天花粉
《神农本草经》

本品为葫芦科植物栝楼 *Trichosanthes kirilowii* Maxim. 或双边栝楼 *Trichosanthes rosthornii* Harms 的干燥根。主产于山东、河南、安徽等地。秋、冬二季采挖,洗净,除去外皮,切段或纵剖成瓣,干燥。

【异名】栝楼根(《本经》),白药(《本草图经》),瑞雪(《纲目》),天瓜粉(《重庆堂随笔》),花粉(《增订伪药条辨》),屎瓜根(《四川中药志》),栝楼根、蒌粉(《药材学》)。

【药性】甘、微苦,微寒。归肺、胃经。

【功效】清热泻火,生津润燥,消肿排脓。

【应用】

1.热病烦渴,消渴多饮　本品味甘苦,性微寒,能清热泻火,生津止渴,功似芦根。其清热泻火不及芦根,但生津止渴较芦根为胜,为"治渴之要药"(《本草汇言》)。用治热病伤津,口燥烦渴,以及阴虚内热,消渴多饮,常配养阴清热、生津润燥药,如天花粉散,其与生地、麦冬、五味子等同用。

2.肺热燥咳　本品能润肺,化肺中燥痰,凡肺热燥咳宜清宣润者,可配天冬、麦冬、生地等清肺润肺之品,如滋燥饮;此外,配杏仁、贝母、桔梗,治内热痰多咳嗽;配人参,治虚热咳嗽。

3.疮痈肿毒　本品既"解一切疮家热毒"(《医学衷中参西录》),又能消肿排脓,为外科良药。对于疮痈初起,红肿焮痛,热毒炽盛者,用之可使其消散,常与清热解毒、化瘀散结药同用,如仙方活命饮,其与金银花、穿山甲等配伍。若疮痈已溃脓未尽者,与黄芪、生甘草等益气药同用,共奏托毒排脓生肌之效。

【用法用量】煎服,10～15g;外用适量,研末用水或醋调。用注射剂需做皮试。

【使用注意】本品性寒而润,故脾胃虚寒、大便滑泻者忌服;还有致流产的作用,故孕妇忌用。

【古籍论述】

1.《神农本草经》:"主消渴,身热,烦满,大热,补虚,安中,续绝伤。"

2.《本草正》:"凉心肺,解热渴。降膈上热痰,消乳痈肿毒。"

3.《医学衷中参西录》:"天花粉,为其能生津止渴,故能润肺,化肺中燥痰,宁肺止嗽,治肺病结核。又善通行经络,解一切疮家热毒,疗痈初起者,与连翘、山甲并用即消;疮疡已溃者,与黄芪、甘草(皆须用生者)并用,更能生肌排脓,即溃烂至深,旁串他处,不能敷药者,亦可自内生长肌肉,徐徐将脓排出。"

其他常用清热泻火药

芦根、决明子、淡竹叶、青葙子、密蒙花的药性、功效、主治、用法用量等见表5-1。

表5-1　其他常用清热泻火药

药名	药性	功效	主治	用法用量	备注
芦根	甘,寒。归肺、胃经	清热泻火,生津止渴,止呕,利尿	热病烦渴,肺热咳嗽,肺痈吐脓,胃热呕吐,热淋涩痛	煎服,15～30g;鲜品用量加倍,或捣汁用	
决明子	甘、苦、咸,微寒。归肝、大肠经	清热,明目,润肠通便	目赤涩痛,羞明多泪,头痛眩晕,目暗不明,大便秘结	煎服,9～15g	用于通便,不宜久煎
淡竹叶	甘、淡,寒。归心、胃、小肠经	清热泻火,除烦止渴,利尿通淋	热病烦渴,小便短赤涩痛,口舌生疮	煎服,6～10g	
青葙子	苦,微寒。归肝经	清肝泻火,明目退翳	肝热目赤,目生翳膜,视物昏花,肝火眩晕	煎服,9～15g	
密蒙花	甘,微寒。归肝经	清热泻火,养肝明目,退翳	目赤肿痛,多泪羞明,目生翳膜,肝虚目暗,视物昏花	煎服,3～9g	

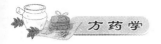

二、清热燥湿药

凡以清热燥湿为主要功效,用以治疗湿热病证的药物,称为清热燥湿药。

本类药物多属苦寒之品,均有清热燥湿功效,主要用于湿热证。如湿温或暑温夹湿的身热不扬、肢体困倦、胸脘痞闷;脾胃湿热之脘腹痞满、恶心呕吐、纳食不佳;肝胆湿热之黄疸尿赤、胁痛口苦;大肠湿热之泻痢腹痛、里急后重;湿热下注所致的淋证、带下、阴痒;湿热流注关节之关节红肿热痛;湿热浸淫肌肤之湿疹、湿疮等。此外,本类药多兼泻火解毒作用,可用于痈肿疮毒等热毒病证。

本类药物寒性较甚,易伤脾胃;其苦燥之性,又能伤阴。故脾胃虚弱及阴津不足者当慎用,必要时应注意与健脾或养阴药同用。

黄　芩
《神农本草经》

本品为唇形科植物黄芩 *Scutellaria baicalensis* Georgi 的干燥根。主产于河北、山西、内蒙古等地。春、秋二季采挖,除去须根和泥沙,晒后撞去粗皮,晒干。

【异名】腐肠(《本经》),黄文、妒妇、虹胜、经芩、印头、内虚(《吴普本草》),莏蒪(《广雅》),空肠(《别录》),子芩、宿芩(陶弘景),独尾芩(《新修本草》),条芩(《纲目》),元芩、土金茶根(《东北药用植物志》),山茶根(北方各省),黄金条根(河北、内蒙古、山东、黑龙江、辽宁)。

【药性】苦,寒。归肺、胆、脾、大肠、小肠经。

【功效】清热燥湿,泻火解毒,止血,安胎。

【应用】

1.湿热证　本品苦寒而燥,有较强的清热燥湿作用,善治多种湿热病证,尤长于治疗中上焦湿热。治湿温、暑湿之身热不扬,胸脘痞闷,恶心呕吐,舌苔黄腻等,常配伍滑石、白豆蔻等,如黄芩滑石汤;治湿热黄疸,常配伍茵陈蒿、滑石等,如甘露消毒丹;治湿热泻痢,常配伍黄连、葛根等,如葛根芩连汤;治湿热中阻,痞满呕吐,常配伍黄连、干姜、半夏等,如半夏泻心汤。

2.肺热咳嗽　本品苦寒,主入肺经,善清肺热,常用于肺热咳嗽,以本品一味制成清金丸,以"泻肺火,降膈上热痰";若燥热伤阴,咳嗽咽干口燥,须与养阴润肺的天冬、麦冬配伍。

3.高热烦渴,寒热往来　本品清热泻火力较强,用于治疗外感热病,壮热烦渴,溲赤便秘,常配伍栀子、大黄等,如凉膈散。本品又归胆经,用于伤寒邪入少阳,寒热往来,常配伍柴胡,如小柴胡汤。

4.痈肿疮毒,咽喉肿痛　本品有较强的清热泻火解毒功效,用于治疗火毒壅盛之痈肿疮毒、咽喉肿痛,常配伍黄连、栀子等,如黄连解毒汤。

5.血热妄行的出血证　本品具有清热与止血双重作用,凡血热妄行所致的吐血、衄血、便血、崩漏等均可应用,可以单用,也可以配伍生地黄、白茅根等凉血止血药。

6.胎动不安　本品有清热安胎之效,用于血热胎动不安者,常配伍生地黄、黄柏等,如保阴煎。

【用法用量】煎服,3~10g。生用清热燥湿力强,止血、安胎多炒用。

【使用注意】本品苦寒伤胃,脾虚便溏者慎用。

【古籍论述】

1.《神农本草经》:"主诸热黄疸,肠澼,泄痢,逐水,下血闭,恶疮,疽蚀,火疡。"

2.《滇南本草》:"上行泻肺火,下降泻膀胱火,男子五淋,女子暴崩,调经安胎清热。胎中有火热不安,清胎热,除六经实火实热。所谓实火可泻,黄芩是也,热症多用之。"

3.《本草经疏》:"黄芩,其性清肃,所以除邪;味苦所以燥湿;阴寒所以胜热,故主诸热。诸热者,邪热与湿热也。黄疸、肠澼泄痢皆湿热胜之病也。折其本,则诸病自瘳矣。苦寒能除湿热,所以小肠利而水自逐,源清则流洁也。"

黄 连
《神农本草经》

本品为毛茛科植物黄连 *Coptis chinensis* Franch.、三角叶黄连 *Coptis deltoidea* C. Y. Cheng et Hsiao 或云连 *Coptis teeta* Wall. 的干燥根茎。以上三种分别习称"味连""雅连""云连"。主产于四川、云南、湖北。秋季采挖,除去须根和泥沙,干燥,撞去残留须根。

【异名】王连(《本经》),支连(《药性论》)。

【药性】苦,寒。归心、脾、胃、肝、胆、大肠经。

【功效】清热燥湿,泻火解毒。

【应用】

1. 湿热证 本品性味苦寒,其清热燥湿之力显著,尤善治中焦与大肠湿热,为治湿热呕吐、泻痢要药。治湿热泻痢,腹痛里急后重,常配伍木香,如香连丸;治外邪入里,泻痢身热,常配伍葛根、黄芩,如葛根芩连汤;治热毒血痢,常配伍白头翁、黄柏等,如白头翁汤;治湿热蕴结脾胃,气机升降失常所致脘腹痞闷,恶心呕吐者,常配伍黄芩、半夏等,如半夏泻心汤;治疗湿热黄疸,与茵陈蒿、栀子配伍。

2. 时行热病及心、肝、胃火热亢盛 本品苦寒直折上炎之火,善泻火邪热毒,治热病高热烦躁、谵妄不安,或热盛迫血妄行,吐血衄血,三焦热毒盛者,常与黄芩、黄柏、栀子同用,如黄连解毒汤;若热邪初入营分,烦躁谵语,斑疹隐隐,可与生地黄、玄参、连翘等配伍,如清营汤。

3. 疮痈肿毒 本品清解热毒力强,为治疗皮肤疮痈等外科热毒证的常用之品,可以内服,亦可局部外用,常配伍黄芩、连翘等,如黄连解毒汤。

本品还可外用于耳目肿痛及烧伤烫伤,研末或浸汁涂患处。

【用法用量】煎服,2～5g。外用适量。

【使用注意】①本品苦寒性强,过用久服易伤脾胃,脾胃虚寒者忌用。②其苦燥易伤阴津,阴虚津伤者慎用。

【古籍论述】

1.《神农本草经》:"主热气目痛,眦伤泣出,明目,肠澼腹痛下痢,妇人阴中肿痛。"

2.《名医别录》:"主五脏冷热,久下泄澼脓血,止消渴,大惊,除水利骨,调胃厚肠,益胆,疗口疮。"

3.《本草正义》:"黄连大苦大寒,苦燥湿,寒胜热,能泄降一切有余之湿火,而心、脾、肝、肾之热,胆、胃、大小肠之火,无不治之。上以清风火之目病,中以平肝胃之呕吐,下以通腹痛之滞下,皆燥湿清热之效也。"

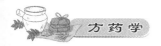

黄　柏
《神农本草经》

本品为芸香科植物黄皮树 *Phellodendron chinense* Schneid. 的干燥树皮。习称"川黄柏"。主产于四川、贵州、湖北等地。剥取树皮后，除去粗皮，晒干。

【异名】檗木（《本经》），檗皮（《伤寒论》），黄檗（《本草经集注》）。

【药性】苦，寒。归肾、膀胱经。

【功效】清热燥湿，泻火除蒸，解毒疗疮。

【应用】

1. 湿热证　本品苦寒，清热燥湿作用较强，善清下焦湿热，治疗湿热下注之带下、淋证、足膝肿痛、黄疸、泻痢等。治带下黄浊臭秽，常配伍车前子、芡实等，如易黄汤；治湿热淋证，常配伍萆薢、茯苓、车前子等，如萆薢分清饮；治湿热下注的足膝肿痛，常配伍苍术、牛膝，如三妙丸；治湿热黄疸，常配伍栀子、甘草，如栀子柏皮汤；治湿热痢疾，常配伍黄连、白头翁等，如白头翁汤。

2. 口舌生疮，目赤肿痛，疮疡肿毒，湿疹　本品泻火解毒，清热燥湿。治疮疡肿毒，内服常配伍黄连、栀子等，如黄连解毒汤。治湿疹、湿疮，可配苦参、荆芥煎服，或煎汁洗患处亦可。

3. 阴虚火旺证　本品入肾经，善泻相火，退骨蒸，可降火存阴，用治肾阴不足，阴虚火旺，五心烦热，潮热盗汗，遗精，常配伍知母、地黄等，如知柏地黄丸。

【用法用量】煎服，3～12g。外用适量。

【使用注意】本品苦寒伤胃，脾胃虚寒者不宜用。

【古籍论述】

1.《神农本草经》："主五脏肠胃中结热，黄疸，肠痔，止泄痢，女子漏下赤白，阴阳蚀疮。"

2.《本草拾遗》："主热疮疱起，虫疮，痢，下血，杀蛀虫；煎服，主消渴。"

3.《药品化义》："黄柏，味苦入骨，是以降火能自顶至踵，沦肤彻髓，无不周到，专泻肾与膀胱之火。"

龙　胆
《神农本草经》

本品为龙胆科植物条叶龙胆 *Gentiana manshurica* Kitag.、龙胆 *Gentiana scabra* Bge.、三花龙胆 *Gentiana triflora* Pall. 或滇龙胆 *Gentiana rigescens* Franch. 的干燥根和根茎。前三种习称"龙胆"，后一种习称"坚龙胆"。各地均有分布，以东北产量较大。春、秋二季采挖，洗净，干燥。

【异名】陵游（《本经》），草龙胆（《本草图经》），龙胆草（《履巉岩本草》），苦龙胆草、地胆草（《滇南本草》），胆草（《药品化义》），山龙胆（《浙江中药手册》），四叶胆（《广西中兽医药用植物》），水龙胆（《江苏植物药材志》）。

【药性】苦，寒。归肝、胆经。

【功效】清热燥湿，泻肝胆火。

【应用】

1. 下焦湿热证　本品苦寒，功能清热燥湿，善除下焦湿热，可用于治疗多种下焦湿热病证。治湿热黄疸,常配伍大黄、黄芩等;治湿热下注,阴痒阴肿,妇女带下黄臭,男子阴囊湿痒肿痛及湿疹瘙痒,常配伍泽泻、车前子等,如龙胆泻肝汤。

2.肝胆实火所致之头胀头痛,口苦耳聋,胁肋疼痛　本品清泻肝胆实火之力强,治肝胆实火之头痛、目赤、耳聋、胁痛、口苦等,常配伍黄芩、栀子、柴胡等,如龙胆泻肝汤;治肝经热盛,热极生风所致的小儿惊风、手足抽搐,常配伍牛黄、钩藤等,如凉惊丸。

【用法用量】煎服,3~6g。外用适量。

【使用注意】①本品苦寒伤胃,脾胃虚寒者忌用。②苦燥伤津,阴虚津伤者慎用。

【古籍论述】

1.《神农本草经》:"主骨间寒热,惊痫邪气,续绝伤,定五脏,杀蛊毒。"

2.《珍珠囊》:"去目中黄及睛赤肿胀,瘀肉高起,痛不可忍。"

3.《药品化义》:"专泻肝胆之火,主治目痛颈痛,两胁疼痛,惊痫邪气,小儿疳积,凡属肝经热邪为患,用之神妙。其气味厚重而沉下,善清下焦湿热,若囊痛、便毒、下疳,及小便涩滞,男子阳挺肿胀,或光亮出脓,或茎中痒痛,女人阴癃作痛,或发痒生疮,以此入龙胆泻肝汤治之,皆苦寒胜热之力也。亦能除胃热,止蛔虫,盖蛔得苦即安耳。"

苦　参
《神农本草经》

本品为豆科植物苦参 *Sophora flavescens* Ait. 的干燥根。全国大部分地区均产。春、秋二季采挖,除去根头和小支根,洗净,干燥,或趁鲜切片,干燥。

【异名】苦骨(《纲目》),川参(《贵州民间方药集》),凤凰爪(《广西中兽医药用植物》),牛参(《湖南药物志》),地骨(《全国中草药汇编》),野槐根、山槐根(南药《中草药学》),地参(《新华本草纲要》)。

【药性】苦,寒。归心、肝、胃、大肠、膀胱经。

【功效】清热燥湿,杀虫,利尿。

【应用】

1.湿热证　本品苦寒,清热燥湿之"功效与芩、连、龙胆皆相近,而苦参之苦愈甚,其燥尤烈"(《本草正义》),可用于多种湿热病证。治胃肠湿热,泻痢腹痛,可单用,或与黄连、白头翁等同用,以增强其清肠止痢之效。治湿热蕴蒸,黄疸尿赤,可与茵陈、栀子等清热利湿退黄药同用。

2.疥癣、麻风、皮肤瘙痒　本品清热燥湿,尤善杀虫止痒,为治皮肤瘙痒之常用药物。用治湿热带下,阴肿阴痒,可与黄柏、椿皮等清热燥湿药同用。治湿疹、湿疮,可单用煎水外洗,或与祛风除湿、清热养血药同用,如消风散,其与荆芥、防风、石膏、当归等配伍。治疥癣,皮肤瘙痒,常与祛风止痒、解毒杀虫药同用,如苦参丸,其与荆芥配伍。

3.湿热蕴结膀胱所致小便不利　本品既能清膀胱湿热,又能通利小便,导湿热外出,可用治湿热蕴结膀胱所致小便不利、灼热涩痛,常配石韦、车前子、栀子等清热利尿药。

此外,本品苦寒,入心经,"专治心经之火"(《神农本草经百种录》),有清心宁心及解毒之功,可用于心火亢盛之心悸不宁和疮肿等。

【用法用量】4.5~9g。外用适量,煎汤洗患处。

【使用注意】不宜与藜芦同用。

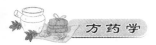

【古籍论述】

1.《神农本草经》："主心腹结气,癥瘕积聚,黄疸,溺有余沥,逐水,除痈肿,补中,明目止泪。"

2.《药性论》："治热毒风,皮肌烦燥生疮,赤癞眉脱,主除大热嗜睡,治腹中冷痛,中恶腹痛,除体闷,治心腹积聚。"

3.《本草正义》："苦参,大苦大寒,退热泄降,荡涤湿火,其功效与芩、连、龙胆皆相近,而苦参之苦愈甚,其燥尤烈,故能杀湿热所生之虫,较之芩、连力量益烈。"

其他常用清热燥湿药

秦皮、白鲜皮的药性、功效、主治、用法用量等见表5-2。

表 5-2 其他常用清热燥湿药

药名	药性	功效	主治	用法用量
秦皮	苦、涩,寒。归肝、胆、大肠经	清热燥湿,收涩止痢,止带,明目	湿热泻痢,赤白带下,目赤肿痛,目生翳膜	6～12g。外用适量,煎洗患处
白鲜皮	苦,寒。归脾、胃、膀胱经	清热燥湿,祛风解毒	湿热疮毒,黄水淋漓,湿疹,风疹,疥癣疮癞,风湿热痹,黄疸尿赤	5～10g。外用适量,煎汤洗或研粉敷

三、清热凉血药

凡以清热凉血为主要功效,用以治疗热入营血病证的药物,称为清热凉血药。

本类药物多为苦寒或甘寒之品,主入心、肝经,具有清解营血分热邪的作用,主要用于热入营血病证。如温热病热入营血,症见身热夜甚、心烦不寐、斑疹隐现、舌红绛、脉细数,甚则神昏谵语、发斑、舌质深绛等,以及各种血热妄行之出血证。部分药物尚能养阴生津,可用于热病津伤口渴及阴虚内热证。

地 黄

《神农本草经》

本品为玄参科植物地黄 *Rehmannia glutinosa* Libosch. 的新鲜或干燥块根,前者习称"鲜地黄",后者习称"生地黄"。主产于河南、河北、内蒙古等地。全国大部分地区有栽培。秋季采挖,除去芦头、须根及泥沙,鲜用;或将地黄缓缓烘焙至约八成干。

【异名】地髓(《本经》),生地黄(《本草图经》),原生地(《本草正义》),干生地(《中药志》)。

【药性】甘,寒。归心、肝、肾经。

【功效】清热凉血,养阴生津。

【应用】

1.温热病热入营血证　本品性味苦甘而寒,为凉血养阴之要药。用治温热病热入营血,身热烦渴、神昏舌绛等,常配伍玄参、金银花等,如清营汤;治热病后期,余热未尽,夜热早凉,舌红脉数者,常配伍青蒿、鳖甲等,如青蒿鳖甲汤。

2. **血热出血诸证** 本品具有清热凉血的作用,如温病发斑,可与玄参、牡丹皮、赤芍或犀角(水牛角代)配用。凡血热口鼻出血,以及胞宫蕴热、冲任失调之崩漏和妊娠下血,均可与黄芩、蒲黄配伍加强清热止血之功。

3. **津伤口渴,内热消渴,肠燥便秘** 本品甘寒质润,善能清热养阴,又能生津润燥,用治热灼津伤,舌红口干,常配伍麦冬、沙参等,如益胃汤;治内热消渴,常与葛根、天花粉配伍,如玉泉散;治热病津伤,肠燥便秘者,常配伍麦冬、玄参等,如增液汤。

【用法用量】煎服,10～15g,鲜品用量12～30g,或捣汁服,其清热凉血作用更强。

【使用注意】脾虚便溏者慎用。

【古籍论述】

1.《名医别录》:"主男子五劳七伤,女子伤中,胞漏下血。"

2.《药类法象》:"凉血,补血,补肾水真阴不足。"

3.《本草新编》:"凉头面之火,清肺肝之热,热血妄行,或吐血,或衄血,或下血,宜用之为主。"

玄 参
《神农本草经》

本品为玄参科植物玄参 *Scrophularia ningpoensis* Hemsl. 的干燥根。主产于我国长江流域及陕西、福建等地。冬季茎叶枯萎时采挖,除去根茎、幼芽、须根及泥沙,晒或烘至半干,堆放3～6天,反复数次至干燥。

【异名】重台(《本经》),正马、玄台、鹿肠、鬼藏、端(《吴普本草》),咸(《别录》),逐马(《药性论》),馥草(《开宝本草》),黑参(《御药院方》),野脂麻(《纲目》),元参(《本草通玄》),山当归(《湖南药物志》),水萝卜(江西)。

【药性】甘、苦、咸,微寒。归肺、胃、肾经。

【功效】清热凉血,滋阴降火,解毒散结。

【应用】

1. **温热病热入营血证** 本品咸寒入血,能清热凉血解毒,是治疗热入营血病证的良药。治温热病热入营血,身热口干,神昏舌绛者,常配伍生地黄、连翘等药,如清营汤;治温热之邪内陷心包,神昏谵语,常配伍连翘、麦冬等,如清宫汤;治温热病气血两燔,发斑发疹,常配伍石膏、知母等,如化斑汤。

2. **瘰疬痰核,热毒痈肿** 本品功能泻火解毒,散结消痈,善于治疗热毒火结之证。治头面部、咽喉热毒壅盛,咽喉肿痛,大头瘟疫,常配伍黄芩、连翘、板蓝根等,如普济消毒饮;治痈肿疮毒,常配伍连翘、紫花地丁等;治脱疽,常配伍金银花、当归等,如四妙勇安汤;治痰火郁结之瘰疬痰核,常配伍贝母、牡蛎,如消瘰丸。本品又善治咽疾,可清热、解毒、散结、养阴而利咽,治实火上炎所致咽痛,常配伍栀子、麦冬、桔梗等,如玄参汤;阴虚火旺者,可配麦冬、生地黄等以滋阴降火利咽。

3. **骨蒸劳嗽,阴虚消渴,津伤便秘** 本品甘寒质润,能清热生津、滋阴降火,善于治疗阴伤津亏病证。治肺肾阴虚,骨蒸劳嗽,常配伍百合、生地黄等,如百合固金汤;治阴虚内热消渴证,常配伍麦冬、熟地黄,如玄麦地黄汤;治热病津伤,肠燥便秘,常配伍麦冬、生地黄,如增液汤。

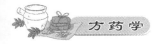

【用法用量】煎服,9～15g。

【使用注意】①本品性寒而滞,脾虚便溏者不宜用。②不宜与藜芦同用。

【古籍论述】

1.《药性论》:"散瘤瘿、瘰疬。"

2.《本草品汇精要》:"清咽喉之肿,泻无根之火。"

3.《本草纲目》:"滋阴降火,解斑毒,利咽喉,通小便血滞。"

牡丹皮
《神农本草经》

本品为毛茛科植物牡丹 *Paeonia suffruticosa* Andr. 的干燥根皮。主产于安徽、山东等地。秋季采挖根部,除去细根和泥沙,剥取根皮,晒干;或刮去粗皮,除去木心,晒干。前者习称"连丹皮",后者习称"刮丹皮"。

【异名】牡丹根皮(《纲目》),丹皮(《本草正》),丹根(贵州)。

【药性】苦、辛,微寒。归心、肝、肾经。

【功效】清热凉血,活血化瘀。

【应用】

1. 温毒发斑,血热吐衄　本品能清营凉血,化瘀消斑,常用于热入血分证的治疗。治温毒发斑,常配伍栀子、黄芩等,如牡丹汤;治血热吐衄,常配伍大黄、大蓟等,如十灰散;治阴虚血热吐衄,常配伍生地黄、栀子等,如滋水清肝饮。

2. 血滞经闭、痛经　本品能活血散瘀,常与桂枝、桃仁、赤芍等配用,以化瘀,通经、止痛,如桂枝茯苓丸。

3. 疮痈肿毒,肠痈腹痛　本品既能清热凉血,又能散瘀消痈,可用于热毒病证的治疗。治疮痈肿毒,常配伍大黄、白芷、甘草等;治肠痈腹痛,常配伍大黄、桃仁等,如大黄牡丹汤。

4. 阴虚内热,无汗骨蒸　本品辛寒,善清透阴分伏热而退无汗骨蒸。治温病伤阴,邪热未尽,夜热早凉,热退无汗,常配伍青蒿、鳖甲等,如青蒿鳖甲汤。

【用法用量】煎服,6～12g。清热凉血宜生用,活血散瘀宜酒炙用。

【使用注意】血虚有寒证及孕妇不宜用。

【古籍论述】

1.《神农本草经》:"主寒热,中风瘛疭、痉、惊痫邪气,除癥坚瘀血留舍肠胃,安五脏,疗痈疮。"

2.《珍珠囊》:"治肠胃积血、衄血、吐血,无汗骨蒸。"

3.《本草经疏》:"牡丹皮,其味苦而微辛,其气寒而无毒,辛以散结聚,苦寒除血热,入血分,凉血热之要药也。"

赤　芍
《神农本草经》

本品为毛茛科植物芍药 *Paeonia lactiflora* Pall. 或川赤芍 *Paeonia veitchii* Lynch 的干燥根。全国大部分地区均产。春、秋二季采挖,除去根茎、须根及泥沙,晒干。

【异名】木芍药(崔豹《古今注》),赤芍药(《博济方》),红芍药(《圣济总录》),草芍药(《滇南本草》)。

【药性】苦，微寒。归肝经。

【功效】清热凉血，散瘀止痛。

【应用】

1. 温热病热入血分，斑疹、吐衄　本品与牡丹皮功效相近似，善能清热凉血，故用治热入血分，斑疹、吐衄之证，二药常相须为用，并配伍生地黄等，如犀角地黄汤。

2. 血瘀经闭、痛经　本品有较好的活血散瘀作用，并善止痛，治瘀血所致的妇女月经失调、痛经、经闭、腹内癥积，常配伍当归、川芎等，如少腹逐瘀汤；治跌打损伤，瘀肿疼痛，常配伍虎杖同用。

3. 痈肿疮疡，目赤肿痛　本品既能凉血散瘀，消肿止痛，又能清泻肝火，治痈疮肿痛，常配伍金银花、天花粉等，如仙方活命饮；治肝热目赤，常配伍荆芥、薄荷、黄芩等。

此外，本品还能清泻肝火，用治肝火上炎，目赤肿痛。

【用法用量】煎服，6～12g。

【使用注意】①血寒经闭者不宜用。②不宜与藜芦同用。

【古籍论述】

1.《神农本草经》："主治邪气腹痛，除血痹，破坚积，疝瘕止痛，利小便，益气。"

2.《药品化义》："赤芍，味苦能泻，带酸入肝，专泻肝火。盖肝藏血，用此清热凉血。"

3.《本草汇言》："泻肝火，消积血。散疮疡。目痛赤肿，血脉缠睛，痈疡肿溃，疮疹痛痒，或妇人癥瘕腹痛，月经阻滞，或痢疾瘀积，红紫不清。"

其他常用清热凉血药

紫草、水牛角的药性、功效、主治、用法用量等见表5-3。

表 5-3　其他常用清热凉血药

药名	药性	功效	主治	用法用量
紫草	甘、咸、寒。归心、肝经	清热凉血，活血，解毒透疹消斑	血热毒盛，斑疹紫黑，麻疹不透，疮疡，湿疹，水火烫伤	煎服，5～10g。外用适量，熬膏或用植物油浸泡涂擦
水牛角	苦，寒。归心、肝经	清热凉血，解毒，定惊	温病高热，神昏谵语，发斑发疹，吐血、衄血，惊风，癫狂	镑片煎服，15～30g，宜先煎3小时以上

四、清热解毒药

凡以清热解毒为主要功效，用以治疗热毒病证的药物，称为清热解毒药。

本类药物多为苦寒之品，具有清解火热毒邪的作用，主要用于热毒所致的疮痈疔疖、丹毒、痄腮、热毒下痢、咽喉肿痛、虫蛇咬伤、癌肿、水火烫伤及温热病等。

金银花

《新修本草》

本品为忍冬科植物忍冬 *Lonicera japonica* Thunb. 的干燥花蕾或带初开的花。我国南

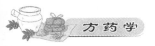

北各地均有分布,尤以山东、河南为多。夏初花开放前采收,干燥。

【异名】忍冬花(《新修本草》),银花(《温病条辨》),鹭鸶花(《植物名实图考》),双花(《中药材手册》),二花(《陕西中药志》),金藤花(《河北药材》),双苞花(《浙江民间草药》),金花(《江苏省植物药材志》),二宝花(《江苏验方草药选编》)。

【药性】甘,寒。归肺、心、胃经。

【功效】清热解毒,疏散风热。

【应用】

1.热毒疮痈　本品清热解毒力佳,为治疗一切热毒疮痈之要药。治疮痈红肿热痛,单用有效,内服外敷均可,亦可配天花粉、白芷等,如仙方活命饮;治疗疮如粟,根深坚硬者,常配伍蒲公英、紫花地丁,如五味消毒饮;治肠痈腹痛,常配伍当归、牡丹皮、黄芩等;治肺痈,常配伍鱼腥草、芦根、桃仁等。

2.温病　本品既善清热解毒,又具轻宣疏散之性,可透邪达表,用于外感风热及温病初起,身热头痛,咽痛口渴,常配伍连翘、牛蒡子,如银翘散;治热入营血,神昏舌绛,斑疹吐衄等,常配伍生地黄、黄连,如清营汤。

3.热毒血痢　本品有清热解毒、凉血止痢之功,治热毒泻痢,大便脓血者,可单用金银花浓煎口服,亦可配伍黄连、白头翁等。

此外,以蒸馏法将本品制为金银花露,有清解暑热之效,可用治暑热烦渴及小儿疮疖、痱子等。

【用法用量】煎服,6～15g。外用适量。

【使用注意】疮疡、痢疾等病证属虚寒者慎用。

【古籍论述】

1.《滇南本草》:"清热,解诸疮、痈疽发背、无名肿毒、丹瘤、瘰疬。"

2.《本草求真》:"此属清热解毒之品耳,是以一切痈疽等病,无不借此内入,取其气寒解热,力主通利。"

3.《本经逢原》:"芳香而甘,入脾通肺,主下痢脓血,为内外痈肿之要药。解毒去脓,泻中有补,痈疽溃后之圣药。"

连　翘
《神农本草经》

本品为木犀科植物连翘 *Forsythia suspensa*（Thunb.）Vahl 的干燥果实。主产于山西、河南、陕西等地。秋季果实初熟尚带绿色时采收,除去杂质,蒸熟,晒干,习称"青翘";果实熟透时采收,晒干,除去杂质,习称"老翘"。

【异名】旱连子(《药性论》),空翘、空壳(《中药志》),落翘(《新华本草纲要》)。

【药性】苦,微寒。归肺、心、小肠经。

【功效】清热解毒,消痈散结,疏散风热。

【应用】

1.痈肿疮毒,瘰疬痰核　本品入心经,既能清热解毒,又善消痈散结,可用于多种疮疡痈肿,被誉为"疮家圣药"。治热毒疮痈,常配伍金银花、紫花地丁等,内服外用均可;治瘰疬痰核,常配伍玄参、栀子等。

2.**外感热病,身热烦渴,斑疹,热淋** 本品清降之中兼能升浮宣散,故表里及气分俱清。治外感风热或温病初起,常与金银花、薄荷等清热透表药配伍,如银翘散;如表未解而里热已盛者,可配伍生石膏、知母以清解里热,如寒解汤;热邪入里,初涉营分而致心烦谵语,或斑疹隐隐,用此除去心中客热,可与生地黄、金银花等配伍,以清营透热,如清营汤。此外,本品有清心利小肠之效,又可用于热淋,小便短赤,灼热涩痛,多与利尿通淋药同用。

3.**热陷心包证** 本品长于清泻心火,善治热陷心包证,症见高热、烦躁、神昏,常配伍莲子心、黄连等。

【用法用量】煎服,6～15g。

【使用注意】脾胃虚寒者慎用。

【古籍论述】

1.《神农本草经》:"主寒热,鼠瘘,瘰疬,痈肿恶疮,瘿瘤,结热,蛊毒。"

2.《珍珠囊》:"连翘之用有三:泻心经客热,一也;去上焦诸热,二也;为疮疡须用,三也。"

3.《医学衷中参西录》:"连翘,具升浮宣散之力,流通气血,治十二经血凝气聚,为疮家要药。能透肌解表,清热逐风,又为治风热要药。"

板蓝根
《新修本草》

本品为十字花科植物菘蓝 *Isatis indigotica* Fort. 的干燥根。主产于河北、江苏、浙江等地。秋季采挖,除去泥沙,晒干。

【异名】靛青根(《本草便读》),蓝靛根(《分类草药性》)。

【药性】苦,寒。归心、胃经。

【功效】清热解毒,凉血,利咽。

【应用】

1.**外感风热,温病初起** 本品苦寒,功能清热解毒,善利咽消肿,用治外感风热及温病初起,发热头痛,咽喉肿痛者,常配伍大青叶、连翘等,如感冒退热颗粒;治热入营血,高热、发斑者,常配伍紫草、生地黄等,如神犀丹。

2.**大头瘟毒,丹毒,痄腮** 本品有清热解毒、凉血消肿之功,治大头瘟疫、头面红肿、咽喉不利,以及痄腮、丹毒,常配伍牛蒡子、玄参等,如普济消毒饮。

【用法用量】煎服,9～15g。

【使用注意】脾胃虚寒者慎用。

【古籍论述】

1.《分类草药性》:"解诸毒恶疮,散毒去火,捣汁或敷或涂。"

2.《本草便读》:"板蓝根即靛青根,其功用性味与靛青叶同,能入肝胃血分,不过清热、解毒、辟疫、杀虫四者而已。"

3.《北方常用中草药手册》:"利咽喉。"

白头翁
《神农本草经》

本品为毛茛科植物白头翁 *Pulsatilla chinensis*(Bge.)Regel 的干燥根。主产于东北、

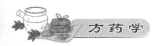

华北、华东等地。春、秋二季采挖，除去泥沙，干燥。

【异名】野丈人、胡王使者（《本经》），白头公（《本草经集注》）。

【药性】苦，寒。归胃、大肠经。

【功效】清热解毒，凉血止痢。

【应用】

1. 热毒血痢　本品苦寒清泄，善清肠胃湿热及血分热毒，为治热毒血痢之良药，症见发热腹痛、下痢脓血、里急后重，常配伍黄连、黄柏等，如白头翁汤。

2. 阴痒带下　本品与秦皮等配伍，煎汤外洗，可治阴痒。

【用法用量】煎服，9～15g。外用适量。

【使用注意】虚寒泻痢者不宜用。

【古籍论述】

1.《药性论》："止腹痛及赤毒痢，治齿痛，主项下瘤疬。"

2.《伤寒蕴要》："热毒下痢紫血鲜血者宜之。"

3.《本草纲目拾遗》："去肠垢，消积滞。"

蒲公英
《新修本草》

本品为菊科植物蒲公英 *Taraxacum mongolicum* Hand. —Mazz.、碱地蒲公英 *Taraxacum borealisinense* Kitam. 或同属数种植物的干燥全草。全国各地均产。春至秋季花初开时采挖，除去杂质，洗净，晒干。

【异名】凫公英（《千金要方》），蒲公英、構耨草（《新修本草》），仆公英（《千金翼方》），仆公罂（《本草图经》），地丁（《本草衍义》），金簪草（《土宿本草》），孛孛丁菜、黄花苗、黄花郎（《救荒本草》），鹁鸪英（《庚辛玉册》），婆婆丁（《滇南本草》），白鼓丁（《野菜谱》），黄花地丁、蒲公丁（《纲目》），奶汁草（《本经逢原》），残飞坠（《生草药性备要》），黄狗头（《植物名实图考》）。黄花草、古古丁（《江苏植物志》）。

【药性】苦、甘，寒。归肝、胃经。

【功效】清热解毒，消肿散结，利尿通淋。

【应用】

1. 痈肿疔毒，乳痈、内痈　本品归肝、胃经，清热解毒力强，又能消痈散结。凡热毒痈肿，不论外痈或内痈均可应用。因其兼能通乳，故历来被视为治乳痈要药。不论内服或外敷，单用或复方，均可应用。治皮肤疮痈疔疖红肿疼痛，常配伍金银花、紫花地丁等，如五味消毒饮；治热毒壅结于肝胃而发为乳痈者，可单用鲜品内服或捣敷，也可与忍冬藤同用；治肺痈咳吐脓痰，常配伍黄芩、桔梗等；治肠痈腹痛，常配伍大黄、大血藤等。

2. 肝、胆、膀胱湿热诸证　本品有利膀胱之功，可使湿热之邪从下而泄。治湿热黄疸，可与茵陈、栀子等配伍；若急性胆囊炎湿热偏盛者，可与龙胆草、柴胡、黄芩等配伍，皆取其清利湿热、利胆退黄之功；治热淋涩痛，可与黄柏、车前子、白茅根等配伍，以增强清湿热，利尿通淋之功。

此外，本品清肝之功，尚可用治肝热目赤，可与菊花、夏枯草等配伍。本品有一定的缓泻作用，可用于肠燥便秘。

【用法用量】煎服，10～15g。外用适量。

【使用注意】用量过大可引起缓泻,腹泻便溏者慎用。

【古籍论述】

1.《新修本草》:"主妇人乳痈肿。"

2.《本草备要》:"专治乳痈、疔毒,亦为通淋妙品。"

3.《本草正义》:"蒲公英,其性清凉,治一切疔疮、痈疡、红肿热毒诸证,可服可敷,颇有应验,而治乳痈乳疖,红肿坚块,尤为捷效。鲜者捣汁温服,干者煎服,一味亦可治之,而煎药方中必不可缺此。"

山豆根

《开宝本草》

本品为豆科植物越南槐 *Sophora tonkinensis* Gagnep. 的干燥根和根茎。主产于广西。秋季采挖,除去杂质,洗净,干燥。

【异名】大山豆根、黄结(《经验方》),若豆根(《中药材手册》),广豆根(《中药志》),南豆根(通称)、小黄连、岩黄莲(贵州)。

【药性】苦,寒。归肺、胃经。

【功效】清热解毒,消肿利咽。

【应用】

1. **咽喉肿痛** 本品大苦大寒,功善清热解毒、利咽消肿,为治热毒蕴结、咽喉肿痛之要药。轻者可单味煎服或含漱,重者可与清热解毒、利咽消肿药同用,如清凉散,其与连翘、桔梗、黄芩等同用。

2. **胃火牙痛** 本品归胃经,清胃热,适用于治胃火炽盛,牙龈肿痛,可单用煎汤漱口,或与黄连、生石膏、升麻等清胃泻火药同用。

【用法用量】煎服,3～6g。

【使用注意】本品有毒,用量不宜过大。脾胃虚寒者慎用。

【古籍论述】

1.《本草图经》:"含以解咽喉肿痛。"

2.《本草汇言》:"山豆根,苦寒清肃,得降下之令,善除肺胃郁热,凡一切暴感热疾,凉而解毒,表里上下,无不宜之。"

3.《本草求真》:"功专泻心保肺及降阴经火逆,解咽喉肿痛第一要药。"

鱼腥草

《名医别录》

本品为三白草科植物蕺菜 *Houttuynia cordata* Thunb. 的新鲜全草或干燥地上部分。主产于长江以南各地。鲜品全年均可采割;干品夏季茎叶茂盛花穗多时采割,除去杂质,晒干。

【异名】岑草(《吴越春秋》),蕺(《别录》),菹菜(《新修本草》),紫背鱼腥草(《履巉岩本草》),紫蕺(《救急易方》),菹子(《纲目》),臭猪巢(《医林纂要·药性》),侧耳根(《遵义府志》),猪鼻孔(《天宝本草》),九节莲(《岭南采药录》),折耳根、肺形草(《贵州民间方药集》),臭腥花(《泉州本草》)。

【药性】辛,微寒。归肺经。

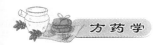

【功效】清热解毒,消痈排脓,利尿通淋。

【应用】

1.肺痈咳吐脓血,肺热咳嗽　本品辛寒,主入肺经,善清肺热,解热毒,排脓消痈,治热毒壅肺,发为肺痈,每用为要药,常配伍桔梗、芦根等;治肺热咳嗽,痰黄黏稠者,常配伍金荞麦、前胡等药,如急支糖浆。

2.痔疮肿痛　本品能清大肠湿热,可单用煎汤熏洗,并可煎汤内服。本品还可用于治疗胆囊炎及急性黄疸型肝炎等。

3.湿热淋证,泻痢　本品既可清利湿热,又有利尿通淋之功,用于治疗热淋小便涩痛,常作为辅助用药,多与车前子、海金沙等配伍。

此外,本品有清热利湿作用,亦治湿热泻痢。

【用法用量】煎服,15～25g,不宜久煎;鲜品用量加倍,水煎或捣汁服。外用适量,捣敷或煎汤熏洗患处。

【使用注意】本品含挥发油,不宜久煎。虚寒及阴性疮疡者忌用。

【古籍论述】

1.《滇南本草》:"治肺痈咳嗽带脓血者,痰有腥臭,亦治大肠热毒,疗痔疮。"

2.《本草纲目》:"散热毒痈肿。"

3.《本草经疏》:"治痰热壅肺,发为肺痈吐脓血之要药。"

射　干
《神农本草经》

本品为鸢尾科植物射干 *Belamcanda chinensis*（L.）DC. 的干燥根茎。主产于湖北、江苏、河南等地。春初刚发芽或秋末茎叶枯萎时采挖,除去须根和泥沙,干燥。

【异名】乌扇、乌蒲(《本经》),黄远(《吴普本草》),乌萐(《广雅》),夜干(《本草经集注》),乌翣、乌吹、草姜(《别录》),鬼扇(《时后方》),凤翼(《本草拾遗》),扁竹根(《永类钤方》),开喉箭、黄知母(《分类草药性》),冷水丹(《南京民间药草》)。

【药性】苦,寒。归肺经。

【功效】清热解毒,消痰,利咽。

【应用】

1.咽喉肿痛　本品苦能泄降,寒能清热,主入肺经,长于清热解毒,祛痰利咽,为治咽喉肿痛之要药,尤宜于痰热壅盛之咽喉肿痛,可单味应用,或与升麻、桔梗、紫菀等解毒祛痰利咽药同用。

2.痰壅咳喘　本品苦寒,能清肺热,降气消痰以平喘止咳,适用于痰热壅肺之咳嗽气喘,常与桑白皮、马兜铃、桔梗等清热化痰、平喘止咳药同用;若治寒饮射肺之咳嗽气喘,喉间有水鸣声者,宜与温肺化痰、止咳平喘药同用,如射干麻黄汤,其与细辛、半夏、麻黄等配伍。

【用法用量】煎服,3～10g。

【使用注意】本品苦寒,脾胃便溏者不宜使用;孕妇慎用。

【古籍论述】

1.《神农本草经》:"主咳逆上气,喉痹咽痛,不得消息,散结气,腹中邪逆,食饮大热。"

2.《滇南本草》:"治咽喉肿痛,咽闭喉风,乳蛾,疟腮红肿,牙根肿烂,疗咽喉热毒,攻散疮痈一切热毒等症。"

3.《本草纲目》:"射干能降火,故古方治喉痹咽痛为要药。"

其他常用清热解毒药

大青叶、贯众、穿心莲、青黛、紫花地丁、重楼、野菊花、大血藤、败酱草、白花蛇舌草、土茯苓、马勃、马齿苋、鸦胆子、半边莲的药性、功效、主治、用法用量等见表5-4。

表5-4 其他常用清热解毒药

药名	药性	功效	主治	用法用量	备注
大青叶	苦,寒。归心、胃经	清热解毒,凉血消斑	温病高热,神昏,发斑发疹,痄腮,喉痹,丹毒,痈肿	煎服,9～15g	
贯众	苦,微寒;有小毒。归肝、胃经	清热解毒,驱虫	虫积腹痛,疮疡	4.5～9g	
穿心莲	苦,寒。归心、肺、大肠、膀胱经	清热解毒,凉血,消肿	感冒发热,咽喉肿痛,顿咳劳嗽,泄泻痢疾,热淋涩痛,痈肿疮疡	6～9g。外用适量	
青黛	咸,寒。归肝经	清热解毒,凉血消斑,泻火,定惊	温毒发斑,血热吐衄,胸痛咳血,口疮,痄腮喉痹,小儿惊痫	1～3g,宜入丸散用。外用适量	
紫花地丁	苦,辛,寒。归心、肝经	清热解毒,凉血消肿	疔疮肿毒,痈疽发背,丹毒,毒蛇咬伤	煎服,15～30g	
重楼	苦,微寒;有小毒。归肝经	清热解毒,消肿止痛,凉肝定惊	疔疮痈肿,咽喉肿痛,毒蛇咬伤,跌仆伤痛,惊风抽搐	煎服3～9g。外用适量,研末调敷	又名七叶一枝花、蚤休
野菊花	苦,辛,微寒。归肝、心经	清热解毒,泻火平肝	疔疮痈肿,目赤肿痛,头痛眩晕	煎服,9～15g。外用适量,煎汤外洗或制膏外涂	
大血藤	苦,平。归大肠、肝经	清热解毒,活血,祛风止痛	肠痈腹痛,热毒疮疡,经闭痛经,跌仆肿痛,风湿痹痛	煎服,9～15g	
败酱草	辛,苦,凉。归胃、大肠、胃经	清热解毒,祛瘀排脓	肠痈腹痛,肺痈吐脓,痈肿疮毒,产后瘀血腹痛	煎服,9～15g,外用鲜品适量,捣烂敷患处	
白花蛇舌草	苦,甘,寒。归心、肝、脾经	清热解毒,利湿通淋	肺热咳喘,扁桃体炎,咽喉炎,阑尾炎,痢疾,黄疸,盆腔炎,附件炎;外用疮疖肿痛,毒蛇咬伤	煎服,3～6g。外用适量	
土茯苓	甘,淡,平。归肝、胃经	解毒除湿,通利关节	梅毒及汞中毒所致的肢体拘挛,筋骨疼痛,淋浊,痈肿,瘰疬,疥癣	煎服,15～60g	为治梅毒要药

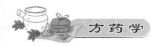

续表

药名	药性	功效	主治	用法用量	备注
马勃	辛,平。归肺经	清肺利咽,止血	风热郁肺咽痛,音哑,咳嗽;外治鼻衄、创伤出血	2～6g。外用适量,敷患处	
马齿苋	酸,寒。归肝、大肠经	清热解毒,凉血止血,止痢	热毒血痢,痈肿疔疮,湿疹,丹毒,蛇虫咬伤,便血,痔血,崩漏下血	9～15g。外用适量捣敷患处。	
鸦胆子	苦,寒;有小毒。归大肠、肝经	清热解毒,截疟,止痢;外用腐蚀赘疣	痢疾,疟疾;外治赘疣、鸡眼	0.5～2g,龙眼肉包裹或装入胶囊吞服。外用适量	
半边莲	辛,平。归心、小肠、肺经	清热解毒,利尿消肿	痈肿疔疮,蛇虫咬伤,臌胀水肿,湿热黄疸,湿疹湿疮	切断,鲜用或生用。煎服10～15g,鲜品30～60g。外用适量	

五、清虚热药

凡以清退虚热为主要功效,用于治疗阴虚内热证的药物,称为清虚热药。

本类药物多为苦寒或甘寒之品,主归肝、肾经,具有清虚热、退骨蒸的作用,主要适用于肝肾阴虚所致的虚热病证,症见骨蒸潮热、手足心热、虚烦不寐、遗精盗汗、舌红少津、脉细数等。亦可用于温热病后期,邪热未尽,阴液耗伤而致夜热早凉、热退无汗、舌质红绛等虚热证。

应用清虚热药常与补阴药,尤其是滋补肝肾之阴的药物配伍,以标本兼顾。

青 蒿
《神农本草经》

本品为菊科植物黄花蒿 *Artemisia annua* L. 的干燥地上部分。全国大部分地区均产。秋季花盛开时采割,除去老茎,阴干。

【异名】蒿(《诗经》),蔽(《毛诗传》),草蒿、方溃(《本经》),狃蒿(《蜀本草》),臭蒿(《日华子》),香蒿(《本草衍义》),三庚草(《履巉岩本草》),蒿子、草青蒿、草蒿子(《全国中草药汇编》),细叶蒿(湖南),香青蒿、苦蒿(江苏),臭青蒿(广西),香丝草(海南),酒饼草(广东)。

【药性】苦、辛,寒。归肝、胆经。

【功效】清虚热,除骨蒸,解暑热,截疟,退黄。

【应用】

1. 温邪伤阴,夜热早凉 本品苦寒清热,气味芳香,辛散清透,长于清透阴分伏热,用于热病后期,邪伏阴分,夜热早凉,低热不退,常配伍鳖甲、牡丹皮等,如青蒿鳖甲汤。

2. 阴虚发热 本品善清阴分之火,退骨中之热。用治阴虚火旺,骨蒸潮热,低热不退,常与银柴胡、地骨皮、鳖甲等配伍,以清热滋阴而除蒸,如清骨散。

3. 暑热外感 本品苦寒辛香透散,善解暑热,治外感暑热,发热头痛者,常配伍连翘、西瓜翠衣等,如清凉涤暑汤。

4. **疟疾寒热** 本品既善截疟,又可解热,为治疗疟疾寒热的要药,可单用鲜品捣汁服。

【用法用量】煎服,6~12g,后下,或以鲜品绞汁服。

【使用注意】脾胃虚寒,肠滑腹泻者不宜用。

【古籍论述】

1.《本草图经》:"青蒿,治骨蒸劳热为最,古方多单用之。"

2.《本草纲目》:"青蒿,治疟疾寒热。"

3.《本草新编》:"专解骨蒸劳热,尤能泄暑热之火。"

地骨皮

《神农本草经》

本品为茄科植物枸杞 *Lycium chinense* Mill. 或宁夏枸杞 *Lycium barbarum* L. 的干燥根皮。分布于我国南北各地。春初或秋后采挖根部,洗净,剥取根皮,晒干。

【异名】杞根、地骨、地辅(《本经》),枸杞根(《本草经集注》),枸杞根皮(《药性论》),山杞子根、甜齿牙根、红耳坠根(《河南中药手册》),山枸杞根、狗奶子根皮(《山东中药》),红榴根皮(《中药材手册》),狗地芽皮(《四川中药志》)。

【药性】甘,寒。归肺、肝、肾经。

【功效】凉血除蒸,清肺降火。

【应用】

1. **阴虚发热,骨蒸盗汗** 本品甘寒,有凉血退蒸除热之效,为治阴虚火旺,骨蒸潮热、盗汗之佳品,常配伍青蒿、知母、鳖甲等,如清骨散。

2. **血热出血** 本品既能清退虚热,又能凉血止血,可用以治疗血热妄行所致的吐血、衄血、咳血、血淋及妇女崩漏等证。本品可单用,或配伍白茅根、侧柏叶等凉血止血药。

3. **肺热壅盛,咳喘气急,皮肤蒸热** 本品能降肺火,与泄肺热平喘咳之桑白皮等配伍,使肺热得清,复其肃降之职,如泻白散。

4. **内热消渴** 本品甘寒生津,入于阴分,能益阴降火,生津止渴,常用于内热消渴的治疗,多配伍天花粉、芦根、麦冬等。

【用法用量】煎服,9~15g。

【使用注意】脾虚便溏者不宜用。

【古籍论述】

1.《本草纲目》:"去下焦肝肾虚热。"

2.《珍珠囊》:"解骨蒸肌热,消渴,风湿痹,坚筋骨,凉血。"

3.《汤液本草》:"泻肾火,降肺中伏火,去胞中火,退热,补正气。"

其他常用清虚热药

银柴胡、胡黄连、白薇的药性、功效、主治、用法用量等见表5-5。

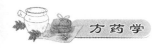

表 5-5　其他常用清虚热药

药名	药性	功效	主治	用法用量
银柴胡	甘,微寒。归肝、胃经	清虚热,除疳热	阴虚发热,骨蒸劳热,小儿疳热	切片,生用。煎服,3～10g
胡黄连	苦,寒。归肝、胃、大肠经	退虚热,除疳热,清湿热	骨蒸潮热,小儿疳热,湿热泻痢,黄疸尿赤,痔疮肿痛	切片,生用。煎服,3～10g
白薇	苦、咸,寒。归胃、肝、肾经	清热凉血,利尿通淋,解毒疗疮	温邪伤营发热,阴虚发热,骨蒸劳热,产后血虚发热,热淋,血淋,痈疽肿毒	切段,生用。煎服,5～10g。外用适量

第二节　清热剂

　　以清热药为主组成,具有清热、泻火、解毒等作用,用于治疗里热证的方剂,称为清热剂。根据里热证的类型及组成药物的类别,清热剂可分为清气分热、清营凉血、清热解毒、清脏腑热及清虚热五类。

白虎汤
《伤寒论》

　　【组成】石膏一斤,碎(90g)　知母六两(18g)　甘草二两,炙(6g)　粳米六合(9g)

　　【用法】水煎至米熟汤成,去渣温服。

　　【功效】清热生津。

　　【主治】气分热盛证。壮热,汗出,烦渴,脉洪大有力。

　　【证治】本证病机为伤寒邪传阳明经,由寒化热,或温邪传入气分。阳明为多气多血之腑,正盛邪实,正邪相争非常剧烈,故出现身大热、口大渴、汗大出、脉洪大之四大症。阳明经上循头面,阳明经邪热炽盛,循经上行,故见头痛、面赤,表证已无,邪热入里,故不恶寒而恶热;阳明外主肌肉,里热熏蒸,故身大热;热逼津液外泄,故大汗出,热灼胃津,故烦渴、口干舌燥;邪盛于经,故脉洪大有力。此外,尚可兼见舌苔黄燥,气粗如喘,甚则扰动心神或动肝风,而现烦躁扰动,谵语昏睡等症。若出现阳明热盛至极,郁伏于内,不能外达四肢而见肢厥的假寒真热现象,治当清热生津。

　　【方解】方中重用辛甘大寒之生石膏清泄里热,除烦止渴,为君药。知母苦寒质润,一助石膏以清泄阳明气分热邪,二以滋阴润燥,救护已伤之津液,为臣药。君臣相须为用,清泄热邪,保护津液。粳米、炙甘草既能益胃生津,防寒凉太过伤中阳,又可调和诸药,为佐使药。四药配合,清热之力甚强。

　　配伍特点:以辛甘寒之品为主,清热生津,体现甘寒清气之法。

　　【运用】

　　1.现代研究及应用　现代药理研究表明,白虎汤具有解热、抗菌、抗炎、提高免疫力、改善脑功能等作用。常用于治疗大叶性肺炎、流行性乙型脑炎、流行性出血热、牙龈炎以及小儿夏季热、糖尿病、风湿性关节炎等疾病属气分热盛者。

2.新药研发提要 本方清肺胃实热,生津止渴,同时养阴生津,补肾纳气,温清并用。研发新药时,疲乏少力、气虚者可加党参、太子参益气生津;渴甚者可加麦冬、天花粉、芦根生津止渴;心烦者可加淡竹叶、炒栀子清心除烦;大便黏腻不爽、身重、兼湿者可加苍术清热祛湿;大便秘结难下者可加火麻仁、郁李仁润肠通便。

3.使用注意 ①石膏宜生用,打碎先煎,用量不可过重或过轻。②本方为大寒之剂,重在清里热,故表证未解的无汗发热、口不渴者,或虚劳发热、真寒假热等均不可误用。③脾胃虚寒者宜慎用。

清营汤
《温病条辨》

【组成】犀角三钱(现以水牛角代,30g) 生地黄五钱(15g) 玄参、麦冬、金银花各三钱(各9g) 连翘、莲心、丹参各二钱(各6g) 黄连一钱五分(5g) 竹叶心一钱(3g)

【用法】水煎服。

【功效】清营解毒,透热养阴。

【主治】热入营分证。身热夜甚,神烦少寐,斑疹隐隐,舌绛而干,脉细数。

【证治】本方证是温邪传营的证候。由于邪初传营,邪从气分而来,故尚可见舌苔黄而燥,身热口渴。口渴为胃津被劫所致,象征着气分热邪犹盛,若气分热势已微,营分热邪偏盛,则口反不渴,故口渴与否,可以作为热在气分或营分偏多偏少的依据。热邪初入营分,热伤营阴,夜属阴,故身热夜甚;营气通于心,邪热入营,灼及心包,心神被扰,故心烦不眠,甚则神明欲乱而时有谵语;热入营血,血热妄行,热邪轻伤血络,溢于肌肤,则发为斑疹隐隐;热邪传里,理当渴甚,今反不渴者,以邪热入营,蒸腾营气上升,上潮于口,故口反不渴也。舌为心的苗窍,心主营,营分有热,故舌绛无苔。治当清营解毒,透热养阴。

【方解】本方为治疗热邪初入营分证的代表方。方中水牛角咸寒,清解营分热毒,为君药。生地黄清热凉血,滋阴养液,麦冬甘凉,养阴生津、玄参养阴降火解毒,三味相配,既助君药清营凉血解毒,又补耗伤之营阴,共为臣药。金银花、连翘清热解毒,轻宣透邪,使初入营分之邪转出气分而解,体现"透热转气"之法;竹叶、黄连清心除烦,共为佐药;丹参凉血散瘀,可防热与血结,且能引药入心,为佐使药。诸药合用,共奏清营解毒、透热养阴之功。

本方配伍特点:一为清热透邪与滋养阴液同用,祛邪不伤正,养阴不留邪。二是清解之中兼以轻宣透邪,使营分热邪转出气分而解,体现"透热转气"的治法。三为清营解毒兼以清心凉血,截断邪气入里之路,体现既病防变的思想。

【运用】

1.现代研究及应用 现代药理研究表明,清营汤具有抗炎、抗感染、镇静安神等作用。常用于治疗流行性乙型脑炎、流行脑脊髓膜炎、败血症等疾病属营分热盛者。

2.新药研发提要 应用清营汤治疗温病的同时应与多种传染病和感染性疾病结合起来,诸如病毒、立克次体、细菌、螺旋体、支原体、衣原体等感染所致的发热。另外,还可以在把握基本病机的情况下,随证加减,灵活运用。

3.使用注意 本方寒凉滋腻,若舌苔白滑湿重者,不宜使用本方。

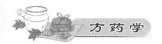

犀角地黄汤
《备急千金要方·卷十二呕血第六》

【组成】犀角屑一两(现用水牛角,30g)　地黄半斤(24g)　芍药三分(9g)　丹皮一两(12g)

【用法】水煎服。犀角磨汁和服为佳。

【功效】清热解毒,凉血散瘀。

【主治】热入血分证。

1. 热甚动血,出现吐血、尿血、便血、斑色紫黑、舌绛起刺等。

2. 蓄血发狂,漱水不欲咽,腹不满,但自言痞满,大便黑而易解者。

【证治】温热病,热入血分。营为血之浅层,营热不解,每多深入血分。热在血分,势必迫血妄行。阳络伤则血外溢,阴络伤则血内溢。热燔血分,上升者出于口鼻,则吐血,衄血,牙龈出血;下泄者出于二便,则见便血,尿血;外溢者现于肌肤,则发斑。心主血藏神,热入血分,扰乱心神,则神昏谵语,烦乱不安。心主血脉,其华在面,开窍于舌,又与小肠相表里,由于热毒炽盛于血分,故还可见舌红苔黄,脉数有力,面赤或口干身热,或尿黄,或便秘等症。若在表之邪热,循经入里,热与血结,故成蓄血证;邪热与血相结,心神被扰,故有发狂;热盛多致口渴喜饮,但邪居阴分,热蒸阴液上潮,故漱水不欲咽;血为热迫,渗于肠间,瘀血积之,故大便色黑而易下。治当清热解毒,凉血散瘀。

【方解】本方专为温热之邪燔于血分而设。热入血分,则迫血妄行。叶天士说:"入血就恐耗血动血,直须凉血散血。"故当以凉血散瘀为主。邪热深入血分,不清其热则血不宁,故用犀角(水牛角),咸寒凉血,但寒而不遏,又能清心火而解毒热,血热得清,其血自宁,则诸经之火自平,而血证自止,故为方中君药;热盛伤阴又加失血,若不滋阴则阴液难以自复,故用生地黄甘苦凉,清热凉血而滋阴液,使已失之阴血得以恢复,协助犀角(水牛角)清解血分热毒,并增强止血作用,为方中辅药;热邪灼伤血络,热迫血溢,瘀于肌肤,故用白芍苦微寒,既能养血敛阴,又助生地黄凉血而和营泄热,牡丹皮泻血中伏火,兼凉血散瘀,二药合用既能活血散瘀使新血得生,又能防骤用寒凉致瘀血停滞之弊,共为佐使。四药合用,共成清热解毒、凉血散瘀的作用。本方于清热之中兼以养阴,使热清血宁而无耗血之虑,于凉血之中兼以散瘀,使血止而无留瘀之弊,对于邪热迫血而妄行的出血证,能收凉血止血、解毒化斑的功效。药味虽少,而配伍周密。

【运用】

1. 现代研究及应用　现代药理研究表明,犀角地黄汤具有解热、抗炎、抗过敏、保肝、增强免疫力等作用。常用于流行性出血热、重症肝炎、肝昏迷、尿毒症、过敏性紫癜、银屑病、急性白血病、败血病、流行性脑脊髓膜炎等证属血分热盛者。

2. 新药研发提要　本方以治疗各种出血症为特点,新药研发时,可加清肝凉血止血药,如青黛、紫草、白茅根、侧柏叶、茜草根等以标本同治。

3. 使用注意　本方寒凉清滋,对于阳虚失血、脾胃虚弱者禁用。

黄连解毒汤
《外台秘要》引崔氏方

【组成】黄连三两(9g)　黄芩、黄柏各二两(各6g)　栀子十四枚(9g)

【用法】水煎服。

【功效】清热解毒。

【主治】三焦火毒证。大热烦躁,口燥咽干,舌红苔黄,脉数有力。

【证治】本方治证为热毒壅盛三焦,充斥表里、上下内外。中医对毒的认识有三个概念:①指病因;②指病证;③指药性。本方言毒,乃指病因病证而言。中医的毒证又有阳毒、阴毒的不同,本方所治,乃为阳毒之证。外感六淫,郁而化热,或内生积热,邪热内壅,热甚成毒。火热毒盛,充斥三焦,内扰神明,故见大热烦扰,甚则狂躁,错语不眠。热灼津伤则口燥咽干。热伤络脉,血溢肌肤,则为发斑。热壅肌肉,则为痈疔毒。舌红苔黄,脉数有力,皆为火毒炽盛之证。诸症皆因火热邪毒为患。治当清热解毒。

【方解】本方为治疗三焦火毒壅盛证的常用方。方中黄连大苦大寒,清热解毒之力强,尤长于泻心、胃、中焦之火,心为君主之官,心火平一身之火自平,为君药;黄芩、黄柏苦寒,清热泻火,其中黄芩长于泻肺、肝、胆及上焦之火,黄柏长于泻肾、膀胱、下焦之火,二味助黄连清热解毒之力,且上、中、下三焦兼顾,为臣药。栀子泻三焦之火,并引热下行从小便而出,为佐药。诸药合用,以苦寒清降,泻火解毒,直折火热炎上之势,顿挫病势,体现“苦寒直折”的治法。

本方配伍特点:本方集“三黄”(黄芩、黄连、黄柏)、栀子大苦大寒之品于一方,清热之力甚强,为苦寒直折法的代表方。

【运用】

1. 现代研究及应用　现代药理研究表明,黄连解毒汤具有抗炎、抗菌、抗氧化、降血糖、降血脂、降血压、抗肿瘤及免疫调节等作用。常用于治疗急性肠炎、急性细菌性痢疾、脓毒血症、肺炎、流行性乙型脑炎、流行性脑脊髓膜炎以及其他感染性炎症等属火毒炽盛者。

2. 新药研发提要　本方为清热解毒的基础方。新药研发时,便秘者,加大黄以泻下焦实热;吐血、衄血、发斑者,酌加玄参、生地黄、牡丹皮以清热凉血;发黄者,加茵陈、大黄以清热祛湿退黄;疗疮肿毒者,加蒲公英、金银花、连翘,增强清热解毒之力。

3. 使用注意　①本方清热解毒之力强,若非实热火毒,则不宜使用,以防苦寒伤阳。②苦味化燥,故热伤津亏或素体阴虚者当慎服。③苦寒败胃,故脾胃虚寒者应慎用。

普济消毒饮
《东垣试效方》

【组成】黄芩酒炒、黄连酒炒各五钱(各15g)　陈皮去白、甘草生用、玄参、桔梗、柴胡各二钱(各6g)　连翘、板蓝根、马勃、牛蒡子、薄荷各一钱(各3g)　僵蚕、升麻各七分(各2g)

【用法】水煎服。

【功效】清热解毒,疏风散邪。

【主治】大头瘟。头面红肿热痛,恶寒发热,舌红苔白兼黄,脉浮数。

【证治】大头瘟证早在《内经》中已有记载。《素问·至真要大论》曰:“岁太阳在泉,寒淫所胜,则凝肃惨栗。民病少腹控睾,引腰脊,上冲心痛,血见,嗌痛颔肿。”对大头瘟一证的病因、病证都作了初步的认识。但是,真正正确地认识本病的病因病理及治疗则是金元以后,特别是清代温病学派,认为本病的发生是由于“四时邪毒之气感于人也”,或由于“风热湿痰所生”,并认识到本病具有传染性。风温时毒外侵,肺胃上焦受邪,头为诸阳之会,热毒蕴结,

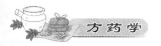

上攻头面,气血经络壅滞,故有头面红肿热痛,触之疼痛,甚至有身以上尽肿。热毒蕴盛,郁于肌表,邪正交争,邪盛正旺则见恶寒发热。咽为肺系,热壅于心肺则咽喉不利。邪热内盛则见口渴舌燥,舌红苔白兼黄,脉浮数等。本证多发生于冬春两季,特点为热毒重、来势猛、具有传染性,以小儿发病为多。治当清热解毒,疏风散邪。

【方解】本方为治疗风热疫毒上犯头面所致大头瘟(原书称大头天行)的代表方剂。方中用酒炙黄芩、黄连清热解毒,酒炙引药力上行,直达病所,清头面热毒,为君药。连翘清热解毒,疏散风热,牛蒡子、薄荷疏散风热,清利咽喉头目;僵蚕疏散风邪,化痰散结。四味合用清风热疫毒,消肿利咽,为臣药。玄参、马勃、板蓝根清热解毒,利咽消肿,桔梗、生甘草清利咽喉,陈皮理气化痰,诸药合用既增强清热解毒之力,又可解毒利咽消肿。升麻、柴胡辛味升散,疏散风热,配芩、连引药力上行直达头面,又能发散郁热助邪外达,防苦寒清降冰伏郁遏热邪,体现了"火郁发之"的治法。诸药配伍,共收清热解毒、疏散风热之功。

本方配伍特点:清疏兼施,升降并用,既疏邪于外,又解毒于内,并使火热之毒从上而解。

【运用】

1.现代研究及应用　现代药理研究表明,普济消毒饮具有抗菌、增强免疫力等作用。常用于治疗颜面丹毒、流行性腮腺炎、急性扁桃体炎、上呼吸道感染等疾病属热毒炽盛者。

2.新药研发提要　本方为治疗大头瘟的常用方剂。临床应用以头面红肿热痛,恶寒发热,舌红苔白兼黄,脉浮数为辨证要点。新药研发时,若大便秘结者,可加酒大黄以泻热通便;腮腺炎并发睾丸炎者,可加川楝子、龙胆草以泻肝经湿热。

3.使用注意　本方药物偏于苦寒,素体阴虚或脾虚便溏者均应慎用。

导赤散
《小儿药证直诀》

【组成】生地黄、木通、甘草梢各等分(各6g)　竹叶五分(1.5g)

【用法】近代多作汤剂,加入淡竹叶适量,水煎服。

【功效】清心利水养阴。

【主治】心经火热证。心胸烦热,口渴,口舌生疮,或小便赤涩刺痛,舌红,脉数。

【证治】本证由心经有热或心热下移小肠所致。心主神明而位于胸中,心经有热,神明被扰,故心胸烦热;手少阴心之脉沿食管上行,经过咽部,若心火上炎,灼伤津液,则口渴面赤,渴喜冷饮;舌乃心之苗,火邪熏蒸于上,故并见口舌生疮;心与小肠相表里,心热则小肠亦热,若心移热于小肠则小溲赤涩,尿时灼热刺痛;舌红脉数,亦皆心经有热之证。治当清心利水养阴。

【方解】本方为治疗心经火热证或热移小肠的常用方。方中生地黄甘寒而润,入心、肾经,既清心经之热,又可滋肾水以制心火,清热不伤阴,滋补不留邪,为方中君药。木通苦寒,入心、小肠经,上清心经之火,下导小肠之热,为臣药。竹叶清心除烦,淡渗利尿,导心火下行,为佐药。生甘草梢清热解毒,尚可直达茎中而止痛,并能调和诸药。四药合用,共收清心利水养阴之效。

本方配伍特点:清热利水与养阴相伍,利水通淋而不伤阴,养阴生津而不恋邪。

【运用】

1.现代研究及应用　现代药理研究表明,导赤散具有抗病毒和抗感染作用。常用于治疗口腔炎、急性泌尿系感染等疾病属心经热盛或热移小肠者。

2. 新药研发提要　本方治疗心经热盛证,新药研发时,加黄芩、茯苓治疗小儿心热烦躁,小便黄涩;加灯心草、麦冬治疗心热,小便赤涩淋沥;加人参、麦冬治疗小儿疮疹,心热烦躁,小便不利;加石菖蒲、黄连、灯心草治疗伤寒热传心包,烦渴,小便不利;加黄连治疗心脾积热,口舌糜烂生疮。

3. 使用注意　①方中木通苦寒,生地黄阴柔寒凉,故脾胃虚弱者慎用。②木通不宜用马兜铃科的关木通,若用关木通则有肾毒性,用量过大或长期服用可引起肾功能损伤而导致肾功能衰竭,甚则死亡,宜慎用或禁用。③原方为散剂,作汤剂则剂量宜酌定。

龙胆泻肝汤
《医方集解》

【组成】黄芩炒、栀子酒炒、泽泻、车前子、生地酒炒各三钱(各9g)　龙胆草酒炒、木通、柴胡、甘草生各二钱(各6g)　当归酒炒一钱(3g)

【用法】水煎服。

【功效】泻肝胆实火,清下焦湿热。

【主治】

1. 肝胆实火上炎证　头痛目赤,耳鸣耳聋,胁痛口苦,舌红苔黄,脉弦数有力。

2. 肝经湿热下注证　淋浊带下,小便短赤,舌红苔黄,脉弦数有力。

【证治】本证由肝经实火湿热所致,诸证皆循经出现,故与肝胆经脉循行密切相关。足厥阴肝之经脉,起于足大趾,沿下肢内前侧上行,入股中,绕阴部,挟胃属肝络胆,分布于胁肋,循喉咙,连目系,上入巅顶。足少阳胆之经脉,起于眼内角,环绕分布于耳前后,入耳中,至缺盆分为两支。其中一支下行入股中,绕阴部边缘;另一支则分布于胁肋。若肝胆经实火炽盛,循经发病,在上则见巅顶疼痛、口苦目赤、耳聋耳肿等症,在中则见胁肋胀满疼痛等症;若湿热之邪循经下注,在下则见小便淋浊,阴痒阴肿,阴部时复热痒臊臭,妇女带下等前阴诸疾。总之,上中下皆有见症,而中上部多为肝经实火为患,下部则多由肝经湿热下注所致。治当泻肝胆实火,清下焦湿热。

【方解】本方为治疗肝经火热证或肝经湿热证的常用方。方中龙胆草大苦大寒,上清肝胆实火,下泻下焦湿热,两擅其功,为君药。黄芩清热燥湿,长于清肝胆之热,栀子清肝泻火,下行导热从小便而出,增强清肝泻火之力,为臣药。木通、泽泻、车前子清热利湿,使湿热从小便而出;生地黄、当归滋阴养血以补肝体,使祛邪而不伤正,为佐药。柴胡入肝、胆经,其性升散,疏肝胆气机以助肝用,又引诸药入肝、胆经;甘草益胃和中,调和诸药,又能防苦寒伤胃。二药共为佐使药。

本方配伍特点:一为本方清中有散,泻中有补,降中寓升,泻肝不伐肝。二是助肝用,补肝体,体用并治。三是苦寒清泻与益胃和中同用,泻火不伐胃,为泻肝之良方。

【运用】

1. 现代研究及应用　现代药理研究表明,龙胆泻肝汤具有抗菌、解热、利胆、抗炎、安神、利尿等作用。常用于治疗急性胆囊炎、急性黄疸型肝炎、急性膀胱炎、急性尿道炎、急性盆腔炎、急性结膜炎、带状疱疹等疾病属肝胆实火上炎或湿热下注者。

2. 新药研发提要　本方治疗肝经实火上炎,湿热下注。新药研发时,若肝胆实火较盛,

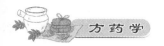

可去木通、车前子,加黄连以助泻火之力;若湿盛热轻者,可去黄芩、生地黄,加滑石、薏苡仁以增强利湿之功。

3.使用注意 ①方中药多苦寒伤胃或渗利伤阴,应中病即止。②脾胃虚寒或阴虚者不宜服用。

泻白散
《小儿药证直诀》

【组成】桑白皮炒、地骨皮各一两(各30g) 甘草炙,一钱(3g)

【用法】入粳米一撮,水煎服。

【功效】清泻肺热,止咳平喘。

【主治】肺热咳喘证。气急喘咳,皮肤蒸热,舌红苔黄,脉细数。

【证治】本证为肺有伏火,肺气壅盛之证。病成之因,不外肺热壅气或气郁化火。肺主气,其气宜清肃下降,则一身之气行得顺。若火邪郁结于肺,则气逆不降,肺气壅实则喘咳,甚则气急;肺合皮毛,肺中伏火郁蒸,故皮肤蒸热。此热在皮肤,轻按即得,重按则无,是与阳明蒸热有别。肺主金,金旺于酉时,故肺中伏火,发热以日晡为甚,与肾阴虚而午后潮热者亦不同。舌红、脉细数,皆肺热伤阴所致。治当清泻肺热,止咳平喘。

【方解】本方为治疗肺热咳喘的常用方。方中桑白皮甘寒质润,清泻肺热,泻肺平喘,为君药。地骨皮甘寒,清降阴中伏火,并退虚热,清热不伤阴,助君药清热之力,为臣药。炙甘草、粳米养胃和中,培土生金,以养肺气,兼调和药性,为佐使药。四药合用,共奏泻肺清热、止咳平喘之功。

本方配伍特点:本方用药甘凉质润,清中有润,泻中有补,清热而不伤肺阴,泻肺而不伤娇脏,尤适用于小儿肺热之证。故李时珍誉其为"泻肺热之准绳"。

【运用】

1.现代研究及应用 现代药理研究表明,泻白散具有抗炎、抗菌、镇痛、降糖、降血压、降血脂以及免疫调节等作用。常用于治疗肺炎早期、小儿麻疹初期等属肺有伏火者。

2.新药研发提要 本方以治疗肺热喘咳为特点。新药研发时,湿热甚者可配以苦参、黄柏、栀子、龙胆草、刺蒺藜等燥湿泄热,血热者可配伍赤芍、牡丹皮、生地黄、玄参等凉血解毒,风甚者可加蝉蜕、荆芥、防风、桑叶、菊花等疏风止痒。

3.使用注意 ①原方为散剂,作汤剂则剂量宜酌定。②本方原为小儿而设,故药性平和,但风寒咳喘或虚证咳喘者不宜使用。

清胃散
《脾胃论》

【组成】真生地黄、当归身各三分(6g) 牡丹皮半钱(6g) 黄连拣净六分,夏月倍之,大抵黄连临时增减无定(9g) 升麻一钱(6g)

【用法】近代多作汤剂,水煎服。

【功效】清胃凉血。

【主治】胃有积热,火气上攻。症见牙痛,牵引头脑,面颊发热,或牙宣出血,或牙龈红肿溃烂,或唇舌腮颊肿痛,口气热臭,口干舌燥,舌红苔黄,脉滑大而数。

【证治】证多由于过食煎炒炙煿,积生胃热;或因过食冷物,抑遏阳气而化火;或因过服补胃热药,致火气上攻。阳明胃之经脉循面颊,分布于耳前、前额等处,并绕口唇,入上齿龈,故胃火上攻则腮颊唇口肿痛,上齿疼痛;大肠络下齿,亦属阳明,故胃热多兼大肠热,而上下齿皆痛,或兼见大便干燥;齿痛遇冷则减,得热则剧,故其齿喜冷恶热;热伤津液,则口干舌燥;火邪上炎,灼伤血络,则牙宣出血;热蒸肉腐,则牙龈红肿溃烂,口气热臭;舌红苔黄,脉滑大而数,皆为胃热之证。治当清胃凉血。

【方解】本证为胃有积热,故用味苦性寒之黄连,直清胃腑之火,为方中主药;升麻为辅,清热解毒,升而能敦,"能治口齿风䘌肿痛,牙根浮烂恶臭"(《药性论》)。与黄连相伍,则降浊升清,可宣达郁遏之伏火。黄连得升麻,则泻火而无凉遏之弊;升麻得黄连,则散火而无升焰之虞。二药清上彻下,使上炎之火得散,内郁之热得降,则毒热尽解而牙痛可止。胃为多气多血之腑,胃热每致血分亦热,而阴血亦必受损,故以生地黄、牡丹皮凉血止血,清热养阴,除"血中伏火"(《本草纲目》);当归养血和血,以助消肿止痛,皆为方中佐药。升麻兼以引经为使,故不必另遣使药。诸药合用,具有清胃火、凉血热之效。

【运用】

1.现代研究及应用　现代药理研究表明,清胃散具有抗炎、镇痛、提高免疫力等作用。常用于口腔炎、牙周炎、三叉神经痛、小儿口疮、小儿过敏性唇炎、糜烂性胃炎、胆汁反流性胃炎、痤疮等证属胃中积热者。

2.新药研制提要　本方属清泻胃火之剂。研发新药时,可据胃热所致证候之侧重加味,以求标本同治。如胃火之牙䘌,加侧柏叶、茜草凉血止血,牛膝导血热下行;胃热夹湿之口臭,加佩兰、藿香芳化湿浊。此外,热盛者,可加大黄釜底抽薪,引热下行。

3.使用注意　风寒牙痛或肾虚火炎牙痛、牙宣者,不宜使用本方。

芍药汤
《素问病机气宜保命集》

【组成】白芍一两(30g)　当归、黄芩、黄连各半两(各15g)　大黄三钱(9g)　肉桂二钱半(7.5g)　木香、槟榔、甘草炒各二钱(各6g)

【用法】水煎服。

【功效】调和气血,清热燥湿。

【主治】湿热痢疾。痢下赤白,腹痛里急,苔腻微黄,脉弦数。

【证治】湿热痢多由饮食不洁,或食积不化,感受疫毒之邪所致。湿热疫毒下注大肠,壅滞气机,肠中积滞不通,故腹痛窘迫,肛门重坠,时时欲泻而便出不爽;湿热疫毒熏灼,伤及肠络,气血与湿热疫毒相搏,酝酿化脓,救下痢赤白,脓血相兼;热毒下迫大肠,故下痢灼肛,小便短赤。治当调和气血,清热燥湿。

【方解】本方是治疗湿热痢疾的代表方。方中重用白芍养血和营,缓急止痛,以治其标,为君药。黄芩、黄连苦寒,清热燥湿,厚肠止痢,以消除致痢之因,为臣药。大黄苦寒,泻热通便,荡涤积滞,祛除肠道湿热瘀结之毒,体现"通因通用"之法;当归养血活血,有"行血则便脓自愈"之义;木香、槟榔行气止痛,有"调气则后重自除"义;肉桂辛热,温阳活血,一防苦寒太过冰伏湿热;一助归芍活血之力,为反佐药。甘草配白芍缓急止腹痛,调和诸药。全方配伍,使湿热积滞得除,气血和调,下痢自愈。

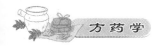

本方配伍特点：一是活血与行气相伍，气血并调；二是大黄祛邪从大便而出，体现"通因通用"治法；三是辛热与苦寒相伍，寒热并用；四是清热燥湿与行气活血同用，标本同治。

【运用】

1. 现代研究及应用　现代药理研究表明，芍药汤具有抗炎、调节免疫、调节肠道菌群等作用。常用于治疗细菌性痢疾、阿米巴痢疾、过敏性结肠炎等疾病属湿热内蕴者。

2. 新药研制提要　本方治疗湿热痢疾。研发新药时，如大便脓血较多，可加白头翁、马齿苋凉血止血；大便黏液白冻多可加苍术、薏苡仁清燥祛湿；大便夹杂食物残渣可加神曲、山楂健脾消食；大便稀溏可配山药、白术健脾渗湿；久泻气虚下陷可配黄芪、升麻益气升提；大便干结可加火麻仁、麦冬润燥滑肠；大便滑脱不禁可配赤石脂、乌梅固涩止泻；滞下不爽可加制大黄、槟榔行气通滞；腹痛肠鸣者可配木香、木瓜行气止痛；年老腰膝酸软者可加菟丝子、益智仁补益肝肾。

3. 使用注意　痢疾初期兼表证者禁用。

其他常用清热剂

竹叶石膏汤、凉膈散、仙方活命饮、苇茎汤、清瘟败毒饮、玉女煎、清暑益气汤、左金丸、泻黄散、清骨散、秦艽鳖甲汤、当归六黄汤的组成、用法、功效、主治等见表5-6。

表5-6　其他常用清热剂

方名	出处	组成	用法	功效	主治
竹叶石膏汤	《伤寒论》	竹叶9g，石膏30g，半夏（制）、人参5g，麦冬18g，甘草（炙）3g，粳米8g	上七味，煮取，去滓，纳粳米，煮米熟，汤成去米，温服一升，日三服	清热生津，益气和胃	1. 热病之后，余热未清，气津两伤证。症见呕逆烦渴、口干唇燥、喉干呛咳、心胸烦闷或虚烦不得眠、舌红少苔，脉虚而数。2. 暑热证，气津受伤者。症见身热多汗、虚羸少气、烦渴喜饮、舌红干、脉虚数
凉膈散	《太平惠民和剂局方》	连翘二斤半（1250g），大黄、芒硝、甘草（炙）各二十两（各600g），山栀子仁、薄荷去梗、黄芩、竹叶各十两（各300g）	上药为粗末，每服6g，水一盏，入竹叶7片，蜜少许，煎至七分，去滓，食后温服。小儿可服半钱，更随年龄加减服之	泻热通便，清上泄下	上中二焦火热证。胸膈烦热，面赤唇焦，烦躁口渴，溲赤便秘，舌红苔黄，脉数
仙方活命饮	《校注妇人良方》	白芷、贝母、防风、赤芍、当归尾、甘草、皂角刺、穿山甲、天花粉、乳香、没药各3g，金银花、陈皮各9g	用酒一大碗，煎五七沸服。现代用法：水煎服，或水酒各半煎服	清热解毒，消肿溃坚，活血止痛	阳证疮疡肿毒初起。局部红肿焮痛，甚者伴有身热凛寒，脉数有力
苇茎汤	《备急千金要方》	苇茎30g，薏苡仁30g，冬瓜仁24g，桃仁9g	水煎服	清肺化痰，逐瘀排脓	肺痈。胸痛，咳嗽，吐腥臭痰或吐脓血，舌红苔黄腻，脉数

方名	出处	组成	用法	功效	主治
清瘟败毒饮	《疫疹一得》卷下	生石膏（大剂）180～240g，（中剂）60～120g，(小剂)24～36g，小生地（大剂）18～30g，（中剂）9～15g，(小剂)6～13.5g，乌犀角（大剂）18～24g，（中剂）9～12g，(小剂)6～12g，真川连（大剂）12～18g，（中剂）6～12g，(小剂)3～4.5g，生栀子、黄芩、知母、赤芍、玄参、连翘、牡丹皮各9g，桔梗4.5g，鲜竹叶6g，甘草4.5g	石膏先煎10余分钟后，再入余药同煎，犀角磨汁和服，或研末，或先煎对入，分二次服。疫证初起，恶寒发热，头痛如裂，烦躁谵妄，身热肢冷，舌刺唇焦，上呕下泄，六脉沉细而数者用大剂，沉而数者用中剂，浮大而数者用小剂	清热泻火，凉血解毒	治湿热疫毒及一切火热之证。气血两燔，高热狂躁，心烦不眠，或神昏谵语，头痛如劈，大渴引饮，咽痛干呕，发斑吐血，舌绛唇焦，脉沉细而数，或沉数，或浮大而数。现用于流行性乙型脑炎、流行性脑脊髓膜炎、败血症等表现为气血两燔症状者
玉女煎	《景岳全书》	生石膏15～30g，熟地黄15～30g，麦冬6g，知母、牛膝各4.5g	水煎，温服或冷服	清胃热滋肾阴	胃热阴虚。症见头痛牙痛，齿松牙衄，烦热口渴，舌干红，苔黄而干，脉浮洪滑大，按之有虚象
清暑益气汤	《温热经纬》	西洋参5g，石斛15g，麦冬9g，黄连3g，淡竹叶6g，荷梗15g，知母6g，甘草3g，粳米15g，西瓜翠衣30g	水煎服	清暑益气，养阴生津	治暑热耗气伤津。身热汗多，心烦口渴，小便短赤，体倦少气，精神不振，脉虚数者
左金丸	《丹溪心法》	黄连（180g），吴茱萸（30g）	为末，水泛为丸，每服2～3g，温开水送服。亦可作汤剂，用量参考原方比例酌定	清泻肝火，降逆止呕	肝火犯胃证。胁肋疼痛，嘈杂吞酸，呕吐口苦，舌红苔黄，脉弦数（本方常用于胃炎、食管炎、胃溃疡等属肝火犯胃者）
泻黄散	《小儿药证直诀》	藿香叶21g，栀子3g，石膏15g，甘草90g，防风120g	剉，同蜜酒微炒香，为细末，每服一钱至二钱，水一盏，煎至五分，温服清汁，无时	泻脾胃伏火	脾胃伏火所致之口疮，口臭，烦渴易饥，口燥唇干，舌红脉数，以及小儿脾热弄舌等
清骨散	《证治准绳》	银柴胡一钱五分(4.5g)，胡黄连、秦艽、鳖甲醋炙、地骨皮、青蒿、知母各一钱(3g)，甘草五分(1.5g)	水二盅，煎八分，食远服	清虚热，退骨蒸	虚劳阴虚火旺，骨蒸劳热，身体羸瘦，脉细数。专退骨蒸劳热
秦艽鳖甲散	《卫生宝鉴》	地骨皮30g，柴胡30g，鳖甲30g，秦艽15g，知母15g，当归15g	上药研为粗末。每次15g，用水200ml，加青蒿5叶，乌梅1个，煎至140ml，去滓，临卧、空腹各一服	滋阴养血，清热除蒸	风劳病。骨蒸盗汗，肌肉消瘦，唇红颊赤，午后潮热，咳嗽困倦，脉象微数

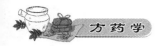

续表

方名	出处	组成	用法	功效	主治
当归六黄汤	《兰室秘藏》	当归 6g，生地黄 6g，熟地黄 6g，黄芩 6g，黄柏 6g，黄连 6g，黄芪 12g	水煎服。食前服，小儿减半服之	滋阴泻火，固表止汗	阴虚火旺盗汗。发热，盗汗，面赤心烦，口干唇燥，大便干结，小便黄赤舌红苔黄，脉数（本方可用于甲状腺功能亢进、结核病、糖尿病、更年期综合征等属阴虚火旺者）

第六章　泻下方药

凡以泻下通便为主要功效，能够治疗便秘或排便不畅以及其他里实积滞证的方药，称为泻下方药。

本类方药主要作用为泻下通便，以排除胃肠积滞、燥屎及有害物质（毒、瘀、虫等）；或清热泻火，以"釜底抽薪"导火热毒邪下行而清解；或逐水退肿，使水湿痰饮从大小便排出，达到祛除停饮、消退水肿的目的。其主要适用于大便秘结、胃肠积滞、实热内结、水肿停饮等里实证。形成里实证的病因不一，有因热而结者，有因寒而结者，有因燥而结者，有因水而结者，有因虚而结者，故治法选方用药亦随之而异。在应用泻下方药时，应根据里实证的类型正确选择并适当配伍。如因热结者，宜用寒下方药；寒结者，宜用温下方药；燥结者，宜用润下方药；水结者，宜用逐水方药。

泻下药主治的里实积滞证，因气机阻滞而出现腹胀腹痛者，常与行气药同用，可增强泻下通便作用。若里实兼有表邪者，当先解表后攻里，或与解表药同用以表里双解，以防表邪内陷；里实而正虚者，应与补虚药配伍，以攻补兼施，使攻邪而不伤正气。若兼瘀血、虫积者可适当配伍活血、驱虫药。

使用泻下方药易损伤正气，故年老体弱、久病正虚、孕妇胎前产后及经期均应忌用。应用作用较强的泻下方药时，当得效即止，慎勿过剂，以免损伤脾胃。

第一节　泻下药

凡能引起腹泻，或润滑大肠，以泻下通便为主要功效，常用以治疗里实积滞证的药物，称为泻下药。

泻下药主归大肠经，性质沉降，能通利大便，排除积滞、水饮及其他有害物质，还可使实热下泄，适用于大便秘结、肠道积滞、实热内结及水肿停饮等里实证。根据泻下药的泻下作用强弱的不同，分为攻下药、润下药和峻下逐水药三类。攻下药多苦寒，泻下攻积兼能清热；润下药多甘平，无毒，泻下作用缓和兼能滋养；峻下逐水药泻下作用峻猛，通利大小便。

对峻猛而有毒的泻下药，应严格注意其炮制、配伍禁忌、用法及用量的特殊要求，确保用药安全。

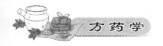

大　黄

《神农本草经》

大黄为蓼科植物掌叶大黄 *Rheum palmatum* L.、唐古特大黄 *Rheum tanguticum* Maxim. ex Balf. 或药用大黄 *Rheum officinale* Baill. 的根及根茎。掌叶大黄和唐古特大黄称为北大黄，主产于青海、甘肃等地；药用大黄称南大黄或川大黄，主产于四川。秋末茎叶枯萎或次春发芽前采挖。生用、酒炒、酒蒸或炒炭用，称生大黄、酒大黄、熟大黄或大黄炭。

【异名】将军（李当之《药录》）；黄良、火参、肤如（《吴普本草》）；锦纹大黄（《千金方》）；川军（《中药材手册》）；峻（藏名）。

【药性】苦，寒。归脾、胃、大肠、肝、心包经。

【功效】泻下攻积，清热泻火，凉血止血，活血祛瘀，清泄湿热。

【应用】

1. 大便秘结，胃肠积滞　大黄味苦通降，泻下力强，为治疗积滞便秘之要药。治阳明腑实证，腑气不通，高热不退，大便秘结，神昏谵语，常配伍芒硝、厚朴、枳实，如大承气汤；治里实热结兼气血虚者，常配伍人参、当归等，如黄龙汤；治热结津伤便秘，常配伍生地黄、麦冬等，如增液承气汤；治脾阳不足，冷积便秘，常配伍附子、干姜等，如温脾汤；治湿热痢疾初起，腹痛里急后重者，与黄连、木香配伍，可清热燥湿、行气导滞，如芍药汤；治食积泻痢，大便不爽，常配伍青皮、槟榔等，可行气消滞攻下，如木香槟榔丸。

2. 血热妄行之吐血、咯血、衄血及目赤咽肿、咽喉肿痛、牙龈肿痛等　本品苦寒清降，能使上炎之火下泻，又善凉血止血，善治火热上炎之证和血热出血证。治血热妄行之吐血、衄血、咯血，常配伍黄连，如大黄黄连泻心汤；治火热上炎之目赤咽痛、口舌生疮，常配伍黄芩、栀子等，如凉膈散。

3. 热毒疮疡，水火烫伤　本品既善清热解毒，又能导热毒下泄，常用于热毒病证的治疗。治疮痈红肿热痛，可外用；亦可与黄芩、栀子等煎汤内服，如大黄汤；治肠痈腹痛，常配伍牡丹皮、桃仁等，如大黄牡丹汤。此外，本品为治疗水火烫伤的要药，可单用研细末，或配地榆粉，以麻油调敷患处。

4. 瘀血证　本品的活血祛瘀功效，可用于内、外、妇、伤各科的多种瘀血证。治瘀热互结膀胱之下焦蓄血，少腹急结，小便自利，至夜发热，或其人如狂，与桃仁、芒硝配伍，如桃核承气汤；治产后瘀阻腹痛，恶露不尽，常配伍桃仁、䗪虫，如下瘀血汤；治跌打损伤，瘀肿疼痛，常配伍桃仁、红花、牛膝等，如复元活血汤。

5. 下焦湿热证　本品清泄湿热，又可泻下通便以导湿热外出，可用于下焦湿热之证。治湿热泻痢，腹痛里急后重者，常配伍黄连、黄芩等，如芍药汤；治湿热黄疸，常配伍茵陈、栀子，如茵陈蒿汤；治湿热淋证，常配伍车前子、滑石等，如八正散。

【用法用量】煎服，3～15g。外用适量。生大黄泻下力较强，通便宜生用后下，亦可单用开水泡服；制大黄（经炒制的大黄）泻下力缓，泻火解毒，用于火毒疮疡、正虚邪实证；酒炙大黄（也称酒大黄）泻下力较弱，长于活血祛瘀，宜于瘀血证及不宜峻下者；大黄炭偏于止血，宜用于出血证。

【使用注意】本品苦寒，易伤胃气，脾胃虚弱者不宜用；其性沉降，善活血祛瘀，故孕妇忌用，妇女月经期及哺乳期慎用。

【古籍论述】

1.《神农本草经》:"下瘀血,血闭,寒热,破癥瘕积聚,留饮宿食,荡涤肠胃,推陈致新,通利水谷,调中化食,安和五脏。"

2.《名医别录》:"平胃,下气,除痰实,肠间结热,心腹胀满,女子寒血闭胀,小腹痛,诸老血留结。"

3.《药性论》:"主寒热,消食,炼五脏,通女子经候,利水肿,破痰实,冷热积聚,宿食,利大小肠,贴热毒肿,主小儿寒热时疾,烦热,蚀脓,破留血。"

4.《日华子本草》:"通宣一切气,调血脉,利关节,泄积滞、水气,四肢冷热不调,温瘴热痰,利大小便,并敷一切疮疖痈毒。"

5.《本草纲目》:"主治下痢亦白,里急腹痛,小便淋沥,实热燥结,潮热谵语,黄疸,诸火疮。"

芒　硝
《名医别录》

本品为一种分布很广泛的硫酸盐矿物芒硝经加工精制而成的晶体。主含含水硫酸钠($Na_2SO_4 \cdot 10H_2O$)。世界上芒硝湖的分布,以中国和俄罗斯较多。我国主产于河北、河南、吉林、山东、江苏、安徽等地的碱土地区。将天然矿物溶于热水中,滤液冷却后析出的晶体,称为皮硝。皮硝再与萝卜片共煮,取上层液,放冷后析出的晶体,称为芒硝。芒硝经过风化失去结晶水而成的白色粉末,称为玄明粉(元明粉)。

【异名】硝石朴(《名医别录》)、盐硝(《本草纲目》)、马牙硝(《嘉祐本草》)。

【药性】咸、苦,寒。归胃、大肠经。

【功效】泻下通便,润燥软坚,清火消肿。

【应用】

1. 实热积滞,燥屎内结　本品苦寒泻热通便,味咸润燥软坚,适宜于实热积滞,大便燥结、腹满胀痛等证。常配伍大黄相须为用,以增强泻下通便的作用,如大承气汤、调胃承气汤。近代临床也常用于胆石症腹痛便秘。

2. 咽痛,口疮,目赤及疮疡肿痛　本品外用有清热消肿的作用,可用于治疗多种热性病证。用治咽喉肿痛,口舌生疮,常配伍硼砂、冰片、朱砂等药研末吹于患处,如冰硼散,或以芒硝置于西瓜中制成西瓜霜外用;治目赤肿痛,可单用玄明粉化水滴眼;治乳痈初起,可以用本品纱布包裹外敷,亦可作回乳之用;治肠痈初起,可单用或与大黄、大蒜同用,捣烂外敷;治疗痔疮肿痛可单用本品煎汤外洗。

【用法用量】内服,6~12g,冲入药汁内或开水溶化后服用,须多饮水。外用适量。

【使用注意】孕妇及哺乳期妇女忌用,不宜与硫黄、三棱同用。

【古籍论述】

1.《神农本草经》:"除寒热邪气,逐六腑积聚、结固、留癖,能化七十二种石。"

2.《珍珠囊》:"其用有三:去实热,一也;涤肠中宿垢,二也;破坚积热块,三也。"

3.《药品化义》:"味咸软坚,故能通燥结;性寒降下,故能去火燥。主治时行热狂,六腑邪热,或上焦膈热,或下部便坚。"

4. 成无己:"《内经》云,咸味下泄为阴。又云,咸以软之,热淫于内,治以咸寒。"

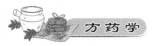

火麻仁

《神农本草经》

本品为桑科植物大麻 *Cannabis sativa* L. 的干燥成熟果实。我国大部分地区均有栽培，喜温暖湿润气候，对土壤要求不严，以土层深厚、疏松肥沃、排水良好的沙壤或黏质土壤为宜。秋季果实成熟时采收，除去杂质，晒干。

【异名】麻子（《本经》），麻子仁（《伤寒论》），麻仁（《时后方》），大麻子（《本草经集注》），大麻仁（《药性论》），冬麻子（《食医心镜》），火麻子（《本草新编》），线麻子（《东北、云南》），黄麻仁（俗名）。

【药性】甘，平。归脾、胃、大肠经。

【功效】润肠通便。

【应用】

肠燥便秘 本品甘平，多脂质润，功能润肠通便，且略兼滋养之力，适用于老人、产妇及体弱津血不足的肠燥便秘，常配伍当归、杏仁等，如益血润肠丸。若兼燥热而便秘较甚者，常配伍大黄、厚朴等，如麻子仁丸。

【用法用量】煎服，10~15g，打碎入煎。

【使用注意】不宜过量服用，容易损伤血管。

【古籍论述】

1.《神农本草经》："补中益气，久服肥健。"

2.《名医别录》："主中风汗出，逐水，利小便，破积血，复血脉，乳妇产后余疾。"

3.《药性论》："治大肠风热结涩及热淋。"

4.《新修本草》："主五劳。"

5.《食疗本草》："取汁煮粥，去五脏风、润肺。治关节不通、发落，通血脉。"

6.《本草拾遗》："下气，利小便，去风痹皮顽，炒令香捣碎，小便浸取汁服；妇人倒产吞二七枚。"

7.《日华子本草》："补虚劳，长肌肉，下乳，止消渴，催生。治横逆产。"

8.《本草纲目》："利女人经脉，调大肠下痢；涂诸疮癞，杀虫；取汁煮粥食，止呕逆。"

9.《分类草药性》："治跌打损伤，去瘀血，生新血。"

其他常用泻下药

番泻叶、芦荟、郁李仁、牵牛子、甘遂、京大戟、芫花的药性、功效、主治及用法用量等见表6-1。

表 6-1　其他常用泻下药

药名	药性	功效	主治	用法用量	备注
番泻叶	甘，苦，寒。归大肠经	泻下导滞	便秘	温开水泡服，5~3g。煎服，2~6g，宜后下	哺乳期、月经期妇女及孕妇忌用

续表

药名	药性	功效	主治	用法用量	备注
芦荟	苦,寒。归肝、胃、大肠经	泻下通便,清肝泻火,杀虫疗疳	热结便秘,肝火头痛、惊痫抽搐,小儿疳积、癣疮	入丸散剂,2～5g。外用适量	孕妇忌用
郁李仁	辛、苦、甘,平。归脾、大肠、小肠经	润肠通便,利水消肿	肠燥便秘,水肿腹满,脚气浮肿	煎服,6～10g	
牵牛子	苦,寒;有毒。归肺、肾、大肠经	泻下,逐水,去积,杀虫	水肿、鼓胀,痰饮咳喘,积滞便秘,虫积腹痛	煎服,3～6g;入丸散,1.5～3g	孕妇忌用,不宜与巴豆同用
甘遂	苦,寒;有毒。归肺、肾、大肠经	泻水逐饮,消肿散结	水肿、鼓胀、胸胁停饮,风痰癫痫,痈肿疮毒	入丸散,0.5～1.5g	孕妇忌用,反甘草
京大戟	苦、辛,寒;有毒。归肺、肾、大肠经	泻水逐饮,消肿散结	水肿、鼓胀、胸胁停饮,痈肿疮毒、瘰疬痰核	煎服,1.5～3g	孕妇忌用,反甘草
芫花	辛、苦,温;有毒。归肺、脾、肾经	泻水逐饮,祛痰止咳,杀虫疗疮	胸胁停饮、水肿、鼓胀,咳嗽痰喘,痈肿、秃疮、顽癣	煎服,1.5～3g;入丸散,每次0.6g	孕妇忌用,反甘草

第二节　泻下剂

　　凡是以泻下药为主要成分,具有通导大便、排除肠胃积滞、荡涤实热或攻逐寒积等作用,可以治疗里实证的一类方剂,统称为泻下剂。属于"八法"中的"下法"。泻下剂主要用于治肠道积滞证。根据肠道积滞的类型,泻下剂可分为寒下剂、温下剂、润下剂、逐水剂和攻补兼施剂。

大承气汤
《伤寒论》

【组成】大黄酒洗,四两(12g)　芒硝三合(6g)　炙厚朴去皮,八两(24g)　炙枳实五枚(12g)

【用法】先煎枳实、厚朴,后下大黄,去渣取汁,芒硝溶服,日2次。

【功效】峻下热结。

【主治】

　　1. 阳明腑实证:大便不通,脘腹痞满,腹痛拒按,按之则硬,日晡潮热,神昏谵语,手足汗出,舌苔黄燥起刺或焦黑燥裂,脉沉实。

　　2. 热结旁流证,症见下利清谷,色纯青,其气臭秽,脐腹疼痛,按之坚硬有块,口舌干燥,脉滑实。

　　3. 里热实证之热厥、痉病、发狂等。

【证治】本方证为伤寒邪传阳明之腑,入里化热,并与肠中燥屎结滞,腑气不通所致。里热结实,腑气不通,故大便不通,频转矢气,脘腹痞满,腹痛拒按、按之硬,舌苔黄燥起刺或焦黑燥裂,脉实。前人将其归纳为"痞、满、燥、实"四字:"痞"即自觉胸脘有闷塞压重感;"满"是

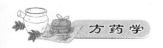

指脘腹胀满,按之有抵抗;"燥"是指肠中燥屎,干结不下;"实"是指腹痛拒按,大便不通或下利清水而腹痛不减,以及谵语、潮热、脉实有力等。实热燥屎结于肠胃,热盛而津液耗伤。治当峻下热结,以救阴液,亦即"釜底抽薪""急下存阴"之法。

"热结旁流"之证,乃腑热炽盛,燥屎内结不出,迫肠中之津从旁而下所致。故"旁流"是现象,"热结"是本质。治以寒下通之,即所谓"通因通用"之法。

邪热积滞,闭阻于内,阳盛格阴于外,而成厥逆;或伤津劫液,筋脉失养则痉;或热扰神明,心神浮越则狂。其中厥只是表象,里实热是其本质。故其厥逆的同时,必有里热实证,故当治以寒下,即所谓"寒因寒用"之法。痉病、发狂亦病同此因,机同此理,俱当以寒下之法治之。

【方解】本方为治疗阳明腑实证的基础方。本证是由伤寒之邪内传阳明之腑,入里化热,或温邪入胃肠,热盛灼津所致。治疗方法以峻下热结为主。实热内结,胃肠气滞,腑气不通,故大便不通,频转矢气,脘腹痞满,腹痛拒按;里热炽盛,上扰神明,故谵语;舌苔黄燥起刺,脉沉实是热盛伤津之征。"热结旁流"证,乃燥屎坚结于里,胃肠欲排除而不能,逼迫津液从燥屎之旁流下所致。热厥、痉病、发狂等,皆因实热内结,或气机阻滞,阳气被遏,不能外达于四肢,热盛伤筋、筋脉失养而挛急,或胃肠燥热上扰心神所致。

方中大黄苦寒通降,泻热通便,荡涤肠胃实热积滞,为君药;配伍咸寒软坚的芒硝,助大黄泻热通便为臣药;芒硝、大黄相须为用,泻下热结之功更加峻猛;佐以厚朴、枳实行气,既能消除痞满,又使胃肠通降下行以助泻下通便。四药合用,可承顺胃气下行,共奏峻下热结之功,故名"大承气"。本方为"寒下法"的代表方,对里热实结之重证最宜。

【运用】

1. 现代研究及运用　现代药理研究表明,该方具有治疗急性单纯性肠梗阻、急性胰腺炎、急性胆囊炎、蛔虫性肠梗阻、粘连性肠梗阻、急性阑尾炎的作用,常用于治疗某些热性病过程中出现高热、神昏谵语、惊厥、发狂等疾病属实热内结者。

2. 新药研发提要　大承气汤多用于治疗急性单纯性肠梗阻、急性胆囊炎、急性阑尾炎等。大承气汤经小鼠口服投药后有明显增强消化道推进性运动的作用,能够增加胃肠道推进功能及肠容积。大承气汤能够促进肠套叠的还纳,解除肠梗阻等作用。

3. 使用注意　该方为泻下峻剂,气阴两亏、燥结不甚,以及年老、体弱者均慎用,孕妇禁用。服用本方,中病即止,以免耗损正气。

麻子仁丸(又名脾约丸)

《伤寒论》

【组成】麻子仁二升(20g)　芍药半斤(9g)　枳实半斤(9g)　大黄去皮,一斤(12g)　炙厚朴一尺去皮(9g)　杏仁去皮尖,熬,别作脂,一升(10g)

【用法】上六味,蜜和丸,如梧桐子大,饮服十丸,日三服,渐加,以知为度。(现代用法:药研为末,炼蜜为丸,每次9g,每日1~2次,温开水送服;亦可作汤剂,水煎服。)

【功效】润肠泻热,行气通便。

【主治】脾约证。大便秘结,小便频数,脘腹胀痛,舌苔微黄少津,脉细涩。

【证治】本方所治乃《伤寒论》之脾约证,由肠胃燥热,脾津不足,肠道失于濡润所致。《伤寒明理论》云:"脾主为胃行其津液者也。今胃强脾弱,约束津液,不得四布,但输膀胱,致小便数而大便硬,故曰其脾为约。"即由于胃肠燥热,使脾受约束而失其布津之职,津液但输膀胱则致肠失濡润,故大便干结、小便频数、脘腹胀痛、舌红苔黄、脉数。治宜润肠通便,泻热行气。

【方解】本方为治疗胃肠燥热,脾津不足之"脾约"证的代表方,又称脾约麻仁丸。因脾为胃行其津液受到制约,使津液不得四布,但输膀胱,致小便数而大便硬,故曰"脾约"。治宜润肠药与泻下药同用。

方中火麻仁质润多脂,润肠通便,为君药。杏仁入肺与大肠经,上肃肺气,下润大肠,以降肺润肠;白芍养阴敛津,柔肝理脾,共为臣药。大黄苦寒泻热,攻积通便;枳实下气破结;厚朴行气除满,共用以加强降泄通便之力,同为佐药。蜂蜜为丸,取其甘缓润肠,既助麻子仁润肠通便,又缓小承气汤攻下之力,为使药。诸药合用,具有攻润相合、下不伤正、润而不腻的配伍特点,成为"润下法"的代表方。

本方配伍特点:攻润结合,下不伤正,润而不腻。

【运用】

1.现代研究及运用　现代药理研究表明,该方具有治疗胃热肠燥便秘的作用。常用于治疗大便秘结,小便频数,或脘腹胀痛,舌质红,苔薄黄,脉数等。

2.新药研发提要　多用于治疗习惯性便秘、痔疮便秘、老人及产后便秘等胃肠燥热者。

3.使用注意　本方虽为缓下之剂,但方中含有大黄、枳实、厚朴等攻伐之品,故孕妇慎用;对血虚津亏便秘者,不宜久服。

十枣汤
《伤寒论》

【组成】芫花、甘遂、大戟各等分

【用法】三味等分,分别捣为散。以水一升半,先煮大枣肥者十枚,取八合去滓,内药末。强人服一钱匕(2g),羸人服半钱(1g),温服之,平旦服。若下少病不除者,明日更服,加半钱。得快下利后,糜粥自养。（现代用法:三药研细末,或装入胶囊,每次服0.5~1g,每日1次,以大枣10枚煎汤送服,清晨空腹服,得快下利后,糜粥自养。)

【功效】攻逐水饮。

【主治】

1.悬饮　咳唾胸胁引痛,心下痞硬,干呕短气,头痛目眩,或胸背掣痛不得息,舌苔白滑,脉沉弦。

2.水肿　一身悉肿,尤以身半以下为重,腹胀喘满,二便不利,脉沉实。

【证治】本证系水饮壅盛,停聚于里,内外泛滥所致。饮停胸胁,上迫于肺,气机阻滞,则咳唾引胸胁疼痛,甚或胸背掣痛不得息;水饮停于心下,则心下痞硬,干呕短气;上扰清阳,则头痛目眩;水饮泛溢肢体,则成水肿;阻滞胸腹,气机壅塞,则腹胀喘满;舌苔白滑,脉沉弦均为水饮壅盛之象,治当遵循"留者攻之""有水可下之"的原则,宜攻逐水饮。

【方解】方中甘遂苦寒有毒,善行经隧之水湿;大戟苦寒,善泻脏腑之水邪;芫花辛温,善消胸胁伏饮痰癖。三药峻烈,各有所长,合而用之,峻泻攻逐,可将胸腹积水迅速逐出体外。大枣煎汤送服,取其益脾缓中,防止逐水伤及脾胃,并缓和诸药毒性,使邪去而不伤正,且寓培土制水之意。《医方集解》载:"芫花、大戟性辛苦以逐水饮;甘遂苦寒,能直达水气所结之处,以攻决为用;三药过峻,故用大枣之甘以缓也,益土所以胜水,使邪从二便而出也。"

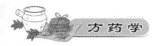

【运用】

1. 现代研究及运用 现代药理研究表明,该方为峻下逐水法之基础方,是治疗悬饮、水肿实证之代表方。常用于咳唾胸胁引痛,水肿腹胀,二便不利,脉沉弦等。

2. 新药研发提要 麻子仁丸用于治疗渗出性胸膜炎、肝硬化腹水、肾炎水肿,以及晚期血吸虫病所导致的腹水等症。

3. 使用注意 因其逐水之力峻猛,只宜暂用,不可久服;孕妇忌服,体力不支者停服。忌与甘草配伍。本方服法乃"三药"为末,枣汤送服;"平旦"空腹服之;从小剂量始,据证递加;"得快下利后",停后服,"糜粥自养"。

其他常用泻下方剂

调胃承气汤、小承气汤、大黄牡丹汤、大陷胸汤、温脾汤、济川煎、黄龙汤的出处、组成、用法、功效、主治见表 6-2。

表 6-2 其他常用泻下方剂

方名	出处	组成	用法	功效	主治
调胃承气汤	《伤寒论》	大黄(12g),炙甘草(6g),芒硝(9g)	水煎服	缓下热结	阳明腑实证、肠胃燥热证
小承气汤	《伤寒论》	大黄(12g),厚朴(6g),枳实(9g)	水煎服	轻下热结	阳明腑实证
大黄牡丹汤	《金匮要略》	大黄(12g),芒硝(9g),桃仁(9g),牡丹(3g),冬瓜子(30g)	水煎服	泻热破瘀,散结消肿	肠痈初起,湿热瘀滞证。右下腹疼痛拒按,舌苔黄腻,脉滑数
大陷胸汤	《伤寒论》	大黄去皮(10g),芒硝(10g),甘遂(1g)	水煎服	泻热逐水	大结胸证。心下疼痛,拒按,按之硬,或心下至少腹硬满疼痛而不可近,大便秘结.日晡潮热,或短气烦躁,舌上燥而渴,脉沉紧,按之有力
温脾汤	《备急千金要方》	当归、干姜(各9g),附子、人参、芒硝(各6g),大黄(15g),甘草(6g)	水煎服,后下大黄	攻下冷积,温补脾阳。	阳虚冷积证。便秘腹痛,脐周绞痛,手足不温,苔白不渴,脉沉弦而迟
济川煎	《景岳全书》	当归(9～15g),牛膝(6g),肉苁蓉酒洗去咸(6～9g),泽泻(4.5g),升麻(1.5～3g),枳壳(3g)	水一盅半,煎七分,食前服(现代用法:水煎服)	温肾益精,润肠通便	肾虚便秘。大便秘结,小便清长,腰膝酸冷,舌淡苔白,脉沉迟
黄龙汤	《伤寒六书》	大黄(9g),芒硝(6g),枳实(9g),厚朴(9g),甘草(3g),人参(9g),当归(6g)	水煎服	攻下热结,益气养血	阳明腑实,气血不足证。下利清水,色纯青,或大便秘结,脘腹胀满,腹痛拒按,身热口渴神倦少气,谵语甚或循衣撮空,神昏肢厥,舌苔焦黄或焦黑,脉虚

第七章 祛湿方药

凡以祛风湿、化湿浊、利水湿为主要作用,常用于治疗湿邪为病的方药,称为祛湿方药。

祛湿方药具有祛除机体湿邪的作用。湿邪为病,有外湿和内湿之分。外湿者,每因久处低湿,或淋雨涉水,湿邪侵入肌表所致;内湿者,每因过食生冷,酒酪过度,致水湿困脾,或脾虚失运,湿从内生。外湿亦可内传脏腑而成内湿。本类方药或能祛除肌肉、筋骨、关节风湿之邪,或能运化中焦脾胃之湿浊,或能渗利人体上下水湿之邪,主要适用于风湿痹证、湿浊中阻、水湿内停的湿证。

虽然湿主要在脾,但可以泛滥各处,而有脾胃湿滞、小便不利、水肿、淋浊、痰饮等不同病证,且湿还兼有热、寒之不同。根据本类方药的不同作用,一般有祛风胜湿、化湿和胃、清热祛湿、利水渗湿、温化寒湿、祛湿化浊之分。

在应用祛湿方药时,应根据湿证的特点正确选用,并进行恰当的配伍。如脾主运化水湿,治疗湿邪为病,须配伍健脾药,特别是湿浊中阻、痰饮等湿证,更应重视配伍健脾药。湿为阴邪,易损伤机体阳气,所以治疗湿证,多配伍温阳药,所谓"病痰饮者,当以温药和之"。湿性趋下,湿邪为病,多以中下部为主,因此,治疗痰饮、水肿、黄疸、带下、淋证等湿邪引起的病证,应配伍利尿药,所谓"治湿不利小便非其治也"。湿邪致病,多引起气机运行的障碍,出现湿阻气滞,故而治疗湿证,要适当配伍行气药。此外,如有表证,当先解表或配伍解表药同用。对于湿证日久,尤其是风湿久痹,既要注意适当配伍活血通络之品,又要配伍补肝肾、强筋骨药。

湿邪黏腻,病证容易反复,与气候、环境、饮食等因素也密切相关。因此,湿证的治疗,除了要坚持服药以外,还应当在生活起居、日常饮食上适当配合,尽量避免长期在阴冷潮湿的环境居住、工作,少食生冷、油腻、甜品,不吃煎炸食物,同时应该保暖,避免寒凉太过。

第一节 祛湿药

一、祛风湿药

凡以祛除风湿之邪为主要功效,常用以治疗风湿痹证的药物,称为祛风湿药。

本类药味多辛苦,性温或凉。辛能散能行,可祛散风湿之邪,又能通达经络闭阻;苦能燥湿,使风湿之邪无所留着。本类药物能祛除留着于肌肉、经络、筋骨的风湿之邪,部分药又有舒筋、活血、通络、止痛等不同作用。其主要用于风湿痹证之肢体疼痛、关节不利、肿大、筋脉

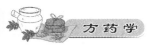

拘挛等症。部分药物还适用于肝肾亏虚、腰膝酸软、下肢痿弱等。

风湿痹证多属慢性疾病，为服用方便，可作酒剂或丸散剂；本类药物辛温性燥而易耗伤阴血，阴血亏虚者慎用。

独 活
《神农本草经》

本品为伞形科植物重齿毛当归 *Angelica pubescens* Maxim. f. *biserrata* Shan et Yuan 的干燥根。春初苗刚发芽或秋末茎叶枯萎时采挖，除去须根和泥沙，烘至半干，堆置 2～3 天，发软后再烘至全干。

【异名】胡王使者、独摇草（《名医别录》），独滑（《本草蒙筌》），长生草（《本草纲目》），川独活、肉独活、资邱独活、巴东独活（《中药志》），香独活（浙江），绩独活（安徽），大活、山大活（湖北），玉活（江西）。

【药性】辛、苦，微温。归肾、膀胱经。

【功效】祛风除湿，通痹止痛。

【应用】

1. **风寒湿痹，腰膝疼痛**　本品辛散苦燥，气香温通，功善祛风湿，止痹痛，为治风湿痹痛主药，凡风寒湿邪所致之痹证，无论新久，均可应用。因其主入肾经，性善下行，尤以腰膝、腿足关节疼痛属下部寒湿者为宜，治风寒湿痹，肌肉、腰背、手足疼痛，常与当归、白术、牛膝等同用；若与桑寄生、杜仲、人参等配伍，可治痹证日久正虚，腰膝酸软，关节屈伸不利者，如独活寄生汤。

2. **风寒夹湿头痛**　本品辛散温通苦燥，能发散风寒湿邪而解表，治外感风寒夹湿所致的头痛头重，一身尽痛，多配羌活、藁本、防风等，如羌活胜湿汤。

3. **少阴伏风头痛**　本品善入肾经而搜伏风，与细辛、川芎等相配，可治风扰肾经，伏而不出之少阴头痛，如独活细辛汤。

此外，其祛风湿之功，亦治皮肤瘙痒，内服或外洗皆可。

【用法用量】煎服，3～10g。外用适量。

【使用注意】本品辛温苦燥，易伤气耗血，故素体阴虚血燥或气血亏虚，以及无风寒湿邪者慎服，肝风内动者忌服。

【古籍论述】

1.《名医别录》："疗诸贼风，百节痛风无久新者。"

2.《本草正》："专理下焦风湿，两足痛痹，湿痒拘挛。"

3.《本草求真》："独活，辛苦微温，比之羌活，其性稍缓，凡因风干足少阴肾经，伏而不出，发为头痛，则能善搜而治矣，以故两足湿痹，不能动履，非此莫痊，风毒齿痛，头眩目晕，非此莫攻……因其所胜而为制也。且有风自必有湿，故羌则疗水湿游风，而独则疗水湿伏风也。……羌有发表之功，独有助表之力。羌行上焦而上理，则游风头痛、风湿骨节疼痛可治，独行下焦而下理，则伏风头痛、两足湿痹可治。"

木 瓜

《名医别录》

本品为蔷薇科植物贴梗海棠 *Chaenomeles speciosa*（Sweet）Nakai 的干燥近成熟果实。夏、秋二季果实绿黄时采收,置沸水中烫至外皮灰白色,对半纵剖,晒干。

【异名】楙（《尔雅》）,铁脚梨（《清异录》）,秋木瓜（《滇南本草》）,酸木瓜（《云南药用植物名录》）。

【药性】酸,温。归肝、脾经。

【功效】舒筋活络,和胃化湿。

【应用】

1.湿痹拘挛,腰膝关节酸重疼痛　本品味酸入肝,益筋和血,善舒筋活络,且能祛湿除痹,尤为湿痹,筋脉拘挛要药,亦常用于腰膝关节酸重疼痛。常与乳香、没药、生地黄同用,治筋急项强,不可转侧,如木瓜煎。与羌活、独活、附子配伍,治脚膝疼重,不能远行久立者,如木瓜丹。

2.脚气浮肿　本品温通,祛湿舒筋,为脚气水肿常用药,多配吴茱萸、槟榔、苏叶等,治感受风湿,脚气肿痛不可忍者,如鸡鸣散。

3.暑湿吐泻,转筋挛痛　本品温香入脾,能化湿和胃,湿去则中焦得运,泄泻可止;味酸入肝,舒筋活络而缓挛急。治湿浊中焦之腹痛吐泻转筋,偏寒者,常配吴茱萸、小茴香、紫苏等,如木瓜汤;偏热者,多配蚕沙、薏苡仁、黄连等,如蚕矢汤。

此外,本品尚有消食作用,用于消化不良;并能生津止渴,可治津伤口渴。

【用法用量】煎服,6～9g。

【使用注意】胃酸过多者不宜服用。

【古籍论述】

1.《食疗本草》:"治呕𬺈风气,吐后转筋,煮汁饮之。"

2.《本草拾遗》:"下冷气,强筋骨,消食,止水痢后渴不止,作饮服之。又脚气冲心,取一颗去子,煎服之,嫩者更佳。又止呕逆,心膈痰唾。"

3.《海药本草》:"敛肺和胃,理脾伐肝,化食止渴。"

4.《名医别录》:"主湿痹邪气,霍乱大吐下,转筋不止。"

5.《本草经疏》:"木瓜温能通肌肉之滞,酸能敛濡满之湿,则脚气湿痹自除也。霍乱大吐下、转筋不止者,脾胃病也,夏月暑湿饮食之邪,伤于脾胃则挥霍撩乱,上吐下泻,甚则肝木乘脾,而筋为之转也。酸温能和脾胃,固虚脱,兼入肝而养筋,所以能疗肝脾所生之病也。"

蕲 蛇

《雷公炮炙论》

本品为蝰科动物五步蛇 *Agkistrodon acutus*（Güenther）的干燥体。多于夏、秋二季捕捉,剖开蛇腹,除去内脏,洗净,用竹片撑开腹部,盘成圆盘状,干燥后拆除竹片。

【异名】白花蛇（《雷公炮炙论》）,褰鼻蛇（《开宝本草》）,蕲蛇白花蛇（《绍兴本草》）,花蛇（《本草纲目》）,五步蛇、百步蛇、盘蛇、棋盘蛇、五步跳、龙蛇（《中华大辞典》）,犁头匠、聋婆蛇。

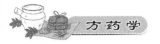

【药性】甘、咸，温；有毒。归肝经。

【功效】祛风，通络，止痉。

【应用】

1. 风湿顽痹，麻木拘挛　本品性温走窜，内走脏腑，外达肌肤，善能搜内外风邪、通行经络，为治风湿顽痹之要药。治病深日久之风湿顽痹，经络不利，麻木拘挛者，常与防风、羌活、当归等配伍，如白花蛇酒。

2. 中风口眼㖞斜，半身不遂　本品功善祛风，通经活络，故可用于治中风口眼㖞斜，半身不遂，痉挛抽搐，常与全蝎、蜈蚣、天南星等药配伍。

3. 小儿惊风，破伤风，痉挛抽搐　本品能入肝经祛风以定惊，治小儿急慢惊风，可与天麻、钩藤等同用；治破伤风之痉挛抽搐，多与乌梢蛇、蜈蚣等配伍。

4. 麻风，疥癣　本品善于祛风止痒，兼以毒攻毒，故亦为风毒之邪壅于肌肤常用之品。治麻风，常配大黄、蝉蜕、皂角刺等药；治疥癣，常配荆芥、薄荷、天麻等药。

此外，本品有毒，能以毒攻毒，可用治瘰疬、梅毒、恶疮。

【用法用量】煎服，3～9g；研末吞服，每次1～1.5g，每日2～3次。或酒浸、熬膏，或入丸、散服。

【使用注意】血虚生风者慎服。

【古籍论述】

1.《雷公炮炙论》："治风。引药至于有风疾处。"

2.《开宝本草》："主中风湿痹不仁，筋脉拘急，口眼歪斜，半身不遂，骨节疼痛，大风疥癣及暴风瘙痒，脚弱不能久立。"

3.《本草纲目》："能透骨搜风，截惊定搐，为风痹、惊搐、癫癣、恶疮要药，取其内走脏腑，外彻皮肤，无处不到也。"

川　乌
《神农本草经》

本品为毛茛科植物乌头 *Aconitum carmichaelii* Debx. 的干燥母根。6月下旬至8月上旬采挖，除去子根、须根及泥沙，晒干。

【异名】乌头、乌喙、奚毒、即子（《本经》），鸡毒（《淮南子》），川乌（《金匮要略》），毒公、耿子（《吴普本草》）。

【药性】辛、苦，热；有大毒。归心、肝、肾、脾经。

【功效】祛风除湿，温经止痛。

【应用】

1. 风寒湿痹，关节疼痛　本品辛热升散苦燥，善于祛风除湿、温经散寒，有明显的止痛作用，"一切沉寒痼冷之症，用此无不奏效"，尤宜于寒邪偏盛之风湿痹痛，为治风寒湿痹痛之佳品。治寒湿侵袭，历节疼痛，不可屈伸者，常与麻黄、芍药、甘草等配伍，如乌头汤；若与草乌、地龙、乳香等同用，可治寒湿瘀血留滞经络，肢体筋脉挛痛，关节屈伸不利，日久不愈者，如小活络丹。

2. 心腹冷痛，寒疝作痛　本品辛散温通，散寒止痛之功显著，故又常用于阴寒内盛之心腹冷痛。治心痛彻背，背痛彻心者，常配赤石脂、干姜、蜀椒等，如乌头赤石脂丸；治寒疝，绕脐腹痛,手足厥冷者,多与蜂蜜同煎,如大乌头煎。

3.**跌仆损伤,麻醉止痛**　本品具较佳止痛作用,可治跌打损伤,骨折瘀肿疼痛,多与自然铜、乳香、地龙、乌药等同用,如回生续命丹。古方又常以本品作为麻醉止痛药,多以生品与生草乌并用,配伍羊踯躅、姜黄等内服,如整骨麻药方;或配生南星、蟾酥等外用以达局部麻醉之效,如外敷麻药方。

【用法用量】制川乌煎服,1.5～3g,宜先煎、久煎。生品宜外用,适量。

【使用注意】生品内服宜慎。孕妇禁用;不宜与半夏、川贝母、浙贝母、平贝母、伊贝母、湖北贝母、瓜蒌、瓜蒌皮、瓜蒌子、天花粉、白蔹、白芨同用。

【古籍论述】

1.《神农本草经》:"主中风恶风,洗洗出汗,除寒湿痹,咳逆上气,破积聚寒热。"

2.《长沙药解》:"乌头,温燥下行,其性疏利迅速,开通关腠,驱逐寒湿之力甚捷,凡历节、脚气、寒疝、冷积、心腹疼痛之类并有良功。"

3.《本草正义》:"乌头主治,温经散寒,虽与附子大略相近,而温中之力较为不如。且专为祛除外风外寒之响导者。"

威灵仙

《新修本草》

本品为毛茛科植物威灵仙 *Clematis chinensis* Osbeck、棉团铁线莲 *Clematis hexapetala* Pall. 或东北铁线莲 *Clematis manshurica* Rupr. 的干燥根和根茎。秋季采挖,除去泥沙,晒干。

【异名】能消(《开宝本草》),铁脚威灵仙(《宝庆本草折衷》),灵仙(《药品化义》),黑脚威灵仙(《生草药性备要》),黑骨头(《贵州民间方药集》)。

【药性】辛、咸,温。归膀胱经。

【功效】祛风湿,通经络。

【应用】

风湿痹痛　辛散温通,性猛善走,通行十二经,既能祛风湿,又能通经络而止痛,为治风湿痹痛要药。凡风湿痹痛,肢体麻木,筋脉拘挛,屈伸不利,无论上下皆可应用,尤宜于风邪偏盛,筋脉拘挛,游走不定者,可单用为末服,如威灵仙散,也可与蕲蛇、附子、当归等配伍;与当归、肉桂同用,可治风寒腰背疼痛,如神应丸。

此外,本品有宣通经络止痛之功,可治跌打伤痛、头痛、牙痛、胃脘痛等,并能消痰逐饮,用于痰饮、噎膈、痞积。

【用法用量】煎服,6～10g。

【使用注意】本品辛散走窜,气血虚弱者慎服。

【古籍论述】

1.《开宝本草》:"主诸风,宣通五脏,去腹内冷气,心膈痰水久积,癥瘕痃癖气块,膀胱蓄脓恶水,腰膝冷痛及疗折伤。久服之,无温疫疟。"

2.《本草汇言》:"大抵此剂宣行五脏,通利经络,其性好走,亦可横行直往。追逐风湿邪气,荡除痰涎冷积,神功特奏。"

3.《药品化义》:"灵仙,其猛急,善走而不守,宣通十二经络。主治风、湿、痰壅滞经络中,

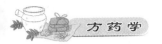

致成痛风走注,骨节疼痛,或肿,或麻木。"

秦　艽
《神农本草经》

本品为龙胆科植物秦艽 *Gentiana macrophylla* Pall. 、麻花秦艽 *Gentiana straminea* Maxim. 、粗茎秦艽 *Gentiana crussicaulis* Duthie ex Burk. 或小秦艽 *Gentiana dahurica* Fisch. 的干燥根。前三种按性状不同分别习称"秦艽"和"麻花艽",后一种习称"小秦艽"。春、秋二季采挖,除去泥沙,秦艽及麻花艽晒软,堆置"发汗"至表面呈红黄色或灰黄色时,摊开晒干,或不经"发汗"直接晒干;小秦艽趁鲜时挫去黑皮,晒干。

【异名】秦胶(《本草经集注》),秦纠、秦札(《新修本草》),秦爪(《四修本草》),左秦艽(《章聿青医案》),大艽、左宁根(《青海药材》),左扭(《河北药材》),西大艽、西秦艽、萝卜艽、辫子艽(《全国中药材汇编》),鸡腿艽、山大艽(《中药材手册》),曲双(《中药志》)。

【药性】辛、苦,平。归胃、肝、胆经。

【功效】祛风湿,清湿热,止痹痛,退虚热。

【应用】

1. 风湿痹证,筋脉拘挛,骨节酸痛　本品辛散苦泄,质偏润而不燥,为"风药中之润剂"。能"通关节,流行脉络",凡风湿痹痛,筋脉拘挛,骨节酸痛,无问寒热新久均可配伍应用。其性平偏凉,兼有清热作用,故对热痹尤为适宜,多配防己、络石藤、忍冬藤等;若配天麻、羌活、川芎等,可治风寒湿痹,如秦艽天麻汤。

2. 中风半身不遂　本品既能祛风邪、舒筋络,又善"活血荣筋",可用于中风半身不遂,口眼㖞斜,四肢拘急,舌强不语等,单用大量水煎服即能奏效。若与升麻、葛根、防风、芍药等配伍,可治中风口眼㖞斜,言语不利,恶风恶寒者,如秦艽升麻汤;与当归、熟地黄、白芍等同用,可治血虚中风者。

3. 湿热黄疸　本品苦以降泄,能清肝胆湿热而退黄。治疗可单用为末服,亦可与茵陈蒿、栀子、大黄等配伍。

4. 骨蒸潮热,小儿疳积发热　本品能退虚热,除骨蒸,为治虚热要药。治骨蒸日晡潮热,常与青蒿、地骨皮、知母等同用,如秦艽鳖甲散;若与人参、鳖甲、柴胡等配伍,可治肺痿骨蒸劳嗽,如秦艽扶羸汤;治小儿疳积发热,多与银柴胡、地骨皮等相伍。

【用法用量】煎服,3～10g。

【使用注意】久病虚羸、溲多、便滑者慎用。

【古籍论述】

1.《神农本草经》:"主寒热邪气,寒湿风痹,肢节痛,下水,利小便。"

2.《名医别录》:"疗风无问久新,通身挛急。"

3.《冯氏锦囊秘录》:"秦艽风药中之润剂,散药中之补剂,故养血有功。中风多用之者,取祛风活络,养血舒筋。盖治风先治血,血行风自灭耳。"

防　己
《神农本草经》

本品为防己科植物粉防己 *Stephania tetrandra* S. Moore 及马兜铃科植物广防己 *Aris-*

tolochia fangji Y. C. Wu ex L. D. Chow et S. M. Hwang 的干燥根。秋季采挖，洗净，除去粗皮，晒至半干，切段，个大者再纵切，干燥。

【异名】汉防己（《儒门事亲》），瓜防己（《本草原始》），粉防己（《中药志》），石蟾蜍（《中华大辞典》），长根金不换（海南）。

【药性】苦、寒。归膀胱、肺经。

【功效】祛风止痛，利水消肿。

【应用】

1. **风湿痹痛** 本品辛能行散，苦寒降泄，既能祛风除湿止痛，又能清热。对风湿痹证湿热偏盛，肢体酸重，关节红肿疼痛及湿热身痛者来说，尤为要药，常与滑石、薏苡仁、蚕沙等配伍，如宣痹汤；若与麻黄、肉桂、茯苓等同用，亦可用于风寒湿痹，四肢挛急者，如防己饮。

2. **水肿，脚气肿痛，小便不利** 本品苦寒降泄，能清热利水，善走下行而泄下焦膀胱湿热，尤宜于下肢水肿，小便不利者。常与黄芪、白术、甘草等配伍，用于风水脉浮，身重汗出恶风者，如防己黄芪汤；若与茯苓、黄芪、桂枝等同用，可治一身悉肿，小便短少者，如防己茯苓汤；与椒目、葶苈子、大黄合用，又治湿热腹胀水肿，即己椒苈黄丸。治脚气足胫肿痛、重着、麻木，可与吴茱萸、槟榔、木瓜等同用；治脚气肿痛，则配木瓜、牛膝、桂枝煎服。

3. **湿疹疮毒** 本品苦以燥湿，寒以清热，治湿疹疮毒，可与苦参、金银花等配伍。

此外，本品有降血压作用，可用于高血压病。

【用法用量】煎服，5～10g。

【使用注意】本品苦寒易伤胃气，胃纳不佳及阴虚体弱者慎服。

【古籍论述】

1.《名医别录》："疗水肿，风肿、去膀胱热，伤寒，寒热邪气，中风手足挛急……通腠理，利九窍。"

2.《本草拾遗》："汉（防己）主水气，木（防己）主风气，宣通。"

3.《本草求真》："防己，辛苦大寒，性险而健，善走下行，长于除湿、通窍、利道，能泻下焦血分湿热，及疗风水要药。"

桑寄生
《神农本草经》

本品为桑寄生科植物桑寄生 *Taxillus chinensis*（DC.）Danser 的干燥带叶茎枝。冬季至次春采割，除去粗茎，切段，干燥，或蒸后干燥。

【异名】茑（《诗经》），寓木、宛童（《尔雅》），桑上寄生、寄屑（《本经》），寄生树（《尔雅》郭璞注），寄生草（《滇南本草》），茑木（《本草纲目》）。

【药性】苦、甘，平。归肝、肾经。

【功效】祛风湿，补肝肾，强筋骨，安胎元。

【应用】

1. **风湿痹痛，腰膝酸软，筋骨无力** 本品苦能燥，甘能补，祛风湿又长于补肝肾、强筋骨，对痹证日久，损及肝肾，腰膝酸软，筋骨无力者尤宜，常与独活、杜仲、牛膝等同用，如独活寄生汤。

2. **崩漏经多，妊娠漏血，胎动不安** 本品味甘能补，尤宜肝肾，养血而固冲任，安胎元。治肝肾亏虚，月经过多，崩漏，妊娠下血，胎动不安者，每与阿胶、续断、香附等配伍，如桑寄生

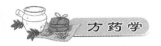

散;或配阿胶、续断、菟丝子,如寿胎丸。

3.头晕目眩　本品尚能补益肝肾以平肝降压,用于高血压病头晕目眩属肝肾不足者,可与杜仲、牛膝等配伍。

【用法用量】煎服,9～15g。

【使用注意】本品味甘,性平,功效补益肝肾,故肝郁气滞,腹胀纳呆及外感风热者不宜单味药服用。

【古籍论述】

1.《神农本草经》:"主腰痛,小儿背强,痫肿,安胎,充肌肤、坚发齿,长须眉。"

2.《名医别录》:"主金疮,去痹,女子崩中,内伤不足,产后余疾,下乳汁。"

3.《本草蒙筌》:"凡风湿作痛之症,古方每用独活寄生汤煎调。川续断与桑寄生气味略异,主治颇同,不得寄生,即加续断。"

其他常用祛风湿药

桑枝、豨莶草、狗脊、千年健、雷公藤、络石藤、五加皮的药性、功效、主治、用法用量等详见表7-1。

表7-1　其他常用祛风湿药

药名	药性	功效	主治	用法用量	备注
桑枝	微苦,平。归肝经	祛风湿,利关节	风湿痹病,肩臂、关节酸痛麻木	煎服,9～15g	
豨莶草	辛、苦、寒。归肝、肾经	祛风湿,利关节,解毒	风湿痹痛,筋骨无力,腰膝酸软,四肢麻痹,半身不遂,风疹湿疮	煎服,9～12g	治风湿痹痛、半身不遂宜制用;治风疹湿疮、疮痈宜生用
狗脊	苦、甘、温。归肝、肾经	祛风湿,补肝肾,强腰膝	风湿痹痛,腰膝酸软,下肢无力	煎服,6～12g	
千年健	苦、辛、温。归肝、肾经	祛风湿,壮筋骨	风寒湿痹,腰膝冷痛,拘挛麻木,筋骨痿软	煎服,5～10g	
雷公藤	苦、辛、寒。有大毒,归肝、肾经	祛风除湿、活血通络,消肿止痛,杀虫解毒	风湿顽痹,麻风,顽癣,湿疹,疥疮,疔疮肿毒	煎服,1～2g,先煎	本品有大毒,内服宜慎。外服不可超过半小时,否则起疱。凡有心、肝、肾器质性病变及白细胞减少者慎服;孕妇禁用
络石藤	苦、微寒。归心、肝、肾经	祛风通络,凉血消肿	风湿热痹,筋脉拘挛,腰膝酸痛,喉痹,痈肿,跌仆损伤	煎服,6～12g	
五加皮	辛、苦、温。归肝、肾经	祛风除湿,补益肝肾,强筋壮骨,利水消肿	风湿痹病,筋骨痿软,小儿行迟,体虚乏力,水肿,脚气	煎服,5～10g	

二、化湿药

凡气味芳香,性偏温燥,以化湿运脾为主要功效,常用于治疗湿阻中焦证的药物,称为化湿药,也称芳香化湿药。

本类药物辛香温燥,主归脾、胃经。其具有化湿健脾、和中开胃之功,主要适用于湿阻中焦之证,症见不思饮食,脘腹作胀,口黏乏味,胸脘痞满,肢体倦怠,呕吐泄泻,舌苔白腻,或白腻而秽浊,脉濡或滑。

本类药物气味芳香,多含挥发油,入汤剂不宜久煎,以免降低疗效。又因本类药物多辛温香燥,易耗气伤阴,故对于气虚及阴虚血燥者宜慎用。

广藿香

《名医别录》

本品为唇形科植物广藿香 *Pogostemon cablin*（Blanco）Benth. 的干燥地上部分。枝叶茂盛时采割,日晒夜闷,反复至干。

【异名】藿香(《名医别录》)。

【药性】辛,微温。归脾、胃、肺经。

【功效】芳香化浊,和中止呕,发表解暑。

【应用】

1. 湿浊中阻,脘腹痞闷　本品气味芳香,为芳香化湿浊要药。又因其性微温,故多用于寒湿困脾所致的脘腹痞闷、少食作呕、神疲体倦等证,常与苍术、厚朴等同用,如不换金正气散。

2. 呕吐　本品能芳香化湿,和中止呕。治湿浊中阻所致之呕吐,本品最为捷要。常与半夏、丁香等同用。若偏于湿热者,配黄连、竹茹等;妊娠呕吐,配砂仁、苏梗等;脾胃虚弱者,配党参、白术等。

3. 暑湿表证,湿温初起,发热倦怠,胸闷不舒;寒湿闭暑,腹痛吐泻　本品既能芳香化湿浊,又可发表解暑。治疗暑湿表证,或湿温初起,湿热并重,发热倦怠,胸闷不舒,多与黄芩、滑石、茵陈等同用,如甘露消毒丹。治暑月外感风寒,内伤生冷而致恶寒发热、头痛脘闷、腹痛吐泻的寒湿闭暑证,常配伍紫苏、厚朴、半夏等,如藿香正气散。

【用法用量】煎服,3～10g。

【使用注意】阴虚血燥者不宜用。

【古籍论述】

1.《名医别录》:"疗风水毒肿,去恶气,疗霍乱,心痛。"

2.《本草图经》:"治脾胃吐逆,为最要之药。"

3.《本草正义》:"藿香芳香而不嫌其猛烈,温煦而不偏于燥烈,能祛除阴霾湿邪,而助脾胃正气,为湿困脾阳,倦怠无力,饮食不甘,舌苔浊垢者最捷之药。"

苍　术

《神农本草经》

本品为菊科植物茅苍术 *Atractylodes lancea*（Thunb.）DC. 或北苍术 *Atractylodes*

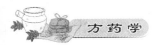

chinensis（DC.）Koidz. 的干燥根茎。春、秋二季采挖，除去泥沙，晒干，撞去须根。

【异名】赤术（陶弘景），马蓟（《说文系传》），青术（张袞《水南瀚记》），仙术（《本草纲目》）。

【药性】辛、苦，温。归脾、胃、肝经。

【功效】燥湿健脾，祛风散寒，明目。

【应用】

1. 湿阻中焦，脘腹胀满，泄泻，水肿　本品苦温燥湿以祛湿浊，辛香健脾以和脾胃。对湿阻中焦，脾失健运而致脘腹胀闷、呕恶食少、吐泻乏力、舌苔白腻等证，最为适宜。常与厚朴、陈皮等配伍，如平胃散。若脾虚湿聚，水湿内停的痰饮或外溢的水肿，则同利水渗湿之茯苓、泽泻、猪苓等同用，如胃苓汤。若湿热或暑湿证，则可与清热燥湿药同用。

2. 风湿痹痛，脚痛痿躄　本品辛散苦燥，长于祛湿，故痹证湿胜者尤宜，可与薏苡仁、独活等祛风湿药同用。若湿热痹痛，可配石膏、知母等清热泻火药，如白虎加苍术汤；或与黄柏、薏苡仁、牛膝配伍合用，用于湿热下注，脚气肿痛，痿软无力，即四妙散。若与龙胆草、黄芩、栀子清热燥湿药同用，可治下部湿浊带下、湿疮、湿疹等。

3. 风寒感冒　本品辛香燥烈，能开肌腠而发汗，祛肌表之风寒表邪，又因其长于胜湿，故以风寒表证夹湿者最为适宜。常与羌活、白芷、防风等同用，如神术散。

4. 夜盲，眼目昏色　本品尚能明目，用于夜盲症及眼目昏涩。可单用，或与羊肝、猪肝蒸煮同食。

【用法用量】煎服，3～9g。

【使用注意】阴虚内热，气虚多汗者忌用。

【古籍论述】

1.《神农本草经》："主风寒湿痹，死肌痉疸。作煎饵久服，轻身延年不饥。"

2.《名医别录》："主头痛，消痰水，逐皮间风水结肿，除心下急满及霍乱吐下不止，暖胃消谷嗜食。"

3.《本草纲目》："治湿痰留饮，或夹瘀血成窠囊，及脾湿下流，浊沥带下，滑泄肠风。"

厚　朴
《神农本草经》

本品为木兰科植物厚朴 *Magnolia offcinalis* Rehd. et Wils. 或凹叶厚朴 *Magnolia offcinalis* Rehd. et Wils. var. *biloba* Rehd. et Wils. 的干燥干皮、根皮及枝皮。4—6 月剥取，根皮和枝皮直接阴干；干皮置沸水中微煮后，堆置阴湿处，"发汗"至内表面变紫褐色或棕褐色时，蒸软，取出，卷成筒状，干燥。

【异名】厚皮（《吴普本草》），重皮（《尔雅》），赤朴（《名医别录》），烈朴（《日华子》），川朴、紫油厚朴（通称）。

【药性】苦、辛，温。归脾、胃、肺、大肠经。

【功效】燥湿消痰，下气除满。

【应用】

1. 湿滞伤中，脘痞吐泻　本品苦燥辛散，能燥湿，又下气除胀满，为消除胀满之要药。治疗湿阻中焦，脘腹痞满，呕吐泄泻，常与苍术、陈皮等同用，如平胃散。

2. 食积气滞，腹胀便秘　本品可行气宽中，消积导滞。常与大黄、枳实同用，治疗积滞便秘,如厚朴三物汤。若热结便秘,常配大黄、芒硝、枳实,以达峻下热结、消积导滞之效,如大承气汤。

3. **痰饮喘咳** 本品能燥湿消痰,下气平喘。若痰饮阻肺,肺气不降,咳喘胸闷者,可与苏子、陈皮、半夏等同用,如苏子降气汤。若寒饮化热,胸闷气喘,喉间痰声辘辘,烦躁不安者,与麻黄、石膏、杏仁等同用,如厚朴麻黄汤。若宿有喘病,因外感风寒而发者,可与桂枝、杏仁等同用,如桂枝加厚朴杏子汤。

此外,七情郁结,痰气互阻,咽中如有物阻,咽之不下,吐之不出的梅核气证,亦可取本品燥湿消痰,下气宽中之效,配伍半夏、茯苓、苏叶、生姜等药,如半夏厚朴汤。

【用法用量】煎服,3~10g。

【使用注意】本品辛苦温燥,易耗气伤津,故气虚津亏者及孕妇当慎用。

【古籍论述】

1.《神农本草经》:"主中风伤寒,头痛,寒热,惊悸,气血痹,死肌,去三虫。"

2.《名医别录》:"主温中,益气,消痰下气,治霍乱及腹痛,胀满,胃中冷逆。胸中呕逆不止,泄痢,淋露,除惊,去留热,止烦满,厚肠胃。"

3.《本草纲目》引王好古语:"主肺气胀满,膨而喘咳。"

砂 仁
《药性论》

本品为姜科植物阳春砂 *Amomum villosum* Lour.、绿壳砂 *Amomum villosum* Lour. var. *xanthioides* T. L. Wu et Senjen 或海南砂 *Amomum longiligulare* T. L. Wu 的干燥成熟果实。夏、秋二季果实成熟时采收,晒干或低温干燥。

【异名】缩砂蜜(《药性论》),缩砂仁(《医学启源》),缩砂蔤(《本草纲目》)。

【药性】辛、温。归脾、胃、肾经。

【功效】化湿开胃,温脾止泻,理气安胎。

【应用】

1. **湿阻中焦,脾胃气滞,脘痞不饥** 本品辛散温通,气味芳香,其化湿醒脾开胃、行气温中之效均佳,古人曰其"为醒脾调胃要药"。故凡湿阻或气滞所致之脘腹胀痛等脾胃不和诸证常用,尤其是寒湿气滞者最为适宜,可与厚朴、陈皮、枳实等同用。若脾胃气滞,可与木香、枳实同用,如香砂枳术丸;若脾胃气虚、痰阻气滞之证,可配健脾益气之党参、白术、茯苓等,如香砂六君子汤。

2. **脾胃虚寒,呕吐泄泻** 本品善能温中暖胃以达止呕止泻之功,但其重在温脾。可单用研末吞服,或与干姜、附子等药同用。

3. **妊娠恶阻,胎动不安** 本品能行气和中而止呕安胎。若妊娠呕逆不能食,可单用,如缩砂散,或与苏梗、白术等配伍同用;若气血不足,胎动不安者,可与人参、白术、熟地黄等配伍,以益气养血安胎,如泰山磐石散。

【用法用量】煎服,3~6g,后下。

【使用注意】阴虚血燥者慎用。

【古籍论述】

1.《药性论》:"主冷气腹痛,止休息气痢,劳损,消化水谷,温暖脾胃。"

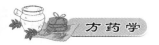

2.《开宝本草》:"治虚劳冷痢,宿食不消,赤白泻痢,腹中虚痛,下气。"

3.《本草备要》:"辛温香窜。补肺益肾,和胃醒脾,快气调中,通行结,治腹痛痞胀,噎膈呕吐,上气咳嗽,赤白泻利,散咽喉口齿浮热,化铜铁骨鲠。"

其他常用化湿药

佩兰、豆蔻、草豆蔻、草果的药性、功效、主治、用法用量等见表 7-2。

表 7-2　其他常用化湿药

药名	药性	功效	主治	用法用量	备注
佩兰	辛,平。归脾、胃、肺经	芳香化湿,醒脾开胃,发表解暑	湿浊中阻,脘痞呕恶,口中甜腻、口臭、多涎,暑湿表证,湿温初起,发热倦怠,胸闷不舒	煎服,3～10g	本品芳香、辛散,故阴虚血燥、气虚者慎用
豆蔻	辛,温。归肺、脾、胃经	化湿行气,温中止呕,开胃消食	湿浊中阻,不思饮食,湿温初起,胸闷不饥,寒湿呕逆,胸腹胀痛,食积不消	煎服,3～6g,后下	本品辛香温燥,故火升作呕者忌服
草豆蔻	辛,温。归脾、胃经	燥湿行气,温中止呕	寒湿内阻,脘腹胀满冷痛,嗳气呕逆,不思饮食	煎服,3～6g	阴虚血燥者慎用
草果	辛,温。归脾、胃经	燥湿温中,截疟除痰	寒湿内阻,脘腹胀痛,痞满呕吐,疟疾寒热,瘟疫发热	煎服,3～6g	阴虚血燥者慎用

三、利水渗湿药

凡以通利水道、渗泄湿邪为主要功效,用于治疗水湿内停证的药物,称为利水渗湿药。

利水渗湿药味多甘淡或苦,性平或寒凉,作用趋于下行,主归膀胱、小肠、肾、脾经。淡能渗利,苦能降泄,故本类药物能通畅小便、增加尿量、促进体内水湿之邪的排泄,主治水湿内停所引起的水肿、小便不利、淋证、黄疸、痰饮、泄泻、带下、湿疮、湿温等病证。根据不同的水湿病证,利水渗湿药可分为利水消肿药、利尿通淋药、利湿退黄药三类。

本类药物易耗伤津液,故阴亏津少,肾虚遗精、遗尿者应慎用或忌用;有些药物有较强的通利作用,孕妇应慎用。

茯 苓

《神农本草经》

本品为多孔菌科真菌茯苓 *Poria cocos* (Schw.) Wolf 的干燥菌核。寄生于松科植物赤松或马尾松等树根上。多于 7—9 月采挖。挖出后除去泥沙,堆置"发汗"后,摊开晾至表面干燥,再"发汗",反复数次至现皱纹、内部水分大部散失后,阴干,称为"茯苓个"。或将鲜茯苓按不同部位切制,阴干,分别成为"茯苓块"和"茯苓片"。

【异名】伏菟(《本经》),松腴、不死面(《记事珠》),松薯、松苓、松木薯(《广西中药志》)。

【药性】甘、淡,平。归心、肺、脾、肾经。

【功效】利水渗湿,健脾,宁心。

【应用】

1. 水肿尿少 本品味甘而淡,甘则能补,淡则能渗,药性平和,既可祛邪,又可扶正,利水而不伤正气,实为利水消肿之要药,可用治寒热虚实各种水肿。治疗水湿内停所致之水肿、小便不利,常与泽泻、猪苓、白术等同用,如五苓散;治脾肾阳虚水肿,可与附子、生姜同用,如真武汤;用于水热互结,阴虚小便不利水肿,与滑石、阿胶、泽泻合用,如猪苓汤。

2. 痰饮眩悸 本品善渗泄水湿,使湿无所聚,痰无由生,可治痰饮之目眩心悸,配以桂枝、白术、甘草同用,如苓桂术甘汤;若饮停于胃而呕吐者,多与半夏、生姜等合用,如小半夏加茯苓汤。

3. 脾虚食少,便溏泄泻 本品味甘,入脾经,能健脾渗湿而止泻,尤宜于脾虚湿盛泄泻,可与山药、白术、薏苡仁等同用,如参苓白术散;本品可健脾补中,常配以人参、白术、甘草等,治疗脾胃虚弱,倦怠乏力,食少便溏,如四君子汤。

4. 心神不安,惊悸失眠 本品补益心脾而宁心安神。常用治心脾两虚,气血不足之心悸、失眠、健忘,多与黄芪、当归、远志等同用,如归脾汤;若心气虚,不能藏神,惊恐而不安卧者,常与人参、龙齿、远志等同用,如安神定志丸。

【用法用量】煎服,10～15g。

【使用注意】虚寒精滑者忌服。

【古籍论述】

1.《神农本草经》:"主胸胁逆气,忧恚惊邪恐悸,心下结痛,寒热,烦满,咳逆,口焦舌干,利小便。久服安魂、养神、不饥、延年。"

2.《世补斋医书》:"茯苓一味,为治痰主药。痰之本,水也,茯苓可以行水。痰之动,湿也,茯苓又可行湿。"

3.《药性赋》:"味甘淡,性平,无毒。降也,阳中阴也。其用有六:利窍而除湿,益气而和中,小便多而能止,大便结而能通,心惊悸而能保,津液少而能生。白者入壬癸,赤者入丙丁。"

薏苡仁
《神农本草经》

本品为禾本科植物薏米 *Coix lacryma-jobi* L. var. *ma-yuen* (Roman.) Stapf 的干燥成熟种仁。秋季果实成熟时采割植株。晒干,打下果实,再晒干,除去外壳、黄褐色种皮和杂质,收集种仁。

【异名】解蠡(《本经》),屋菼、起实、蘵(《名医别录》),感米(《千金·食治》),薏珠子(《本草图经》),回回米、草珠儿、菩提子、蘵珠(《救荒本草》),薏米(《药品化义》),米仁(《本草崇原》),薏仁(《本草新编》),苡仁(《临证指南》),玉秣(《杨氏经验方》),草珠子(《植物名汇》),六谷米(《中药形性经验鉴别》),珠珠米(《贵州民间方药集》),胶念珠(《福建民间草药》),尿糖珠、老鸦珠(《广西中兽医药用植物》),菩提珠(《江苏药用植物志》),药玉米、水玉米、沟子米(《东北药用植物志》),裕米(《广西中药志》),尿端子、尿珠子、催生子、蓼茶子(《湖南药物志》),益米(《闽东本草》)。

【药性】甘、淡,凉。归脾、胃、肺经。

【功效】利水渗湿,健脾止泻,除痹,排脓,解毒散结。

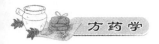

【应用】

1. 水肿，脚气浮肿，小便不利　本品淡渗甘补，既能利水消肿，又能健脾补中。常用于脾虚湿盛之水肿腹胀，小便不利，多与茯苓、白术、黄芪等同用；治水肿喘急，《集验独行方》以之与郁李仁汁煮饭服食；治脚气浮肿，可与防己、木瓜、苍术同用。

2. 脾虚泄泻　本品能渗除脾湿，健脾止泻，尤宜治脾虚湿盛之泄泻，常与人参、茯苓、白术等合用，如参苓白术散。

3. 湿痹拘挛　本品渗湿除痹，能舒筋脉，缓和拘挛。常用治湿痹而筋脉挛急疼痛者，可与独活、防风、苍术等同用，如薏苡仁汤；若湿热痿证，两足麻木，痿软肿痛者，常与黄柏、苍术、牛膝同用，如四妙散；本品药性偏凉，能清热而利湿，配杏仁、白豆蔻、滑石等药，可治湿温初起或暑湿邪在气分，头痛恶寒，胸闷身重，如三仁汤。

4. 肺痈，肠痈　本品清肺肠之热，排脓消痈。治疗肺痈胸痛，咳吐脓痰，常与苇茎、冬瓜仁、桃仁等同用，如苇茎汤；治肠痈，可与附子、败酱草等同用，如薏苡附子败酱散。

5. 赘疣，癌肿　能解毒散结。临床亦可用于赘疣、癌肿。

【用法用量】煎服，9～30g。

【使用注意】本品性质滑利，孕妇慎用。

【古籍论述】

1.《神农本草经》："主筋急拘挛，不可屈伸，风湿痹，下气。"

2.《本草纲目》："薏苡仁，阳明药也，能健脾益胃。虚则补其母，故肺痿、肺痈用之。筋骨之病，以治阳明为本，故拘挛筋急、风痹者用之。土能胜水除湿，故泄泻、水肿用之。"

3.《本草新编》："薏苡仁最善利水，不至耗损真阴之气，凡湿盛在下身者，最宜用之。视病之轻重、准用药之多寡，则阴阳不伤，而湿病易去。"

泽　泻

《神农本草经》

本品为泽泻科植物东方泽泻 *Alisma orientate*（Sam.）Juzep. 或泽泻 *Alisma plantago-aquatica* Linn. 的干燥块茎。冬季茎叶开始枯萎时采挖，洗净，干燥，除去须根及粗皮。

【异名】水泻、芒芋、鹄泻（《本经》），泽芝（《典术》），及泻（《名医别录》），禹孙（《本草纲目》），天鹅蛋、天秃（《药材资料汇编》）。

【药性】甘、淡，寒。归肾、膀胱经。

【功效】利水渗湿，泄热，化浊降脂。

【应用】

1. 水肿胀满，小便不利，泄泻尿少，痰饮眩晕　本品淡渗，其利水渗湿作用较强，治疗水湿停蓄之水肿，小便不利，常与茯苓、猪苓、桂枝等配用，如五苓散；本品能"利小便而实大便"，治脾胃伤冷，水谷不分，泄泻不止，与厚朴、苍术、陈皮等配用，如胃苓汤；本品泻水湿，行痰饮，常治痰饮停聚，清阳不升之头目昏眩，常与白术等同用，如泽泻汤。

2. 热淋涩痛，遗精　本品性寒，既能清膀胱之热，又能泻肾经之虚火，故下焦湿热者尤为适宜。故用治湿热淋证，常与木通、车前子等药同用；对肾阴不足，相火偏亢之遗精、潮热，则与熟地黄、山茱萸、牡丹皮等同用，如六味地黄丸。

3. 高脂血症　本品利水渗湿，可化浊降脂，常用于治疗高脂血症，可与决明子、荷叶、何

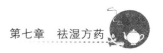

首乌等药同用。

【用法用量】煎服,6～10g。

【古籍论述】

1.《药性论》:"主肾虚精自出,治五淋,利膀胱热,宣通水。"

2.《本草要略》:"除湿通淋,止渴,治水肿,止泻痢,以猪苓佐之。"

3.《本草纲目》:"渗湿热,行痰饮,止呕吐、泻痢、疝痛、脚气。"

车前子
《神农本草经》

本品为车前科植物车前 *Plantago asiatica* L. 或平车前 *Plantago depressa* Willd. 的干燥成熟种子。夏、秋二季种子成熟时采收果穗,晒干,搓出种子,除去杂质。

【异名】车前实(《神仙服食经》),虾蟆衣子(《履巉岩本草》),猪耳朵穗子(《青海药材》)。

【药性】甘,寒。归肝、肾、肺、小肠经。

【功效】清热利尿通淋,渗湿止泻,明目,祛痰。

【应用】

1.**热淋涩痛,水肿胀满** 本品甘寒滑利,善通利水道,清膀胱之热。治疗湿热下注于膀胱而致小便淋沥涩痛者,常与木通、滑石、瞿麦等同用,如八正散;对水湿停滞之水肿,小便不利,可与猪苓、茯苓、泽泻等同用;若病久肾虚,腰重脚肿,可与牛膝、熟地黄、山茱萸等同用,如济生肾气丸。

2.**暑湿泄泻** 本品能利水湿,分清浊而止泻,即"利小便以实大便",尤宜于湿盛之大便水泻,小便不利,可单用本品研末,米饮送服;若脾虚湿盛泄泻,可配白术、薏苡仁同用;若暑湿泄泻,可与香薷、茯苓、猪苓等同用,如车前子散。

3.**目赤肿痛,目暗昏花** 本品善清肝热而明目,治目赤涩痛,多与菊花、决明子等同用;若肝肾阴亏,两目昏花,则配熟地黄、菟丝子等养肝明目药,如驻景丸。

4.**痰热咳嗽** 本品入肺经,能清肺化痰止咳。治肺热咳嗽痰多,多与瓜蒌、浙贝母、枇杷叶等清肺化痰药同用。

【用法用量】煎服,9～15g,宜包煎。

【使用注意】孕妇及肾虚精滑者慎用。

【古籍论述】

1.《神农本草经》:"主气癃,止痛,利水道小便,除湿痹。"

2.《名医别录》:"男子伤中,女子淋沥,不欲食。养肺强阴益精,令人有子,明目疗赤痛。"

3.《本草纲目》:"导小肠热,止暑湿泻痢。"

木 通
《神农本草经》

本品为木通科植物木通 *Akebia quinata*(Thunb.)Decne.、三叶木通 *Akebia trifoliata*(Thunb.)Koidz. 或白木通 *Akebia trifoliata*(Thunb.)Koidz. var. *australis*(Diels)Rehd. 的干燥藤茎。秋季采收,截取茎部,除去细枝,阴干。

【异名】通草、附支(《本经》),丁翁(《吴普本草》),丁父(《广雅》),葍藤(《本草经集注》),

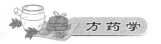

王翁、万年（《药性论》），活血藤（南药《中草药学》）。

【药性】苦，寒。归心、小肠、膀胱经。

【功效】利尿通淋，清心除烦，通经下乳。

【应用】

1. 淋证，水肿　本品寒清苦降，功能利水消肿，下利湿热。治疗膀胱湿热，小便短赤、涩痛之热淋，常与车前子、滑石、栀子等配，如八正散；治疗水肿，则配以茯苓、泽泻、桑白皮等同用。

2. 心烦尿赤，口舌生疮　本品入心、小肠二经，上可清心经之火，下能泄小肠之热。常治心火上炎，口舌生疮，或心火下移小肠所致的心烦尿赤，常与生地黄、甘草、竹叶等配伍，如导赤散。

3. 经闭乳少，湿热痹痛　本品入血分，能通经下乳，用于产后乳汁不畅不通等症，可与王不留行等配伍。本品还能通利血脉而止痛，治血瘀经闭，可与桃仁、红花、丹参等同用。治湿热痹痛，可与桑枝、薏苡仁等配伍，能起到利血脉、通关节之效。

【用法用量】煎服，3～6g。

【使用注意】孕妇慎用。不宜长期或大量服用。

【古籍论述】

1.《食疗本草》："煮饮之，通妇人血气，又除寒热不通之气，消鼠瘘、金疮、踒折，煮汁酿酒妙。"

2.《本草拾遗》："利大小便，令人心宽下气。"

3.《本草汇言》："木通，利九窍，除郁热，导小肠，治淋浊，定惊痫狂越，为心与小肠要剂。所以治惊之剂，多用木通，惊由心气郁故也，心郁既通，则小便自利，而惊痫狂越之病亦安矣。"

茵　陈
《神农本草经》

本品为菊科植物滨蒿 *Artemisia scoparia* Waldst. et Kit. 或茵陈蒿 *Artemisia capillaris* Thunb. 的干燥地上部分。春季幼苗高 6～10cm 时采收或秋季花蕾长成至花初开时采割，除去杂质和老茎，晒干。春季采收的习称"绵茵陈"，秋季采割的称"花茵陈"。

【异名】因尘（《吴普本草》），马先（《广雅》），茵陈蒿（《雷公炮炙论》），茵陈（《本草经集注》），因陈蒿（《本草拾遗》），石茵陈（《日华子》），绵茵陈（《本经逢原》），绒蒿（《广西中兽医药用植物》），臭蒿、安昌草（《江苏省植物药材志》），婆婆蒿（《山东中药》），野兰蒿（《湖南药物志》），黄蒿、狼尾蒿（东北），西茵陈（西北）。

【药性】苦、辛，微寒。归脾、胃、肝、胆经。

【功效】清利湿热，利胆退黄。

【应用】

1. 黄疸尿少　本品苦泄下降，微寒清热，善于清利脾胃肝胆湿热，使之从小便排出，为治黄疸之要药。若身目发黄，小便短赤之阳黄证，常与栀子、大黄等配伍，如茵陈蒿汤；治黄疸湿重于热，小便不利，常与茯苓、猪苓、泽泻等同用，如茵陈五苓散；若寒湿阴黄，常配伍附子、干姜等配伍，如茵陈四逆汤。

2. 湿温暑湿　本品苦寒芳香化湿，既清湿热，又化湿浊。用于治疗湿热并重导致的湿温暑湿，常与滑石、黄芩、木通等配伍，如甘露消毒丹。

3. 湿疮瘙痒　本品苦寒辛散，有解毒疗疮之功。其长于清肌表湿热而解毒疗疮，可治湿热内蕴之风瘙隐疹，湿疮瘙痒，内服、外用均可，也可与黄柏、苦参、蛇床子等同用。

【用法用量】煎服,6～15g。外用适量,煎汤熏洗。

【使用注意】蓄血发黄者及血虚萎黄者慎用。

【古籍论述】

1.《医学启源》:"治烦热,主风湿风热,邪气热结,黄胆,通身发黄。"

2.《神农本草经》:"主风湿寒热邪气,热结黄疸。"

3.《本草纲目》:"治通身黄胆,小便不利。"

金钱草
《本草纲目拾遗》

本品为报春花科植物过路黄 *Lysimachia christinae* Hance 的干燥全草。夏、秋二季采收,除去杂质,晒干。

【异名】神仙对坐草(《百草镜》),地蜈蚣(王安卿《采药志》),蜈蚣草(《本草纲目拾遗》),过路黄(《植物名实图考》),铜钱草(《草木便方》),野花生(《植物名汇》),仙人对座草(《岭南采药录》),四川大金钱草、对坐草(《江苏省植物药材志》),一串钱(《民间常用草药汇编》),临时救(《浙江民间草药》),黄疸草(《本草推陈》),一面锣、金钱肺筋草、藤藤侧耳根、大金钱草、白侧耳根、铜钱花、水侧耳根(《重庆草药》),大连钱草(《中国药用植物图鉴》),遍地黄(《湖南药物志》),黄花过路草、龙鳞片(《福建药物志》)。

【药性】甘、咸,微寒。归肝、胆、肾、膀胱经。

【功效】利湿退黄,利尿通淋,解毒消肿。

【应用】

1. **湿热黄疸,腹胀胁痛**　本品味苦性微寒,入肝、胆二经,故可清下焦湿热、利胆退黄。治疗湿热黄疸,常与茵陈、栀子、虎杖等配伍。本品还能清肝胆湿热,排除结石,与茵陈、大黄、郁金等同用,治疗肝胆结石,腹胀胁痛。

2. **石淋,热淋,小便涩痛**　本品入肾、膀胱二经,故可清膀胱湿热而利尿通淋,尤善排石消石,故可用于石淋、热淋的治疗。治疗石淋可单用本品大剂量煎汤代茶饮,或与滑石、鸡内金等同用。治疗热淋,常与车前子、萹蓄等同用。

3. **痈肿疔疮,蛇虫咬伤**　本品有解毒消肿之功,用于治疗恶疮肿毒、蛇虫咬伤。可单用鲜品捣汁内服或捣烂外敷,也可与蒲公英、野菊花等配伍。

【用法用量】煎服,15～60g。

【使用注意】脾虚泄泻者生服忌用。

【古籍论述】

1.《草木便方》:"除风毒。"

2.《本草求原》:"祛风湿,止骨痛。浸酒舒筋活络,止跌打闪伤(痛),取汁调酒更效。"

3.《采药志》:"反胃噎膈,水肿臌胀,黄白火丹"。

其他利水渗湿药

猪苓、滑石、通草、瞿麦、石韦、草薢、海金沙、地肤子、虎杖的药性、功效、主治、用法用量等见表7-3。

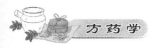

表 7-3　其他常用利水渗湿药

药名	药性	功效	主治	用法用量	备注
猪苓	甘、淡，平。归肾、膀胱经	利水渗湿	小便不利，水肿，泄泻，淋浊，带下	6～12g	
滑石	甘、淡，寒。归膀胱、肺、胃经	利尿通淋，清热解暑；外用祛湿敛疮	热淋，石淋，尿热涩痛，暑湿烦渴，湿热水泻；外治湿疹、湿疮、痱子	10～20g，先煎。外用适量	脾虚、热病津伤及孕妇慎用
通草	甘、淡，微寒。归肺、胃经	清热利尿，通气下乳	湿热淋证，水肿尿少，乳汁不下	3～5g	孕妇慎用
瞿麦	苦，寒。归心、小肠经	利尿通淋，活血通经	热淋，血淋，石淋，小便不通，淋沥涩痛，经闭瘀阻	9～15g	孕妇慎用
石韦	甘、苦，微寒。归肺、膀胱经	利尿通淋，清肺止咳，凉血止血	热淋，血淋，石淋，小便不通，淋沥涩痛，肺热喘咳，吐血，衄血，尿血，崩漏	6～12g	
萆薢	苦，平。归肾、胃经	利湿祛浊，祛风除痹	膏淋，白浊，白带过多，风湿痹痛，关节不利，腰膝疼痛	煎服，9～15g	
海金沙	甘、咸，寒。归膀胱、小肠经	清利湿热，通淋止痛	热淋，石淋，血淋，膏淋，尿道涩痛	6～15g，包煎	
地肤子	辛、苦，寒。归肾、膀胱经	清热利湿，祛风止痒	小便涩痛，阴痒带下，风疹，湿疹，皮肤瘙痒	9～15g。外用适量，煎汤熏洗	
虎杖	微苦，微寒。归肝、胆、肺经	利湿退黄，清热解毒，散瘀止痛，止咳化痰	湿热黄疸，淋浊，带下，风湿痹痛，痈肿疮毒，水火烫伤，经闭，癥瘕，跌打损伤，肺热咳嗽	9～15g。外用适量，制成煎液或油膏涂敷	孕妇慎用

第二节　祛湿剂

　　凡以祛湿药为主组成，具有化湿利水、通淋泄浊等作用，用于治疗水湿病证的方剂，称为祛湿剂。属于"八法"中的"消法"。本类方剂主要用于治疗湿证。根据湿证的类型，祛湿剂可分为祛风胜湿剂、化湿和胃剂、清热祛湿剂、利水渗湿剂、温化寒湿剂以及祛湿化浊剂。

独活寄生汤

《备急千金要方》

　　【组成】独活三两(9g)　桑寄生、杜仲、牛膝、细辛、秦艽、茯苓、肉桂心、防风、川芎、人参、甘草、当归、芍药、干地黄各二两(各6g)

　　【用法】上十五味，咬咀，以水一斗，煮取三升，分三服，温身勿冷也。(现代用法：水煎服。)

　　【功效】祛风湿，止痹痛，益肝肾，补气血。

　　【主治】痹证日久，肝肾两亏，气血不足。腰膝疼痛，肢节屈伸不利，或麻木不仁，畏寒喜温，心悸气短，舌淡苔白，脉象细弱。

　　【证治】本方为治疗久痹属肝肾两虚、气血不足证的常用方。本证由风寒湿痹日久不愈，损伤肝肾,耗伤气血所致。风寒湿邪客于经络关节,气血运行不畅,又兼肝肾不足,气血亏虚,筋骨失养,故腰膝疼痛、肢节屈伸不利,或麻木不仁;寒湿伤阳,则畏寒喜温;气血不足,则心悸气短、舌淡苔白、脉细弱。其证属邪实正虚,治宜祛邪与扶正兼顾,既应祛风除湿散寒,又当补益肝肾气血。

【方解】方中重用独活为君,辛苦微温,善治伏风,长于祛下焦风寒湿邪而除痹痛。细辛发散阴经风寒,搜剔筋骨风湿;防风、秦艽祛风胜湿,活络舒筋;肉桂心温里祛寒,通行血脉。四药助君祛风胜湿,宣痹止痛,共为臣药。桑寄生、牛膝、杜仲补肝肾,祛风湿,壮筋骨;当归、芍药、地黄、川芎养血活血,寓"治风先治血,血行风自灭"之意;人参、茯苓、甘草补气健脾,皆为佐药。甘草调和诸药,又为使药。诸药合用,风寒湿邪俱除,肝肾强健,气血充盛,诸症自缓。

本方配伍特点有二:一是邪正兼顾,以祛邪为主,重在祛风散寒除湿,兼以扶正,补肝肾、益气血,祛邪不伤正,扶正不留邪;二是祛风散寒除湿之中,配伍养血活血之品,内寓"治风先治血,血行风自灭"之意。

【运用】

1. **现代研究及应用**　现代药理研究表明,独活寄生汤具有抗炎镇痛、调节免疫等作用。常用于治疗慢性关节炎、类风湿性关节炎、风湿性坐骨神经痛、腰肌劳损、骨质增生症、小儿麻痹等证属风寒湿痹日久,正气不足者。

2. **新药研发提要**　研发新药时,若针对久痹疼痛较剧者,宜酌加制川乌、制草乌、白花蛇、地龙、红花等以助搜风通络,活血止痛;若针对寒邪偏盛者,宜酌加附子、干姜以温阳散寒;若针对湿邪偏盛者,去地黄、酌加防己、薏苡仁、苍术以祛湿消肿;若针对正虚不甚者,可减地黄、人参。

3. **使用注意**　痹证之属湿热实证者忌用。

平胃散
《简要众济方》

【组成】苍术去粗皮,米泔浸二日,五斤(15g)　厚朴去粗皮,姜汁制,炒香　陈皮去白,各三斤二两(各9g)　甘草锉,三十两(4g)

【用法】上为细末。每服二钱,水一中盏,入姜二片,干枣两枚,同煎至七分,去姜、枣,带热服,空心食前;入盐一捻,沸汤点服亦得。常服调气暖胃,化宿食,消痰饮,辟风寒冷湿四时非节之气。(现代用法:共为细末,每服3~5g,姜、枣煎汤送下;或作汤剂水煎服。)

【功效】燥湿运脾,行气和胃。

【主治】湿滞脾胃。脘腹胀满,不思饮食,口淡无味,恶心呕吐,嗳气吞酸,肢体沉重,怠惰嗜卧,常多自利,舌苔白腻而厚,脉缓。

【证治】本方是治疗湿困脾胃证之基础方。本证由湿阻气滞,脾胃失和所致。脾为太阴湿土,居中州而主运化,其性喜燥恶湿。湿困脾胃,气机失畅,见脘腹胀满;脾失健运,胃失和降,则不思饮食,口淡无味,恶心呕吐,嗳气吞酸,泄泻,肢体沉重,怠惰嗜卧,舌苔白腻而厚,脉缓等,皆为湿邪困阻之象。由于"太阴湿土,得阳始运"(《临证指南医案》),故治宜燥湿运脾为主,辅之行气和胃,使气行而湿化。

【方解】方中苍术辛香苦温,为燥湿运脾要药,使湿去则脾运有权,脾健则湿邪得化,为君

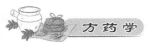

药。厚朴辛温而散，长于行气除满，俾气行则湿化，且其味苦性燥而能燥湿，与苍术有相须之妙，为臣药。陈皮辛行温通，理气和胃，燥湿醒脾，协苍术、厚朴燥湿行气之力益彰，为佐药。甘草甘平入脾，既可益气补中而实脾，令"脾强则有制湿之能"（《医方考》），合诸药泻中有补，使祛邪而不伤正，又能调和诸药，为佐使药。煎煮时少加生姜、大枣以增补脾和胃之效。诸药相和，可使湿去脾健，气机调畅，胃气平和，升降有序，则胀满吐泻诸症可除。

本方配伍特点：燥湿与行气并用，而以燥湿为主。湿去则脾运有权，气机调畅，津气皆行，脾胃自和。

【运用】

1. 现代研究及应用　现代药理研究表明，平胃散具有调节胃肠运动、调节水盐代谢、调节能量代谢、调节免疫功能、恢复肠黏膜屏障等作用。常用于治疗慢性胃炎、消化道功能紊乱、胃及十二指肠溃疡等证属湿滞脾胃者。

2. 新药研发提要　本方属燥湿运脾的基础方，研发新药时，可据纳运升降功能失常之侧重加味组方。若针对湿滞兼食积之不思饮食者，宜加山楂、神曲等消食和胃；若针对胃气上逆之呕恶明显者，宜加藿香、半夏等化湿降逆；若针对湿盛泄泻者，宜加茯苓、泽泻渗湿止泻；若针对气滞而脘腹胀满疼痛者，宜加香附、砂仁行气止痛。

3. 使用注意　本方药物辛苦温燥，易耗气伤津，故阴津不足或脾胃虚弱者及孕妇不宜使用。

藿香正气散

《太平惠民和剂局方》

【组成】大腹皮、白芷、紫苏、茯苓去皮各一两（各30g）　半夏曲、白术、陈皮去白、厚朴去粗皮、姜汁炙、苦桔梗各二两（各60g）　藿香去土，三两（90g）　甘草炙，二两半（75g）

【用法】上为细末，每服二钱，水一盏，姜钱三片，枣一枚，同煎至七分，热服；如欲出汗，衣被盖，再煎并服。（现代用法：共为细末，每服6g，姜、枣煎汤送服；或作汤剂水煎服。）

【功效】解表化湿，理气和中。

【主治】外感风寒，内伤湿滞。霍乱吐泻，发热恶寒，头痛，胸膈满闷，脘腹疼痛，舌苔白腻，脉浮或濡缓，以及山岚瘴疟等。

【证治】本方为治疗夏月感寒伤湿，脾胃失和证的常用方。风寒犯表，正邪相争，则恶寒发热、头痛；内伤湿滞，湿浊中阻，脾胃不和，升降失常，则恶心呕吐、肠鸣泄泻；湿阻气滞，则胸膈满闷、脘腹疼痛；舌苔白腻，脉浮或濡缓，乃外感风寒、内伤湿滞之征。治当外散风寒，内化湿浊，理气和中，升清降浊。

【方解】方中藿香辛温芳香，外散风寒，内化湿滞，辟秽和中，为治霍乱吐泻之要药，重用为君。半夏曲、陈皮理气燥湿，和胃降逆以止呕；白术、茯苓健脾助运，除湿和中以止泻，助藿香内化湿浊以止吐泻，同为臣药。紫苏、白芷辛温发散，助藿香外散风寒，紫苏尚可醒脾宽中、行气止呕，白芷兼能燥湿化浊；大腹皮、厚朴行气化湿，畅中行滞，且寓气行则湿化之义；桔梗宣肺利膈，既益解表，又助化湿；煎加生姜、大枣，内调脾胃，外和营卫，俱为佐药。甘草调和药性，并协姜、枣以和中，用为使药。诸药相合，使风寒外散，湿浊内化，气机通畅，脾胃调和，清升浊降，则寒热、吐泻、腹痛诸症可除。感受山岚瘴气以及水土不服，症见寒甚热微、或但寒不热、呕吐腹泻、苔白厚腻者，亦可以本方散寒祛湿，辟秽化浊，和中悦脾而治之。

本方的配伍特点有二：一为表里同治，芳香苦燥祛湿化浊之中，兼以辛温解表；二为标本兼顾,解表化湿中,寓以健脾和中,但总以化湿理气、解表祛邪为主。

【运用】

1.现代研究及应用　现代药理研究表明,藿香正气散具有解痉、抗菌、镇痛、抗病毒、抗过敏、促进免疫、镇吐和调节胃肠等作用。常用于治疗急性肠胃炎、四时感冒等属外感风寒,湿滞脾胃者。

2.新药研发提要　本方化湿之力较强,研发新药时,可据表证与气滞的轻重加味组方。若针对表邪偏重而寒热无汗者,宜加香薷以助解表;如针对气滞偏重而脘腹胀痛者,宜加木香、延胡索、枳壳以行气止痛。

3.使用注意　①本方重在化湿和胃,解表散寒之力较弱,故表证较明显者,服后宜温覆以助解表。②湿热霍乱之吐泻,则非本方所宜。

八正散
《太平惠民和剂局方》

【组成】车前子、瞿麦、萹蓄、滑石、山栀子仁、甘草炙、木通、大黄面裹煨,去面切,焙,各一斤(各500g)

【用法】上为散,每服二钱,水一盏,入灯心煎至七分,去滓温服,食后临卧。小儿量力与之。(现代用法:散剂,每服6～9g;亦可作汤剂,水煎服,用量按原方比例酌情增减。)

【功效】清热泻火,利水通淋。

【主治】湿热下注。热淋,血淋,小便浑赤,溺时涩痛,淋沥不畅,甚则癃闭不通,小腹急满,口燥咽干,舌苔黄腻,脉滑数。

【证治】本方为治湿热淋证之常用方。膀胱湿热,气化不利,则尿频尿急、排尿涩痛、淋沥不畅,甚则癃闭不通、小腹急满;湿热蕴蒸,则尿色浑赤;津液不布,则口燥咽干;湿热内蕴,则舌苔黄腻、脉滑数。治当清热利水通淋。

【方解】方中滑石清热利湿,利水通淋;木通上清心火,下利湿热,使湿热之邪从小便而去,共为君药。萹蓄、瞿麦、车前子均为清热利水通淋要药,合滑石、木通则利尿通淋之效尤彰,同为臣药。山栀子仁清热泻火,清利三焦湿热;大黄荡涤邪热,通利肠腑,亦治"小便淋沥"(《本草纲目》),合诸药可令湿热由二便分消,俱为佐药。甘草调和诸药,兼以清热缓急,故有佐使之功。煎加灯心则更增利水通淋之力。诸药合用,既可直入膀胱清利而除邪,又兼通利大肠导浊以分消,务使湿热之邪尽从二便而去,共成清热泻火、利水通淋之剂。

本方配伍特点:集清热通淋药于一方,虽清利下焦,但兼顾三焦,前后分消湿热之邪。

【运用】

1.现代应用及研究　现代药理研究表明,八正散具有抗感染、抗菌、利尿、增强巨噬细胞吞噬功能,改善免疫的作用。常用于治疗膀胱炎、尿道炎、急性前列腺炎、泌尿系结石、肾盂肾炎、术后或产后尿潴留等属湿热下注者。

2.新药研发提要　本方苦寒清利,凡淋证属湿热下注者均可用之,研发新药时,可据淋证特点配伍相应药物,以切中病情。若属血淋者,加生地黄、小蓟、白茅以凉血止血;若为石淋,加金钱草、海金沙、石韦等以化石通淋;若属膏淋,加萆薢、菖蒲以分清化浊。

3.使用注意　①原方为散剂,作汤剂则剂量宜酌定。②本方为苦寒清利之剂,宜于实证者,若虚证者慎用。

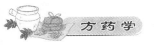

茵陈蒿汤

《伤寒论》

【组成】茵陈六两(30g)　栀子十四枚(15g)　大黄二两,去皮(9g)

【用法】上三味,以水一斗二升,先煮茵陈,减六升,纳二味,煮取三升,去滓,分三服。(现代用法:水煎服。)小便当利,尿如皂角汁状,色正赤,一宿腹减,黄从小便去也。

【功效】清热,利湿,退黄。

【主治】湿热黄疸。一身面目俱黄,黄色鲜明,腹微满,口中渴,小便不利,舌苔黄腻,脉沉数。

【证治】本方为治疗湿热黄疸的基础方、代表方。胆汁外溢,浸渍肌肤,则一身面目俱黄,黄色鲜明;湿热壅滞,气机失畅,则腹微满、恶心呕吐、大便不爽甚或秘结;热不得外越,湿不得下泄,则无汗或但头汗出、小便不利;湿热内郁,津液不化,则口渴欲饮。发热,舌苔黄腻,脉沉数或滑数有力等皆为湿热内蕴之征。治当清热利湿,化瘀通滞,导邪外出。

【方解】方中重用茵陈蒿为君药,以其苦寒降泄,长于清利脾胃肝胆湿热,为治黄疸要药。栀子泄热降火,清利三焦湿热,合茵陈可使湿热从小便而去,为臣药。大黄泻热逐瘀,通利大便,伍茵陈则令湿热瘀滞由大便而去,为佐药。诸药相合,使二便通利,湿热瘀滞前后分消,则腹满自减,黄疸渐消。

本方配伍特点:利湿与泄热同用,通腑与逐瘀并行,旨在通利二便,使湿热瘀滞从前后分消,黄疸即可消退。

【运用】

1. 现代研究及应用　现代药理研究表明,茵陈蒿汤具有利胆退黄、保肝、解热、抗菌、抗炎、镇痛、抗肿瘤等作用。常用于治疗急性黄疸型传染性肝炎、胆囊炎、胆石症、钩端螺旋体病等所引起的黄疸证属湿热内蕴者。

2. 新药研发提要　湿热黄疸有湿重于热与热重于湿的区别。新药研发时,若针对湿重于热者,宜加茯苓、泽泻、猪苓以利水渗湿;若针对热重于湿者,宜加黄柏、龙胆草以清热祛湿。

3. 使用注意　①凡脾胃气虚虽见有阳黄黄疸者,亦当慎用。方中药物皆属苦寒之性,易伤脾胃,其中大黄通下之力较强,尤当禁用于脾虚大便稀溏或泄泻者。其脾胃气虚者,若尚有气短乏力、食欲缺乏、苔薄白、脉细等症,可供鉴别之用。②凡孕妇皆忌用。方中大黄有攻下、活血化瘀之功,易于引起子宫收缩而导致流产,故当忌用。③慎进食辛辣燥热的食物。

三仁汤

《温病条辨》

【组成】杏仁五钱(15g)　飞滑石六钱(18g)　白通草二钱(6g)　白蔻仁二钱(6g)　竹叶二钱(6g)　厚朴二钱(6g)　生薏苡仁六钱(18g)　半夏五钱(10g)

【用法】甘澜水八碗,煮取三碗,每服一碗,日三服。(现代用法:水煎服。)

【功效】宣畅气机,清利湿热。

【主治】湿温初起或暑温夹湿,邪在气分。头痛恶寒,身重疼痛,面色淡黄,胸闷不饥,午后身热,舌白不渴,脉弦细而濡等。

【证治】本方为治疗湿温初起,湿重于热证之代表方。该证多由长夏之季感受湿热,卫阳被遏,脾胃失和所致。湿温初起,卫阳被遏,则头痛恶寒;湿热壅滞,阻遏气血不得外荣,则面色淡黄;湿邪重浊困阻,则身体困重或疼痛;湿浊困阻脾胃,气机不畅,则胸闷不饥;湿为阴邪,湿遏热伏,湿重热轻,则午后身热;苔白不渴,脉弦细而濡,皆为湿重热轻之征。证属湿热阻遏,湿重热轻,气机不利。治当清利湿热,宣畅气机,至于暑温初起夹湿而见湿重热轻者,治法亦同。

【方解】方中以滑石为君。清热利湿而解暑,以薏苡仁、杏仁、白蔻仁"三仁"为臣,其中薏苡仁淡渗利湿以健脾,使湿热从下焦而去;白蔻仁芳香化湿,利气宽胸,畅中焦之脾气以助祛湿,杏仁宣利上焦肺气,"盖肺主一身之气,气化则湿亦化"(《温病条辨》)。佐以通草、竹叶甘寒淡渗,助君药利湿清热之效;半夏、厚朴行气除满,化湿和胃,以助君臣理气除湿之功。原方以甘澜水(又名"劳水")煎药,意在取其下走之性以助利湿之效。诸药相合,使三焦湿热上下分消。气行湿化,热清暑解,水道通利,则湿温可除。

本方配伍特点:以芳香化湿、淡渗利湿、苦温燥湿之药同用,宣上、畅中、渗下并行,于宣畅气机中化湿,淡渗利湿中清热,务使上焦肺气宣通,中焦湿浊运化,下焦水湿得出,三焦通畅,诸症自解。

【运用】

1. 现代研究及应用 现代药理研究表明,三仁汤具有调节免疫、调节水平衡、调节胃肠功能、抗内毒素及改善血液流变性的作用。常用于治疗肠伤寒、胃肠炎、肾盂肾炎、布鲁氏菌病、肾小球肾炎以及关节炎属湿重于热者。

2. 新药研发提要 湿温初起,湿遏热伏,或呈卫气同病之证,或呈湿热并重之证。新药研发时,若针对卫气症状较明显者,宜加藿香、香薷、淡豆豉以解表化湿;若针对胸闷不饥甚者,宜加郁金、枳壳宣畅气机;若针对热邪较重而渴不多饮、舌苔淡黄而滑者,宜加黄芩、滑石以清热利湿。

3. 使用注意 三仁汤属祛湿清热并用,以祛湿为主之剂,若舌苔黄腻、热重于湿者,则不宜使用。

五苓散
《伤寒论》

【组成】猪苓十八铢,去皮(9g)　泽泻一两六铢(15g)　白术十八铢(9g)　茯苓十八铢(9g)　桂枝半两,去皮(6g)

【用法】捣为散,以白饮和,服方寸匕,日三服,多饮暖水,汗出愈,如法将息。(现代用法:作散剂,每服3~6g;或作汤剂水煎服。)

【功效】利水渗湿,温阳化气。

【主治】

1. 蓄水证 小便不利,头痛微热,烦渴欲饮,甚则水入则吐,舌苔白,脉浮。

2. 水湿内停证 水肿,泄泻,小便不利,以及霍乱吐泻等。

3. 痰饮 脐下悸动,吐涎沫而头晕目眩,多短气而咳。

【证治】本方原治伤寒太阳病之"蓄水证",后世用于多种水湿内停证候。所谓"蓄水证",即太阳表邪不解,循经传腑,以致膀胱气化不利,而成太阳经腑同病之证。表邪未解,故头痛微热,脉浮;膀胱气化失司,故小便不利;水蓄下焦,津液不得上承于口,故烦渴欲饮;饮入之水不得输布而上逆,故水入即吐,又称"水逆证"。若因脏腑功能失调,水湿内盛,泛溢肌肤,则为水

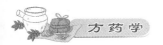

肿;下注大肠,则为泄泻;水湿稽留,升降失常,清浊相干,则霍乱吐泻;水停下焦,水气内动,则脐下动悸;水饮上犯,阻遏清阳,则吐涎沫而头晕目眩;水饮凌肺,肺气不利,而短气而咳。诸症虽然各异,但皆膀胱气化不利、水湿内停而以湿盛为主。治当利水渗湿,兼以温阳化气。

【方解】方中重用泽泻为君,利水渗湿。臣以茯苓、猪苓助君药利水渗湿。佐以白术补气健脾以运化水湿,合茯苓既可彰健脾制水之效,又可奏输津四布之功。《素问·灵兰秘典论》谓:"膀胱者,州都之官,津液藏焉,气化则能出矣。"膀胱之气化有赖于阳气之蒸腾,故又佐以桂枝温阳化气以助利水,且可辛温发散以祛表邪,一药而表里兼治。诸药相伍,共奏淡渗利湿、健脾助运、温阳化气、解表散邪之功。由于方中桂枝并非专为解表而设,故"蓄水证"得之,有利水而解表之功;痰饮病得之,有温阳平冲降逆之功;水湿内盛而无表证者得之,则可收化气利水之效。

本方的配伍特点:表里同治,邪正兼顾,以淡渗利水为主,兼以温阳化气,散寒解表使气化水行,解表健脾,蓄水停饮可除。

【运用】

1. 现代研究及应用　现代药理研究表明,五苓散具有利尿、改善肾功能、降血压、保肝降脂、降低颅压、抗应激性溃疡、抑菌等作用。常用于治疗急慢性肾炎、肝硬化腹水、心源性水肿、急性肠炎、尿潴留、脑积水等属水湿内停者。

2. 新药研发提要　本方属利水渗湿之剂。新药研发时,若针对水肿甚者,宜加桑白皮、大腹皮、车前子等以增强行水消肿之力。因气行则津行,亦可酌加陈皮、枳实理气以行水。

3. 使用注意　①原方作散剂服用,需多饮暖水;作汤剂则剂量需酌定,且不宜久煎。②本方为利水化气之剂,故湿热之小便不利不宜使用。③本方渗利之力较强,不宜久服。

苓桂术甘汤
《金匮要略》

【组成】茯苓四两(12g)　桂枝三两(9g)　白术二两(6g)　甘草炙,二两(6g)

【用法】上四味,以水六升,煮取三升,去滓,分温三服。(现代用法:水煎服。)

【功效】温化痰饮,健脾利湿。

【主治】中阳不足之痰饮。胸胁支满,目眩心悸,短气而咳,舌苔白滑,脉弦滑或沉紧。

【证治】本方为治疗中阳不足之痰饮病的基础方。系由中阳素虚,饮停心下所致。脾居中州、司运化,若脾阳不足,健运失常,则水湿内停,成痰成饮。又饮动不居,随气升降,无处不到:饮停心下,气机不畅,则胸胁支满;痰阻中焦,清阳不升,则头晕目眩;痰饮凌心犯肺,心阳被遏,则心悸,肺气不利,短气而咳。舌苔白滑,脉弦滑或沉紧,亦为痰饮内停之征。诸症皆由痰饮,痰饮又缘阳虚,故临证当遵仲景"病痰饮者,当以温药和之"之旨,治以温阳化饮,健脾利水。

【方解】方中重用茯苓为君,渗湿化饮,健脾益气。臣以桂枝温阳化气,茯苓、桂枝相伍,温阳行水之功尤彰。佐以白术健脾燥湿,茯苓、桂枝相须,健脾祛湿之力尤著,是治病求本之意。甘草用意有三,一合桂枝辛甘化阳,二合白术益气健脾,三可调和诸药,为佐使药。四药合用,共达温而不燥、利而不峻之性,故为治痰饮病的常用方。

本方配伍特点:温阳化气药与健脾利水药同用,甘淡为主,辅以辛温,使温而不燥,利而不峻,标本兼顾。

【运用】

1. 现代研究及应用　现代药理研究表明,苓桂术甘汤具有抗心肌缺血、抗心律失常、镇静、利尿作用,并对心力衰竭模型具有明显的正性肌力作用。常用于治疗慢性支气管炎、支气管哮喘、心源性水肿、慢性肾小球肾炎水肿、梅尼埃病、神经症等属水饮停于中焦者。

2. **新药研发提要** 本方是温阳化饮的基础方。新药研发时,若针对咳喘痰多者,宜加半夏、陈皮、杏仁、桔梗以助燥湿化痰,止咳平喘;若针对肢肿尿少者,宜加泽泻、猪苓利水消肿;若针对肝风夹痰饮上犯之眩晕者,宜加天麻、半夏以息风化痰。

3. **使用注意** 饮邪化热,咳痰黏稠者,非本方所宜。

真武汤
《伤寒论》

【组成】茯苓三两(9g)　芍药三两(9g)　白术二两(6g)　生姜三两(9g)　附子炮去皮,一枚,破八片(9g)

【用法】以水八升,煮取三升,去滓,温服七合,日三服。(现代用法:水煎服。)

【功效】温阳利水。

【主治】

1. **阳虚水泛证** 小便不利,四肢沉重疼痛,浮肿,腰以下为甚,畏寒肢冷,腹痛下利,或咳或呕,舌淡胖,苔白滑,脉沉细。

2. **太阳病发汗太过,阳虚水泛证** 汗出不解,其人仍发热,心下悸,头眩,身𥆧动,振振欲擗地。

【证治】本方是治疗阳虚水泛证的代表方。脾阳虚则水湿难运,肾阳虚则气化不行,脾肾阳虚则水湿泛溢。肾阳虚衰,气化失常,水气内停则小便不利;水湿内停,溢于肌肤,则四肢沉重疼痛,甚则浮肿;湿浊内生,流走肠间,则腹痛下利;上逆肺胃,则或咳或呕。若太阳病发汗太过,既过伤其阳,阴不敛阳而浮越,则见仍发热,又伤津耗液,津枯液少,阳气大虚,筋脉失养,则身体筋肉𥆧动、振振欲擗地;阳虚水泛,上凌于心,则心悸不宁;阻遏清阳,清阳不升,则头晕目眩;舌淡胖,苔白滑,脉沉细为阳虚水泛之象。治当温肾助阳、健脾利水。

【方解】方中君以大辛大热之附子,温肾助阳以化气行水,暖脾抑阴以温运水湿。茯苓、白术补气健脾,利水渗湿,合附子可温脾阳而助运化,同为臣药。佐以辛温之生姜,配附子温阳散寒,茯苓、白术辛散水气,并可和胃而止呕。配伍酸收之白芍,其意有四:一者利小便以行水气,《神农本草经》言其能"利小便",《名医别录》亦谓之"去水气,利膀胱";二者柔肝缓急以止腹痛;三者敛阴舒筋以解筋肉𥆧动;四者防止附子燥热伤阴,亦为佐药。全方泻中有补,标本兼顾,共奏温阳利水之功。

本方配伍特点有三:一为温阳药与健脾药相配,既主水又制水;二为发散药与利水药相配,以治内外之水;三为治水药与敛阴药相配,治水不伤阴。

【运用】

1. **现代研究及应用** 现代药理研究表明,真武汤具有改善肾功能、强心及改善心功能、抗衰老的作用。常用于治疗慢性肾小球肾炎、心源性水肿、甲状腺功能减退、慢性支气管炎、慢性肠炎、肠结核等属脾肾阳虚,水湿内停者。

2. **新药研发提要** 本方重在治本,新药研发时可据病证之侧重加减组方,以标本并图。若针对水寒射肺而咳者,宜加干姜、细辛温肺化饮,五味子敛肺止咳;若针对阴盛阳衰而下利甚者,去芍药之阴柔,加干姜以助温里散寒;若针对水寒犯胃而呕者,加重生姜用量以和胃降逆,可更加吴茱萸、半夏以助温胃止呕。

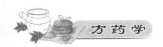

3.使用注意 本方重在温阳利水,故湿热内停之小便不利、水肿者忌用。

萆薢分清饮
《丹溪心法》

【组成】益智、川萆薢、石菖蒲、乌药各等分(各10g)

【用法】上剉,每服五钱,水煎,入盐一捻,食前服。(现代用法:水煎服,入食盐少许。)

【功效】温暖下元,利湿化浊。

【主治】下焦虚寒。小便白浊。频数无度,白如米泔,凝如膏糊。

【证治】本方为治疗下焦虚寒之膏淋、白浊的代表方。肾司开阖,若肾阳亏虚,气化失权,膀胱失约,则小便频数;元阳不足,封藏失司,清浊不分,败精垢物渗于溺道,则小便混浊不清、白如米泔,甚则凝如膏糊;舌淡苔白,脉沉为下焦虚寒之象。治当温暖下元,分清化浊。

【方解】方中萆薢味苦性平,可利湿祛浊,为治疗白浊、膏淋之要药,故为君药。益智仁温补肾阳,涩精缩尿,为臣药。石菖蒲辛香苦温,化浊祛湿,兼祛膀胱之寒,以助萆薢分清化以入肾,引药直达下焦,为使药。诸药合用,共奏温肾祛湿、分清化浊之功。

本方的配伍特点:以利湿化浊药与温阳化气药配伍,泻中有补,标本兼治,利湿化浊以治其标,温暖下元以顾其本。

【运用】

1.现代研究及应用 现代药理研究表明,萆薢分清饮具有利尿抗炎、杀菌、止痛、解毒等作用。常用于治疗乳糜尿、慢性前列腺炎、慢性肾盂肾炎、慢性肾炎、慢性盆腔炎等下焦虚寒,湿浊不化者。

2.新药研发提要 新药研发时,若针对兼虚寒腹痛者,宜加肉桂、盐茴以温中祛寒;若针对久病气虚者,宜加黄芪、白术以益气祛湿。

3.使用注意 ①原方为散剂,作汤剂则剂量宜酌定。煎煮时加入食盐少许,达引药入下焦之用。②本方为温肾利湿之剂,故湿热白浊者不宜使用。

其他常用祛湿剂

甘露消毒丹、连朴饮、当归拈痛汤、猪苓汤、防己黄芪汤、二妙散、五皮散、羌活胜湿汤、鸡鸣散的出处、组成、用法、功效、主治见表7-4。

表7-4 其他常用祛湿剂

方名	出处	组成	用法	功效	主治
甘露消毒丹	《温热经纬》	飞滑石十五两(450g),绵茵陈十一两(330g),淡黄芩十两(300g),石菖蒲六两(180g),川贝母、木通各五两(各150g),藿香、射干、连翘、薄荷、白豆蔻各四两(各120g)	开水调服	利湿化浊,清热解毒	外感湿温时疫,邪在气分。发热困倦,胸闷腹胀,肢酸咽肿,身黄,颐肿口渴,小便短赤,吐泻,浊淋,舌苔淡白或厚腻或干黄

续表

方名	出处	组成	用法	功效	主治
连朴饮	《温病纵横》	制厚朴二钱(6g),黄连姜汁炒、石菖蒲、制半夏各一钱(3g),香豉(炒)、焦山栀各三钱(各9g),芦根二两(60g)	水煎温服	清热化湿,理气和中	湿热蕴伏。霍乱吐利,胸脘痞闷,小溲短赤,舌苔黄腻
当归拈痛汤	《医学启源》	羌活、甘草、茵陈(酒炒)各15g,防风、苍术、当归身、知母、猪苓、泽泻(各9g),升麻、白术、黄芩(各3g),葛根、人参、苦参(各6g)	上锉,如麻豆大。每服30g,水二盏半,先以水伴湿,候少时,煎至一盏,去滓温服。待少时,美膳压之。现代用法:水煎服	利湿清热,疏风止痛	湿热相搏,外受风邪证。遍身肢节烦痛,或肩背沉重,或脚气肿痛,脚膝生疮,舌苔白腻微黄,脉弦数
猪苓汤	《伤寒论》	猪苓(去皮)、茯苓、泽泻、阿胶碎、滑石碎各一两(各9g)	水煎服,阿胶分二次烊化	利水、养阴、清热	水热互结证。小便不利,发热,口渴欲饮,或心烦不寐,或兼有咳嗽、呕恶,下利,脉细数。又治血淋,小便涩痛,点滴难出,小腹满痛者
防己黄芪汤	《金匮要略》	防己一两(12g),黄芪一两一分,去芦(15g),甘草半两,炒(6g),白术七钱半(9g)	水煎服,服后取微汗	益气祛风,健脾利水	卫表不固,风水或风湿。汗出恶风,身重,小便不利,舌淡苔白,脉浮者
二妙散	《丹溪心法》	黄柏炒、苍术米泔浸炒(各15g)	为散剂,各等分,每次服3～5g,或为丸剂,亦可作汤剂,水煎服	清热燥湿	湿热走注。筋骨疼痛,或湿热下注,两足痿软无力,或足膝红肿疼痛,或湿热带下,或下部湿疮,小便短赤,舌苔黄腻者
五皮散	《华氏中藏经》	生姜皮、桑白皮、陈橘皮、大腹皮、茯苓皮各等分(各9g)	水煎服	利湿消肿,理气健脾	脾虚湿盛,皮水。一身悉肿,肢体沉重,心腹胀满,上气喘急,小便不利,以及妊娠水肿,苔白腻,脉沉缓
羌活胜湿汤	《内外伤辨惑论》	羌活、独活各一钱(各6g),藁本、防风、甘草炙各3g,川芎五分(3g),蔓荆子三分(2g)	水煎服	祛风胜湿	风湿在表。肩背痛不可回顾,头痛身重,或腰脊疼痛,难以转侧,苔白脉浮

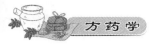

续表

方名	出处	组成	用法	功效	主治
鸡鸣散	《证治准绳》	槟榔七枚(15g),陈皮去白、木瓜各一两(各9g),吴茱萸、紫苏叶各三钱(各3g),桔梗、生姜和皮各半两(各5g)	水煎,两次相合,凌晨空腹冷服	行气降浊,宣化寒湿	湿脚气。足胫肿重无力,麻木冷痛,恶寒发热,或挛急上冲,甚至胸闷泛恶。亦治风湿流注,脚足痛不可忍,用索悬吊,筋脉浮肿

第八章　温里方药

凡以温里药为组成,具有温里之功,能祛除在里之寒邪,或可助阳,补助阳气之不足,或能回阳救逆的方药为温里方药。其主要适用于寒邪直中脏腑或阳气不足,阴寒内生,以冷、痛为主的里寒证。部分方药能回阳救逆,适用于亡阳证。根据《素问·至真要大论》"寒者热之""治寒以热"的理论立法,属于"八法"中的"温法"。

在应用温里方药时,应根据不同证候进行适当的配伍。若外寒内侵,表寒未解者,须配辛温解表药;寒凝经脉,气滞血瘀者,须配行气活血药;寒湿内阻者,宜配芳香化湿或温燥祛湿药;脾肾阳虚者,宜配温补脾肾药;亡阳气脱者,宜配大补元气药。

温里方药易助火伤阴,故实热证、阴虚火旺、津血亏虚者忌用;部分方药孕妇应慎用。

第一节　温里药

凡以温里祛寒为主要功效,用以治疗里寒证的药物,称为温里药,又称祛寒药。

温里药多味辛而性温热,具有温里祛寒的功效,长于走脏腑经络而温散在里之寒邪,使里寒得散,阳气得复。本类方药适用于外寒直中脏腑经络或阳气不足,阴寒内生所致里寒证。又因其归经不同而有多种效用。其主入脾、胃经者,能温中散寒止痛,用于治疗脾胃受寒或脾胃虚寒证,症见脘腹冷痛、呕吐泄泻、舌淡苔白等;其主入肺经者,能温肺化饮,用于治疗肺寒痰饮证,症见痰鸣咳喘、痰白清稀、舌淡苔白滑等;其主入肝经者,能暖肝散寒止痛,用于治疗肝经受寒之少腹冷痛、寒疝作痛或厥阴头痛等;其主入肾经者,能温肾助阳,用于治疗肾阳不足证,症见宫寒、腰膝冷痛、夜尿频多、滑精遗尿等;其主入心、肾两经者,能温阳通脉,用于治疗心肾阳虚证,症见心悸怔忡、畏寒肢冷、小便不利、肢体浮肿等;或能回阳救逆,用于治疗亡阳证,症见畏寒蜷卧、汗出神疲、四肢厥逆、脉微欲绝等。

附　子
《神农本草经》

附子为毛茛科多年生草本植物乌头 *Aconitum carmichaelii* Debx. 的子根。主产于四川、湖北、湖南等地。6月下旬至8月上旬采挖,除去母根、须根及泥沙,习称"泥附子"。加工炮制为盐附子、黑附子(黑顺片)、白附片、淡附片、炮附片。

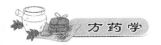

【异名】草乌、盐乌头(《本经》)、鹅儿花、铁花、五毒。

【药性】辛、甘,大热;有毒。归心、肾、脾经。

【功效】回阳救逆,补火助阳,散寒止痛。

【应用】

1. 亡阳证　本品辛甘大热,为纯阳燥烈之品,能逐退在内之阴寒,急回外越之阳气,素有"回阳救逆第一品药"之称。治久病伤阳,寒邪内犯或大汗、大吐、大泻所致亡阳证,常配伍干姜、甘草,如四逆汤;治亡阳兼气脱者,常配伍人参,如参附汤。

2. 阳虚证　本品辛甘助阳,有温壮元阳、益火消阴之效,并能上助心阳、中温脾阳、下补肾阳,凡心、脾、肾诸脏阳气衰弱者均可适用。治肾阳不足,命门火衰,常配伍肉桂、熟地黄、山茱萸等,如肾气丸、右归丸;治脾肾阳虚、寒湿内盛,常配伍人参、白术、干姜,如附子理中汤;治脾肾阳虚,水气内停,常配伍白术、茯苓、生姜等,如真武汤;治阳虚外感风寒,常配伍麻黄、细辛,如麻黄细辛附子汤。

3. 寒凝诸痛证　本品味辛气烈,走而不守,能温经通络,逐经络中风寒湿邪,故止痛力强,为治寒凝诸痛要药。因其性大热,故尤善治寒痹痛剧者,常配伍桂枝、白术、甘草,如甘草附子汤。

【用法用量】煎服,3~15g。本品有毒,宜先煎0.5~1.0小时,至口尝无麻辣感为度。

【使用注意】

1. 本品辛热燥烈,易伤阴动火,故热证、阴虚阳亢及孕妇忌用。

2. 不宜与半夏、瓜蒌、天花粉、贝母、白蔹、白及同用。

【古籍论述】

1.《名医别录》曰:"附子生犍为山谷及广汉。冬月采为附子,春月采为乌头。"

2.《博物志》言:"附子、乌头、天雄一物也,春秋冬夏采之各异。"

3.《广雅》云:"奚毒,附子也。一岁为侧子,二年为乌喙,三年为附子,四年为乌头,五年为天雄。"

干　姜

《神农本草经》

干姜为姜科植物姜 *Zingiber officinale* Rosc. 的干燥根茎。主产于四川、湖北、贵州等地。均系栽培,冬季采收,除去须根及泥沙,洗净晒干或低温烘干。切片或切块生用。

【异名】百姜(《三因方》),均姜(《纲目》)。

【药性】辛,热。归脾、胃、肾、心、肺经。

【功效】温中散寒,回阳通脉,温肺化饮。

【应用】

1. 脾胃寒证　本品辛热燥烈,主入脾胃而长于温中散寒、健运脾阳,凡中焦寒证,无论外寒内侵的寒实证,或阳气不足、寒从内生的虚寒证均可使用。治寒邪直中所致腹痛,可单用本品,亦可与高良姜配伍,增强散寒止痛的作用,如二姜丸;治脾胃虚寒,脘腹冷痛,常配伍党参、白术等,如理中丸。

2. 亡阳证　本品辛热,入心、肾经,有回阳通脉之功。治心肾阳虚,阴寒内盛之亡阳证,每与附子相须为用,以助附子回阳救逆之效,并可降低附子的毒性,如四逆汤。

3. **寒饮喘咳** 本品辛热,入肺、脾经,上能温肺散寒以化饮,中能温脾运水以祛痰。治寒饮伏肺之喘咳,常配伍麻黄、细辛、五味子等,如小青龙汤。

【用法用量】煎服,3～10g。

【使用注意】本品辛热燥烈,阴虚内热、血热妄行者忌用;孕妇慎用。

【古籍论述】

1.《神农本草经》:"味辛,温。主胸满咳逆上气,温中,止血,出汗,逐风湿痹,肠澼下痢。生者尤良。"

2.《名医别录》:"治寒冷腹痛,中恶、霍乱,胀满,风邪诸毒,皮肤间结气,止唾血。"

3.《药性论》:"治腰肾中疼冷,冷气,破血,去风,通四肢关节,开五脏六腑,去风毒冷痹,夜多便。治嗽,主温中,霍乱不止,腹痛,消胀满冷痢,治血闭。病人虚而冷,宜加用之。"

4.《新修本草》:"治风,下气,止血,宣诸络脉,微汗。"

5.《日华子本草》:"消痰下气,治转筋吐泻,腹脏冷,反胃干呕,瘀血,扑损,止鼻洪,解冷热毒,开胃,消宿食。"

6.《医学启源》:"《主治秘要》云……通心气,助阳……去脏腑沉寒……发诸经之寒气……治感寒腹疼……"

7. 王好古:"主心下寒痞,目睛久亦。""经炮则温脾燥胃。"

8.《医学入门》:"炮姜,温脾胃,治里寒水泄,下痢肠澼,久疟,霍乱;心腹冷痛胀满,止鼻衄,唾血,血痢,崩漏。"

9.《药品化义》:"炮姜,退虚热。"

10.《长沙药解》:"燥湿温中,行郁降浊,下冲逆,平咳嗽,提脱陷,止滑泄。"

肉 桂

《神农本草经》

肉桂为樟科植物肉桂 *Cinnamomum cassia* Presl 的树皮。原产中国,印度、老挝、越南至印度尼西亚等地都有,在我国主产于广东、广西、云南等地。肉桂的树皮常被用作香料、烹饪材料及药材。

【异名】牡桂(《本经》),大桂、筒桂(《新修本草》),辣桂(《直指方》),玉桂(《本草求原》)。

【药性】辛、甘,大热。归肾、脾、心、肝经。

【功效】补火助阳,引火归元,散寒止痛,温通经脉。

【应用】

1. **肾阳虚证** 本品辛甘大热,入肾经,能补火助阳,益阳消阴,为治命门火衰之要药。治肾阳不足,命门火衰,常配伍附子、熟地黄等,如右归丸;治脾肾阳虚,常配伍附子、人参、白术等,如桂附理中丸。

2. **虚阳上浮证** 本品大热入肝肾,能将因下元阳微、阴寒内盛、逼阳上浮之虚阳引回下元,故能"引火归元"治元阳亏虚,虚阳上浮,症见面赤、虚喘、汗出、心悸、失眠等,常配伍山茱萸、五味子、人参等。

3. **寒凝诸痛证** 本品辛热散寒以止痛,善祛痼冷沉寒,为治寒凝诸痛之要药。治寒邪内侵或脾胃虚寒之脘腹冷痛,可单用或配伍干姜、高良姜等;治胸阳不振,寒邪内侵之胸痹心痛,常配伍附子、干姜、蜀椒等;治寒疝腹痛,常配伍小茴香、沉香、乌药等,如暖肝煎;治风寒

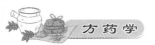

湿痹,或寒邪偏甚者,常配伍独活、桑寄生、杜仲等,如独活寄生汤;治阳虚寒凝之阴疽,常配伍鹿角胶、白芥子、麻黄等,如阳和汤。

4. **寒凝血瘀证** 本品辛散而温,能温通血脉,促进血行,消散瘀滞,可用于寒凝血瘀之月经不调、痛经或闭经,常配伍川芎、当归、赤芍等,如温经汤。

此外,对于久病体虚,气血不足者,在补益气血方中少量加入本品,能鼓舞气血生长,增强或提高补益药的效果,如十全大补汤。

【用法用量】煎服,1～5g,宜后下或焗服;研末冲服。

【使用注意】

1. 阴虚火旺,里有实热,血热妄行出血及孕妇忌用。

2. 不宜与赤石脂同用。

【古籍论述】

1.《神农本草经》:"主上气咳逆,结气喉痹吐吸,利关节,补中益气。"

2.《名医别录》:"主心痛,胁风,胁痛,温筋,通脉,止烦、出汗。主温中,利肝肺气,心腹寒热、冷疾,霍乱转筋,头痛,腰痛,止唾,咳嗽,鼻衄;能堕胎,坚骨节,通血脉,理疏不足;宣导百药,无所畏。"

3.《药性论》:"主治:几种心痛,杀三虫,主破血,通利月闭,治软脚,痹、不仁,胞衣不下,除咳逆,结气、痛痹,止腹内冷气,痛不可忍,主下痢,鼻息肉。杀草木毒。"

4.《日华子本草》:"治一切风气,补五劳七伤,通九窍,利关节,益精,明目,暖腰膝,破症癖瘕瘕,消瘀血,治风痹骨节挛缩,续筋骨,生肌肉。"

5.《珍珠囊》:"去卫中风邪,秋冬下部腹痛。"

6.《医学启源》:"补下焦不足,治沉寒肩冷及表虚自汗。"

7.《本草纲目》:"治寒痹,风喑,阴盛失血,泻痢,惊痫。治阳虚失血,内托痈疽痘疮,能引血化汗化脓,解蛇蝮毒。"

吴茱萸
《神农本草经》

吴茱萸为芸香科植物吴茱萸 *Euodia rutaecarpa*（Juss.）Benth.、石虎 *Euodia rutae-carpa*（Juss.）Benth. var. *officinalis*（Dode）Huang 或疏毛吴茱萸 *Euodia rutaecarpa*（Juss.）Benth. var. *bodinieri*（Dode）Huang 的接近成熟果实。主产于贵州、广西、湖南、浙江、四川等地。

【异名】食茱萸（《新修本草》）,榄子（《本草拾遗》）,吴萸（《草木便方》）,茶辣（广西）,漆辣子（陕西）,优辣子（贵州、陕西）,曲药子（湖北）,气辣子（四川）。

【药性】辛、苦,热;有小毒。归肝、脾、胃、肾经。

【功效】暖肝散寒止痛,温中降逆止呕,助阳燥湿止泻。

【应用】

1. **寒滞肝脉诸痛证** 本品辛散苦泄,性热温通,主入肝经,既散肝经之寒邪,又疏肝气之郁滞,为治寒凝肝脉诸痛之要药。治寒疝腹痛,常配伍小茴香、川楝子、木香等,如导气汤;治厥阴头痛,常配伍人参、生姜、大枣等,如吴茱萸汤;治冲任虚寒、瘀血阻滞之痛经,常配伍桂枝、当归、川芎等,如温经汤;治寒湿脚气肿痛,或上冲入腹,常配伍木瓜、苏叶、槟榔等,如鸡

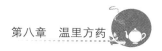

鸣散。

2.**呕吐吞酸** 本品入于中焦,善能散寒止痛,降逆止呕,兼能制酸。治胃寒呕吐,吞酸,常配伍半夏、生姜等;治肝火犯胃,胁肋疼痛,嘈杂吞酸,呕吐口苦者,常配伍黄连,如左金丸。

3.**五更泄泻** 本品性热,温脾肾而散阴寒,味苦能燥湿,可用于脾肾阳虚之五更泄泻,常配伍补骨脂、肉豆蔻、五味子等,如四神丸。

此外,本品外用有燥湿止痒作用。治湿疹、湿疮,可单用,或与收湿止痒药物配伍。煎洗或干粉撒布患处。若以本品研末用米醋调敷足心(涌泉穴),还可治口疮和高血压。

【用法用量】煎服,2~5g。外用适量。

【使用注意】

1.本品辛热燥烈,易耗气动火,故不宜多用、久服。

2.阴虚有热者忌用。

【古籍论述】

1.《神农本草经》:"主温中下气,止痛,咳逆寒热,除湿血痹,逐风邪,开腠理。"

2.《名医别录》:"主痰冷,腹内绞痛,诸冷实不消,中恶,心腹痛,逆气,利五脏。"

3.《药性论》:"主心腹疾,积冷,心下结气,痃心痛;治霍乱转筋,胃中冷气,吐泻腹痛不可胜忍者;疗遍身顽痹,冷食不消,利大肠拥气。"

4.《本草拾遗》:"杀恶虫毒,牙齿虫䘌。"

5.《日华子本草》:"健脾通关节。治腹痛、肾气、脚气、水肿、下产后余血。"

6.《本草纲目》:"开郁化滞。治吞酸,厥阴痰涎头痛,阴毒腹痛,疝气,血痢,喉舌口疮。"

其他常用温里药

小茴香、花椒、高良姜、胡椒、荜茇、丁香的药性、功效、主治、用法用量等详见表8-1。

表8-1 其他常用温里药

药名	药性	功效	主治	用法用量	备注
小茴香	辛,温。归肝、肾、脾、胃经	散寒止痛,理气和胃	疝气痛,痛经,中焦虚寒气滞证	煎服,3~6g。外用适量	阴虚火旺者慎用
花椒	辛,温。归脾、胃、肾经	温中止痛,杀虫止痒	脾胃寒证,虫积腹痛,湿疹,阴痒	煎服,3~6g。外用适量,煎汤熏洗	
高良姜	辛,热。归脾、胃经	温中止呕,散寒止痛	胃寒呕吐,脘腹冷痛	煎服,3~6g	
胡椒	辛,大温,无毒。归胃、大肠经	温中止痛,下气消痰	胃寒脘腹冷痛,呕吐泄泻	煎服,2~4g	
荜茇	辛,热。归胃、大肠经	温中散寒	胃寒脘腹冷痛,呕吐泄泻	煎服,3~6g。外用适量	
丁香	辛,温。归脾、胃、肺、肾经	温中降逆,补肾助阳	胃寒呕吐、呃逆,肾虚阳痿、宫冷。	煎服,1~3g。外用适量	热证及阴虚内热者忌用。不宜与郁金同用

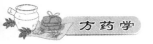

第二节　温里剂

凡以温热药为主组成,具有温里助阳、散寒通脉等作用,治疗里寒证的方剂,统称为温里剂。本类方剂属于"八法"中的"温法"。温里剂适用于里寒证。里寒证系指寒邪停留体内脏腑经络间所致的病证。其或因素体阳虚,寒从中生;或因外寒直中三阴,深入脏腑;或因表寒证治疗不当,寒邪乘虚入里;或因过食寒凉,损伤阳气,皆可形成里寒证。其主要临床表现有畏寒肢冷,喜温蜷卧,口淡不渴,小便清长,舌淡苔白,脉沉迟或缓等。里寒证在病位上有脏腑经络之异,在病情上有轻重缓急之分,故温里剂可分为温中祛寒剂、回阳救逆剂和温经散寒剂三类。

温里剂多以温热之品为主组方。因里寒证之形成,多与素体阳气不足相关,故常配伍补益药以扶正;阳气欲脱,证属危急者,须配伍补气固脱之品;若营血虚弱,应配伍养血之药等。

温里剂多由辛温燥热之品组成,临床使用时必须辨别寒热之真假,真热假寒证禁用,素体阴虚或失血之人亦应慎用,以免重伤阴血。再者,若阴寒太盛或真寒假热,服药入口即吐者,可反佐少量寒凉药物,或热药冷服,避免格拒。

理中丸
《伤寒论》

【组成】干姜、人参、炙甘草、白术各三两(各90g)

【用法】上四味药共研细末,炼蜜为丸,重9g,每次1丸,小蜜丸则每次9g,温开水送服,每日2～3次;亦可作汤剂,水煎服,药后饮热粥适量。

【功效】温中祛寒,补气健脾。

【主治】

1.脾胃虚寒证。脘腹疼痛,喜温喜按,不欲饮食,呕吐便溏,畏寒肢冷,舌淡,苔白,脉沉细。

2.阳虚失血证。便血、吐血、衄血或崩漏等,见血色暗淡、质清稀,面色白,气短神疲,脉沉细或虚大无力。

3.脾胃虚寒所致的胸痹、病后多涎唾、小儿慢惊风等。

【证治】本证系由脾胃虚寒所致。中阳不足,寒自内生,阳虚失温,则畏寒肢冷;寒凝而滞,则腹痛绵绵、喜温按;脾主运化而升清,胃主受纳而降浊,脾胃虚寒致脾不运化、胃不受纳,升降纳运失职,故见脘腹痞满,食少倦怠,呕吐便溏;舌淡苔白润,口中不渴,脉沉细或沉迟无力,皆为虚寒之象。

若脾胃虚寒,统摄失权,血不循经则可见便血、吐血、衄血或崩漏等,但血色暗淡,质清稀;若中阳不足,阴寒上乘而致胸阳不振,则可见胸痹心痛;若久病伤及脾阳,使津无所摄,上溢于口,则可见病后多涎唾,甚则流涎不止;若小儿先天禀赋不足,后天脾胃虚寒,生化无源,致经脉失养,土不荣木,则可见慢惊风;若食饮不节,损伤脾胃阳气,清浊相干,升降失常则致霍乱。法当温中祛寒,益气健脾。

【方解】方中干姜温脾阳,祛寒邪,为君药;人参补气健脾,为臣药。君臣相配,温中健脾。

白术健脾燥湿,为佐药。甘草一则益气健脾,二能缓急止痛,三可调和药性,为佐使药。全方配伍,温补结合,以温为主,共奏温中阳、益脾气、助运化之功,故曰"理中"。

本方在《金匮要略》中作汤剂,称"人参汤"。理中丸方后亦有"然不及汤"四字。盖汤剂较丸剂作用强而迅速,临床可视病情之缓急酌定剂型。

【运用】

1.现代研究及运用 现代药理研究表明,该方具有治疗急慢性胃肠炎、胃及十二指肠溃疡、胃痉挛、慢性结肠炎等作用。

2.新药研发提要 该方可以治疗胃及十二指肠溃疡,对于心动过缓也有一定的疗效。

3.使用注意 原方汤丸两用,丸剂每服9g;作汤剂则剂量宜酌定,饮食宜清淡,忌食辛辣、生冷、油腻食物。有高血压、心脏病、糖尿病、肝病、肾病等慢性病严重者慎用,湿热内蕴中焦或脾胃阴虚者禁用,儿童、年老体弱者慎用。

小建中汤
《伤寒论》

【组成】桂枝去皮,三两(9g) 甘草炙,二两(6g) 大枣擘,十二枚(4枚) 芍药六两(18g) 生姜切,三两(9g) 胶饴一升(30g)

【用法】上六味,以水七升,煮取三升,去滓,纳饴,更上微火消解。温服一升,日三服。(现代用法:水煎取汁,兑入饴糖,文火加热溶化,分两次温服。)

【功效】温中补虚,和里缓急。

【主治】中焦虚寒,肝脾失调,阴阳不和证。脘腹拘急疼痛,时发时止,喜温喜按;或心中悸动,虚烦不宁,面色无华;兼见手足烦热,咽干口燥等,舌淡苔白,脉细弦。

【证治】本证因中焦虚寒,肝脾失调,阴阳不和所致。中焦虚寒,阳气失于温煦,土虚木乘,故脘腹拘急疼痛、时轻时重、喜温喜按。中焦虚寒,化源匮乏,阴阳俱虚。阳气亏虚,不足以温养精神,故神疲乏力、心中动悸;营阴亏虚,失于濡润,故烦热、口燥咽干;舌淡苔白,脉细弦,亦为虚寒及肝脾失和之象。本证虽繁杂,但总以脘腹疼痛、喜温喜按为主症;病机涉及诸多方面,总以中焦虚寒、肝脾失和为首要。治宜温补中焦为主,兼以柔肝缓急,调和阴阳。

【方解】本方由桂枝汤倍芍药加饴糖而成。方中重用甘温质润入脾之饴糖,一者温中补虚,二者缓急止痛,一药而两擅其功;配以辛温之桂枝,温助脾阳,祛散虚寒。二药相伍,辛甘化阳,温中益气,使中气强健,不受肝木之乘。正如《成方便读》所言:"此方因土虚木克起见,故治法必以补脾为先。"

更倍用酸苦之芍药,其用有三:一者滋养营阴,以补营血之亏虚;二者柔缓肝急止腹痛,与饴糖相伍,酸甘化阴,养阴缓急而止腹痛拘急;三者与桂枝相配,调和营卫、燮理阴阳。生姜、大枣合用,前者助桂枝温胃散寒,后者助饴糖补益脾虚;二者协桂枝、芍药又可调营卫,和阴阳。

入炙甘草之意:一则益气补虚,助饴糖之功;二则缓急止腹痛,增饴糖、芍药之力;三则助桂枝、芍药以和阴阳;四则调和诸药。

诸药配伍,辛甘酸甘合化以调和阴阳,重用甘温质润以抑木缓急,可使脾健寒消,肝脾调和,阴阳相生,中气建立,诸症痊愈。正如《金匮要略心典》所云:"是方甘与辛和而生阳,酸得甘助而生阴,阴阳相生,中气自立。"本方重在温补中焦,建立中气,故名"建中"。

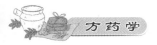

【运用】

1. 现代研究及运用　现代药理研究表明,该方可治疗中焦虚寒,肝脾失调,阴阳不和。

2. 新药研发提要　该方可以治疗过敏性结肠综合征、胃炎、十二指肠溃疡、非溃疡性消化不良等多种消化道疾病。可缓解成年人改善体质,体虚者腰痛、痛经等不适,对疲劳、体质虚弱者,或素体易疲劳、畏寒肢冷的虚证患者有效。

3. 使用注意　呕吐或中满者不宜使用;阴虚火旺之胃脘疼痛忌用。

四逆汤
《伤寒论》

【组成】附子生用,去皮,破八片,一枚(15g)　甘草炙,二两(6g)　干姜一两半(4.5g)

【功效】回阳救逆。

【主治】少阴病,心肾阳衰寒厥证。四肢厥逆,神衰欲寐,面色苍白,恶寒蜷卧,腹痛下利,呕吐不渴,甚则冷汗淋漓,舌质淡,苔白滑,脉微欲绝。太阳病误汗亡阳者。

【证治】本证系由少阴心肾阳衰,阴寒内盛所致;亦可太阳病误汗亡阳所为。阳气不能温煦周身四末,则四肢厥逆、恶寒蜷卧;无力鼓动血行,则脉微细。

《素问·生气通天论》曰:"阳气者,精则养神,柔则养筋。"若心阳衰微,神失所养,则神衰欲寐;肾阳衰微,不能暖脾,升降失调,则腹痛吐利;面色苍白,口中不渴,舌苔白滑,亦为阴寒内盛之象。此阳衰寒盛之证,法当回阳破阴救逆。非纯阳大辛大热之品,不足以破阴寒,回阳气,救厥逆。

【方解】本方是回阳救逆的基础方。心肾阳气虚衰,温煦失职,故四肢厥冷,恶寒蜷卧;阳气衰竭,无力鼓动血脉,故脉微欲绝;不能温养精神,故神衰欲寐;肾阳衰微,火不暖土,故腹痛吐利。此证阳气衰微,阴寒内盛,病势凶险,治疗急宜速回阳气,破散阴寒,救逆挽危。

方中附子大辛大热,温壮肾阳,回阳救逆,为通行十二经纯阳之要药,其生用更能迅达内外,温阳逐寒,为君药。干姜辛热,温脾散寒,助阳通脉,与附子同用,温里回阳之力大增,为臣药。炙甘草一则益气补中,使全方温补结合,以治虚寒;二能缓和附子、干姜峻烈之性;三可调和药性,故有"附子无干姜则不热,得甘草则性缓"之说。全方药简力专,大辛大热,阳复厥回,故名"四逆汤"。

本方配伍特点:大辛大热,药简力专,心脾肾阳气并救。

【运用】

1. 现代研究及运用　现代药理研究表明,该方具有治疗心肌梗死、心力衰竭、急性胃肠炎吐泻失水、急性病大汗出而见虚脱等作用。

2. 新药研发提要　该方具有治疗甲状腺功能低下等作用。

3. 使用注意　附子生用有毒,应注意剂量并先煎以解毒。若服药后出现呕吐拒药者,可将药液置凉后服用。本方纯用辛热之品,中病手足温和即停止服药,不可久服。真热假寒者忌用。

当归四逆汤
《伤寒论》

【组成】当归三两(9g)　桂枝去皮,三两(9g)　芍药三两(9g)　细辛三两(3g)　甘草炙,二两(6g)　通草二两(6g)　大枣二十五枚(12g)

【用法】上七味,以水八升,煮取三升,去滓,温服一升,日三服。(现代用法:水煎服。)

【功效】温经散寒,养血通脉。

【主治】血虚寒厥证。手足厥寒,口不渴,舌淡苔白,脉沉细或沉细欲绝。或腰、股、腿、足、肩臂疼痛,痛处喜温,畏寒肢冷,舌淡苔白,脉沉细。

【证治】本证系由营血虚弱,寒凝经脉,血行不利所致。许宏《金镜内台方议》云:"阴血内虚,则不能荣于脉;阳气外虚,则不能温于四末。"素体血虚,营血不能充盈血脉,又经脉受寒,阳气被遏不达四末,则手足厥寒、脉细欲绝,此厥寒仅为指趾至腕踝不温,与少阴心肾阳衰、阴寒内盛之四肢厥逆有别;寒邪凝滞,血行不畅,则腰、股、腿、足、肩臂疼痛;厥阴肝血不足,血虚寒郁,脉道失充,运行不利,故脉细欲绝;口不渴,舌淡苔白,亦为血虚有寒之象。法当温经散寒,养血通脉。

【方解】本方为养血温经散寒的常用方。营血虚弱则难以充养四末,阳气不足则无力温煦四末,故手足厥寒。但此手足厥寒,并非四逆汤之阳气衰竭,阴寒内盛,故仅表现为肢体末端不温,冷不过膝、不过肘。阳气虚弱,营血不足,故舌淡苔白,脉沉细。此外,阳虚血弱,寒凝经脉,血行不畅,不通则痛,还可表现为腰、腿、股、足、肩臂疼痛,或肢冷与疼痛并见。治当温经脉,补营血,散寒邪,通血脉。

方中当归、白芍养血活血;桂枝、细辛、通草温经散寒,温通血脉;大枣、甘草益气健脾养血,甘草兼调和药性。方中大枣重用,还可防止桂枝、细辛燥烈太过,伤及阴血。诸药相配,温阳与散寒并用,养血与通脉兼施,共达温而不燥、补而不滞的功效。

本方的配伍特点:温、补、通三者并用,温中有补,补中兼行,扶正祛邪,标本兼顾。

【运用】

1. 现代研究及运用　现代药理研究表明,该方可治疗血栓闭塞性脉管炎、雷诺病、冻疮、痛经等疾病属血虚寒凝等。

2. 新药研发提要　该方用于肩周炎、肥大性脊柱炎,可加狗脊、伸筋草、杜仲、牛膝。

3. 使用注意　阳气郁滞之手足厥逆,或阴寒内盛之手足厥逆均禁用本方。

其他常用温里剂

吴茱萸汤、阳和汤、大建中汤、黄芪桂枝五物汤的出处、组成、用法、功效、主治见表8-2。

表8-2　其他常用温里剂

方名	出处	组成	用法	功效	主治
吴茱萸汤	《伤寒论》	吴茱萸(9g),生姜(18g),人参(9g),大枣(4枚)	水煎服	温中补虚,降逆止呕	肝胃虚寒,浊阴上逆证。食后欲呕,或呕酸冷水,或呕清涎冷沫,胃脘冷痛,或巅顶头痛,甚或手足逆冷,下利,舌淡,苔白滑,脉沉弦细或迟

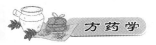

续表

方名	出处	组成	用法	功效	主治
阳和汤	《外科证治全生集》	熟地黄一两(30g),鹿角胶三钱(9g),白芥子炒研二钱(6g),肉桂去皮研粉、生甘草各一钱(各3g),麻黄、炮姜炭各五分(各2g)	水煎温服	温阳补血,散寒通滞	阴疽。患处漫肿无头,皮色不变,酸痛无热,舌淡苔白,脉沉细
大建中汤	《金匮要略》	蜀椒3g,干姜12g,人参6g	上三味,以水四升,煮取二升,去渣,纳饴糖(30g),微火煮取一升半,分温再服,如一炊顷,可饮粥二升,后更服,当一日食糜,温覆之	温中补虚,降逆止痛	中阳衰弱,阴寒内盛之脘腹剧痛证。心胸中大寒痛,呕不能食,腹中寒,上冲皮起,出见有头足,上下痛而不可触近,手足厥冷,舌质淡,苔白滑,脉沉伏而迟
黄芪桂枝五物汤	《金匮要略》	黄芪15g,桂枝12g,芍药12g,生姜25g,大枣4枚	水煎分三次温服(成人常用剂量:3剂)	益气温经,和营通痹	营卫虚弱之血痹。肌肤麻木不仁,或肢节疼痛,或汗出恶风,舌淡苔白,脉微涩而紧

第九章　理气方药

凡以行气或降气为主要功效,用以治疗气滞或气逆证的方药,称为理气方药。理气方药主要具有疏畅气机之功,适用于气机不畅所致的气滞或气逆证。气滞证以脾胃气滞、肝气郁滞、肺气壅滞为多见,症见脘腹胀痛、胁肋胀痛、胸闷胸痛等;气逆证以肺气上逆和胃气上逆多见,症见咳嗽气喘、呕吐、呃逆等。

在应用理气方药时,须针对病证选择相应的方药,并进行必要的配伍。如脾胃气滞,宜选用善于理气调中之品。若因饮食积滞所致者,配消导药同用;若因脾胃气虚所致者,配补中益气药同用;若因湿热阻滞所致者,配清热除湿药同用;若因寒湿困脾所致者,配苦温燥湿药同用。肝气郁滞,宜选用善于疏肝理气之品。若因肝血不足所致者,配养血柔肝药同用;若因肝经受寒所致者,配温肝散寒药同用;兼有瘀血阻滞者,配活血祛瘀药同用。肺气壅滞,宜选用善于理气宽胸之品。若因外邪客肺所致者,配宣肺解表药同用;因痰饮阻肺所致者,配祛痰化饮药同用。

理气方药多属辛温香燥之品,易耗气伤阴,故气阴不足者慎用。

第一节　理气药

凡以疏理气机为主要功效,常用以治疗气机失调之气滞、气逆证的药物,称为理气药,理气药又称行气药。其中行气力强者,又称为破气药。本类药物性味多辛苦温而芳香,主归脾、胃、肝、肺经。辛香行散、味苦能泄、温能通行,故理气药有疏理气机的作用,并可通过调畅气机而达到止痛、散结、降逆之效。

陈　皮
《神农本草经》

本品为芸香科植物橘 *Citrus reticulata* Blanco 及其栽培变种的成熟果皮。产于广东、福建、四川等地。

【异名】广陈皮、新会皮(《药性切用》),橘皮、橘柚(《神农本草经》)。

【药性】辛、苦,温。归肺、脾经。

【功效】理气健脾,燥湿化痰。

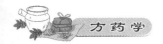

【应用】

1.脾胃气滞、湿阻之脘腹胀满、食少吐泻　本品辛香走窜，温通苦燥，入脾、胃经，有行气、除胀、燥湿之功，故为治脾胃气滞、湿阻所致脘腹胀满、食少吐泻之佳品，对寒湿阻滞中焦者，最为适宜。脾胃气滞病情较轻者可单用，气滞较甚者可与木香、枳实等同用；寒湿阻滞脾胃者，可与苍术、厚朴等同用，如平胃散；食积气滞，脘腹胀痛者，可配伍山楂、神曲等，如保和丸；若脾虚气滞，食欲缺乏、食后腹胀者，可与人参、白术、茯苓等同用，如异功散。

2.呕吐，呃逆　本品有苦降之性，属寒者，可单用研末，也可配伍生姜，如橘皮汤；因热者，可配竹茹、栀子等；若虚实错杂有热者，可配人参、竹茹、大枣等，如橘皮竹茹汤。

3.湿痰寒痰，咳嗽痰多　本品苦温，长于燥湿化痰，又能理气宽胸，为治湿痰、寒痰之要药。治湿痰咳嗽，常与半夏、茯苓等同用，如二陈汤；治寒痰咳嗽，可与干姜、细辛、半夏等同用。

4.胸痹　本品辛行温通，入肺走胸，能行气通痹止痛。治痰气交阻之胸痹，胸中气塞，短气，可配伍枳实、生姜等，如橘皮枳实生姜汤。

【用法用量】煎服，3～10g。

【古籍论述】

1.《神农本草经》："橘柚，味辛、温，主胸中瘕热逆气，利水谷，久服去臭，下气通神。"

2.《汤液本草》："橘皮以色红日久者为佳，故曰红皮、陈皮。"

3.《本草纲目》："同补药则补，同泻药则泻，同升药则升，同降药则降。"

枳　实

《神农本草经》

本品为芸香科植物酸橙 *Citrus aurantium* L. 及其栽培变种或甜橙 *Citrus sinensis* Osbeck的幼果。产于四川、江西、福建等地。

【异名】鹅眼枳实（《神农本草经》）。

【药性】苦、辛、酸，微寒。归脾、胃经。

【功效】破气消积，化痰散痞。

【应用】

1.积滞内停，痞满胀痛，泻痢后重，大便不通　本品辛行苦降，入脾、胃经，既能破气除痞，又能消积导滞，故可用治胃肠积滞、气机不畅者。治食积气滞，脘腹胀满疼痛，常与山楂、麦芽、神曲等同用，如曲麦枳术丸；治热结便秘，腹满胀痛，可与大黄、芒硝、厚朴等同用，如大承气汤；若脾胃虚弱，运化无力，食后脘腹痞满作胀者，常与白术配伍，消补兼施，健脾消痞，如枳术丸；治湿热泻痢、里急后重，可与黄芩、黄连等同用，如枳实导滞丸。

2.痰阻气滞，胸痹，结胸　本品能行气化痰以消痞，破气除满而止痛。治痰浊闭阻，胸阳不振之胸痹，胸中满闷、疼痛者，可与薤白、桂枝同用，如枳实薤白桂枝汤；治痰热结胸，可与黄连、瓜蒌、半夏同用，如小陷胸加枳实汤；治心下痞满，食欲缺乏，可与半夏曲、厚朴等同用，如枳实消痞丸。

3.脏器下垂　治疗胃扩张、胃下垂、子宫脱垂、脱肛等脏器下垂者，可单用本品，或配伍黄芪、白术等补中益气之品。

【用法用量】煎服，3～10g。麸炒后药性较平和。

【使用注意】孕妇慎用。

【附药】枳壳为酸橙及其栽培变种或甜橙的未成熟果实。其功用与枳实相似,但作用缓和,长于理气宽中、行滞消胀。

【古籍论述】

1.《神农本草经》:"主大风在皮肤中如麻豆苦痒,除寒热结,止痢,长肌肉,利五脏,益气轻身。"

2.《名医别录》:"除胸胁痰癖,逐停水,破结实,消胀满,心下急痞痛,逆气。胁风痛,安胃气。止溏泄,明目。"

3.《本草纲目》:"枳实、枳壳大抵其功皆能利气,气下则痰喘止,气行则痰满消,气通则痛刺止,气利则后重除。"

木　香
《神农本草经》

本品为菊科植物木香 *Aucklandia lappa* Decne. 的根。产于云南、广西、四川等地。

【异名】蜜香(《名医别录》),青木香(《南洲异物志》),五木香(《本草图经》),南木香(《本草纲目》),广木香(《本草新编》)。

【药性】辛、苦,温。归脾、胃、大肠、三焦、胆经。

【功效】行气止痛,健脾消食。

【应用】

1. **脾胃气滞,脘腹胀痛,食积不消,不思饮食**　本品辛行苦泄温通,芳香气烈,能通理三焦,尤善行脾胃之气滞,故为行气调中止痛之佳品,又能健脾消食,故食积气滞尤宜。治脾胃气滞,脘腹胀痛,可单用本品磨汁,或与砂仁、陈皮、厚朴等同用;治食滞中焦、脘痞腹痛,可与陈皮、半夏、枳实等同用;治寒凝中焦,食积气滞,可与干姜、小茴香、枳实等同用;治脾虚食少,兼食积气滞,可与砂仁、枳实、白术等同用,如香砂枳术丸;治脾虚气滞,脘腹胀满、食少便溏,可与人参、白术、陈皮等同用,如香砂六君子汤。

2. **泻痢后重**　本品辛行苦降,善行大肠之滞气,为治泻痢后重之要药。治湿热泻痢,里急后重,常与黄连配伍,如香连丸;治饮食积滞,脘腹胀满,泻而不爽,可与槟榔、青皮、大黄等同用,如木香槟榔丸。

3. **胸胁胀痛,黄疸,疝气疼痛**　本品辛香能行,味苦能泄,走三焦和胆经,能疏理肝胆和三焦之气机。治湿热郁蒸,肝失疏泄,气机阻滞之胸胁胀痛,黄疸口苦,可与郁金、大黄、茵陈等配伍;治寒疝腹痛及睾丸偏坠疼痛,可与川楝子、小茴香等同用,如导气汤。

此外,本品芳香醒脾开胃,在补益方剂中用之,能减轻补益药的腻胃和滞气之弊。如归脾汤中配伍木香,能使补气养血药补而不滞。

【用法用量】煎服,3～6g。生用行气力强,煨用宜于实肠止泻。

【使用注意】本品辛温香燥,凡阴虚火旺者慎用。

【古籍论述】

1.《本草纲目》:"心腹一切滞气。和胃气,泄肺气,行肝气。凡气郁而不舒者,宜用之。"

2.《本经》:"邪气,辟毒疫温鬼,强志,主淋露。久服不梦寤魇寐。"

3.《名医别录》:"消毒,杀鬼精物,温疟蛊毒,气劣气不足,肌中偏寒,引药之精。"

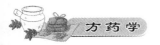

4.《本草求真》："下气宽中,为三焦气分要药。然三焦则又以中为要……中宽则上下皆通,是以号为三焦宣滞要剂。至书所云能升能降,能散能补,非云升类升、柴,降同沉香,不过因其气郁不升,得此气克上达耳。况此苦多辛少,言降有余,言升不足,言散则可,言补不及,一不审顾,任书混投,非其事矣。"

香 附

《名医别录》

本品为莎草科植物莎草 *Cyperus rotundus* L. 的根茎。产于广东、河南、山东等地。

【异名】莎草根、香附子、雷公头(《名医别录》),蔏、侯莎(《本草经集注》)。

【药性】辛、微苦、微甘,平。归肝、脾、三焦经。

【功效】疏肝解郁,理气宽中,调经止痛。

【应用】

1. 肝郁气滞,胸胁胀痛,疝气疼痛 本品辛香行散,味苦疏泄,主入肝经,善理肝气之郁结并止痛,为疏肝解郁之要药,肝郁气滞诸痛症均宜。治肝郁气滞之胁肋胀痛,可与柴胡、川芎、枳壳等同用,如柴胡疏肝散;治寒凝气滞,肝气犯胃之胃脘疼痛,可配高良姜,如良附丸;治寒疝腹痛,可与小茴香、乌药、吴茱萸等同用。

2. 肝郁气滞,月经不调,经闭痛经,乳房胀痛 本品疏肝理气,善调经止痛,故为妇科调经之要药。治肝郁气滞,月经不调、经闭痛经,可单用,或与柴胡、川芎、当归等同用;治乳房胀痛,多与柴胡、青皮、瓜蒌皮等同用。

3. 脾胃气滞,脘腹痞闷,胀满疼痛 本品味辛能行,入脾经,有行气宽中之功,故常用于治疗脾胃气滞证。治疗气滞脘腹胀痛、胸膈噎塞、噫气吞酸、纳呆,可与砂仁、乌药、苏梗等同用。外感风寒兼脾胃气滞者,可与苏叶、陈皮同用,如香苏散;治气、血、痰、火、湿、食六郁所致胸膈痞满、脘腹胀痛、呕吐吞酸、饮食不化等,可与川芎、苍术、栀子等同用,如越鞠丸。

【用法用量】煎服,6～10g。

【古籍论述】

1.《本草纲目》："香附之气平而不寒,香而能窜,其味多辛能散,微苦能降,微甘能和。"

2.《本经逢原》："入血分补虚,童便浸炒;调气盐水浸炒;行经络酒浸炒;消积聚醋浸炒;气血不调、胸膈不利则四者兼制;肥盛多痰姜汁浸炒;止崩漏血便制炒黑;走表药中,则生用之。"

3.《滇南本草》："童便浸滋离之中阴,好酒浸行经络,醋浸开郁、祛癖血、顺气,盐水浸清坎水,茴香汤浸滋肾水,补腰膝,益智仁汤浸,上行暖胃、下行补肾强志,萝卜汤浸消痰消食积。"

川楝子

《神农本草经》

本品为楝科植物川楝 *Melia toosendan* Sieb. et Zucc. 的成熟果实。主产于四川。

【异名】苦楝子、川楝实、楝实(《神农本草经》),金铃子(《本草图经》)。

【药性】苦,寒;有小毒。归肝、小肠、膀胱经。

【功效】疏肝泄热,行气止痛,杀虫。

【应用】

1.肝郁化火,胸胁、脘腹胀痛,疝气疼痛　本品苦寒清泄,既能清肝火,又能行气止痛,为治肝郁气滞疼痛之良药,尤善治肝郁化火诸痛。治肝胃不和或肝郁化火所致胸胁、脘腹疼痛,以及疝气疼痛,常与延胡索配伍,如金铃子散;治寒疝腹痛,常配伍小茴香、木香、吴茱萸等,如导气汤。

2.虫积腹痛　本品既能杀虫,又能行气止痛。治蛔虫等引起的虫积腹痛,每与槟榔、使君子等同用。外用杀虫而疗癣,治头癣、秃疮,可单用本品焙黄研末,以油调膏,外涂。

【用法用量】煎服,5～10g。外用适量,研末调服。

【使用注意】

1.本品有毒,不宜过量或持续服用,以免中毒。

2.因其苦寒,脾胃虚寒者忌用。孕妇慎用。

【古籍论述】

1.《新修本草》:“此物(指楝实)有两种,有雄有雌。雄者根赤,无子,有毒,服之多使人吐不能止,时有至死者。雌者根白,有子,微毒,用当取雌者。”

2.《本草纲目》:“导小肠膀胱之热,因引心胞相火下行,故心腹痛及疝气为要药。”

3.《本草求真》:“川楝子(专入心包小肠膀胱),即苦楝子,因出于川,故以川名。又名金铃子,楝实者是也,味苦气寒微毒。”

薤　白

《神农本草经》

本品为百合科植物小根蒜 *Allium macrostemon* Bge. 或薤 *Allium ohinense* G. Don 的鳞茎。产于江苏、浙江、吉林等地。

【异名】薤、野葱、薤白头(《神农本草经》),小蒜头、野白头(《名医别录》)。

【药性】辛、苦,温。归心、肺、胃、大肠经。

【功效】通阳散结,行气导滞。

【应用】

1.胸痹心痛　本品辛散温通,善于散阴寒之凝滞、通胸阳之闭结,为治胸痹要药。治寒痰阻滞、胸阳不振所致胸痹证,可与瓜蒌、半夏、枳实等配伍,如瓜蒌薤白白酒汤、瓜蒌薤白半夏汤、枳实薤白桂枝汤;治痰凝血瘀之胸痹,则可与丹参、川芎、瓜蒌等配伍。

2.脘腹痞满胀痛,泻痢后重　本品辛行苦降,归胃、大肠经,有行气导滞、消胀止痛之功。治胃寒气滞之脘腹痞满胀痛,可与高良姜、砂仁、木香等同用;治胃肠气滞,泻痢里急后重,可单用本品或与木香、枳实等配伍。

【用法用量】煎服,5～10g。

【古籍论述】

1.《本草思辨录》:“药之辛温而滑泽者,惟薤白为然,最能通胸中之阳与散大肠之结。故仲圣治胸痹用薤白,治泄利下重亦用薤白。”

2.《长沙药解》:“味辛,气温,入手太阴肺、手阳明大肠经。开胸痹而降逆,除后重而升陷,最消痞痛,善止滑泄。”

3.《本草纲目》:“治少阴病厥逆泄痢,及胸痹刺痛,下气散血,安胎。温补助阳道。”

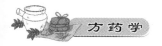

其他常用理气药

青皮、佛手、沉香、乌药、大腹皮、槟榔、柿蒂、香橼、荔枝壳的药性、功效、主治、用法用量等见表9-1。

表9-1　其他常用理气药

药名	药性	功效	主治	用法用量	备注
青皮	苦、辛，温。归肝、胆、胃经	疏肝破气，消积化滞	肝郁气滞证，气滞血瘀证，食积腹痛	煎服，3～10g	
佛手	辛、苦、酸，温。归肝、脾、胃、肺经	疏肝解郁，和胃止痛，燥湿化痰	肝郁气滞证，脾胃气滞，痰湿壅肺证	煎服，3～10g	
沉香	辛、苦，微温。归肝、脾、胃、肾经	行气止痛，温中止呕，纳气平喘	寒凝气滞之胸腹胀痛证，胃寒呕吐，虚喘证	煎服，1～5g后下	
乌药	辛，温。归肺、脾、肾、膀胱经	行气止痛，温肾散寒	寒凝气滞所致胸腹诸痛证，尿频、遗尿	煎服，6～10g	
大腹皮	辛，微温。归脾、胃、大肠、小肠经	行气宽中，行水消肿	湿阻气滞，脘腹胀闷，大便不爽，水肿胀满，脚气浮肿，小便不利	煎服，5～10g	
槟榔	苦、辛，温。归胃、大肠经	行气，杀虫消积，利水，截疟	食积气滞，泻痢后重，肠道寄生虫病，水肿脚气，疟疾	煎服，3～10g，驱绦虫、姜片虫 30～60g	脾虚便溏或气虚下陷者忌用；孕妇慎用
柿蒂	苦、涩、平。归胃经	降逆止呃	呃逆证	煎服，5～10g	
香橼	辛、苦、酸，温。归肝、脾、肺经	疏肝理气，宽中，化痰	肝脾气滞证，胸胁胀满，脘腹痞满，呕吐嗳气，痰多咳嗽	煎服，3～10g	
荔枝壳	甘、微苦，温。归肝、肾经	行气散结，祛寒止痛	寒疝腹痛，胃脘胀痛，痛经，产痛	煎服，5～10g	

第二节　理气剂

凡以理气药为主组成，具有行气或降气作用，治疗气滞或气逆证的方剂，统称为理气剂。本类方剂主要用于脾胃气滞，肝气郁滞，肺气壅滞。理气剂主要归于中医八法中的"消法"。理气剂分为行气和降气两类。

越鞠丸

《丹溪心法》

【组成】醋香附、川芎、苍术炒、六神曲、炒栀子各等分(各200g)

【用法】原方为末,水丸如绿豆大,每服二至三钱,温开水送下。(现代用法:上药研末,水泛为丸,每次6~9g,每日2次,温开水送下;亦可作汤剂,水煎服,按原方比例酌定。)

【功效】理气解郁,宽中除满。

【主治】用于胸脘痞闷,腹中胀满,饮食停滞,嗳气吞酸。

【证治】本方是治疗六郁证的代表方。人身诸病,多生于郁,所谓六郁证,乃气、血、痰、火、湿、食之六郁。诸郁之中,以气郁为主,若喜怒无常,忧思过度,寒温不适,饮食不节,则可引起气机壅塞而致郁。气滞血行不畅而致血郁;气滞津液不得输布而致湿郁;湿聚成痰而成痰郁;脾胃气滞,运化不及而致食郁;气滞阳郁,生热化火而为火郁。六郁虽多,主在肝胆脾胃,故见胸膈痞闷、脘腹胀痛、呕吐吞酸、饮食不消等症。由于六郁之中以气郁为主,故本方重在行气解郁,气畅则血、痰、火、湿、食诸郁随之而消。

【方解】方中香附疏肝解郁,以治气郁,为君药。川芎活血祛瘀,以治血郁,又可助香附行气解郁之功,为臣药。栀子清热泻火,以治火郁;苍术燥湿运脾,以治湿郁;神曲消食导滞,以治食郁,均为佐药。痰郁未设治痰之品,此亦是治病求本之意。

【运用】

1.现代研究及应用　现代药理研究表明,越鞠丸具有抗抑郁、保护胃肠道、保护肝脏、保护心脏、调节代谢等作用。用于慢性胃炎、慢性肠炎、胃及十二指肠、胃神经症、慢性肝炎、慢性胰腺炎、胆囊炎、肋间神经痛及妇女之痛经、月经不调属气郁者。

2.新药研发提要　本方解六郁以气郁为主,研制新药时,可据气、血、痰、火、湿、食之偏重,调整剂量,加味药物,以切中病机。若治气郁偏重者,可重用香附,酌加木香、枳壳、厚朴等以助行气;治血郁偏重者,重用川芎,酌加桃仁、赤芍、红花等以助活血;治湿郁偏重者,重用苍术,酌加茯苓、泽泻以助利湿;治食郁偏重者,重用神曲,酌加山楂、麦芽以助消食;治火郁偏重者,重用山栀,酌加黄芩、黄连以助清热;治痰郁偏重者,酌加半夏、瓜蒌以助祛痰。

3.使用注意

(1)本方为丸剂,每服6g,如作汤剂,剂量宜酌定。

(2)临证应视郁证变化而调整各药用量,并适当加味运用,使方证相符。

半夏厚朴汤

《金匮要略》

【组成】半夏一升(15g)　厚朴三两(9g)　茯苓四两(12g)　生姜五两(15g)　苏叶二两(6g)

【用法】上五味,以水七升,煮取四升,分温四服,日三夜一服。(现代用法:水煎服。)

【功效】行气散结,降逆化痰。

【主治】梅核气。咽中如有物阻,咯吐不出,吞咽不下,或咳或呕,舌淡苔白润或白滑,脉弦缓或弦滑。

【证治】梅核气多由七情郁结,痰气交阻所致。肝喜条达而恶抑郁,脾胃主运化转输水津,肺司通调水道之职。若情志不遂,肝气郁结,肺胃宣降失常,津液输布失常,聚而成痰,痰

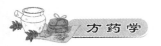

气相搏阻于咽喉，则咽中如有"炙脔"，吐之不出，咽之不下；肺胃失于宣降，胸中气机不畅，则见胸胁满闷，或咳或呕；苔白润或白滑，脉弦缓或弦滑，均为气滞痰凝之证。治宜行气散结，降逆化痰。

【方解】本方为治梅核气的常用方。方中半夏苦辛温燥，化痰散结，降逆和胃，为君药。厚朴苦辛而温，行气开郁，下气除满，为臣药。二药相合，化痰结，降逆气，痰气并治。茯苓健脾渗湿，湿去则痰无由生；生姜辛温散结，和胃止呕，且制半夏之毒；苏叶芳香行气，理肺疏肝，助厚朴以行气宽胸、宣通郁结之气，共为佐药。诸药合用，共奏行气散结、降逆化痰之功。

【运用】

1. 现代研究及应用　现代药理研究表明，半夏厚朴汤具有抗抑郁、镇静催眠、镇吐、改善肠胃等作用。用于治疗癔症、胃神经症、慢性咽炎、慢性支气管炎、食管痉挛等属气滞痰阻者。

2. 新药研发提要　梅核气每因情志不遂诱发，多兼见咽喉不利，新药研发时，可合四逆散疏肝理脾，加浙贝母、桔梗祛痰利咽。

3. 使用注意　方中多辛温苦燥之品，痰气互结而有热者不宜。

苏子降气汤
《太平惠民和剂局方》

【组成】紫苏子、半夏汤洗七次，各二两半(各9g)　甘草炙，二两(6g)　前胡去芦、厚朴去粗皮，姜汁拌炒，各一两(各3g)　川当归去芦、肉桂去皮，各一两半(各4.5g)

【用法】上为细末，每服6g，水一盏半，入生姜一片，枣子一个，苏叶五叶，同煎至八分，去滓，热服，不拘时候。(现代用法：加生姜2片，枣子1个，苏叶2g，水煎服，用量按原方比例酌定。)

【功效】降气平喘，祛痰止咳。

【主治】上实下虚喘咳证。胸膈满闷，痰多稀白，短气，或肢体浮肿，舌苔白滑或白腻，脉弦滑。

【证治】本方证由痰涎壅肺、肾阳不足所致。其病机特点是"上实下虚"。"上实"，是指痰涎上壅于肺，使肺气不得宣畅，而见胸膈满闷、喘咳痰多；"下虚"，是指肾阳虚衰于下，一见腰疼脚弱，二见肾不纳气、呼多吸少、喘逆短气，三见水不化气而致水泛为痰、外溢为肿等。本方证虽属上实下虚，但以上实为主。治以降气平喘、祛痰止咳为重，兼顾下元。

【方解】本方是治疗上实为主之咳喘的常用方。方中紫苏子降气平喘，祛痰止咳，为君药。半夏燥湿化痰降逆，厚朴降气平喘，宽胸除满，前胡宣肺下气祛痰止咳，三药助紫苏子降气祛痰平喘，共为臣药。君臣相配，以治上实。肉桂温补下元，纳气平喘，以治下虚；当归既治咳逆上气，又养血补肝润燥，同肉桂以增温补下虚之效；煎药时略加生姜、苏叶以散寒宣肺，共为佐药。甘草、大枣和中调药，是为使药。

【运用】

1. 现代研究及应用　现代药理研究表明，苏子降气汤具有镇咳、平喘、祛痰、抗过敏等作用。用于外感风寒、咳嗽气喘、支气管炎、支气管哮喘、肺气肿、肺源性心脏病之咳喘而痰涎壅盛者，以及喘息性支气管炎、耳鸣、吐血衄血、齿槽脓漏、口中腐烂、走马疳、水肿等。本方是降气化痰、温中平喘的方剂，举凡咳嗽、喘促、气逆痰多之症均适用。

2.新药研发提要　本方属降气祛痰，兼温肾阳之剂。新药研制过程中，若针对痰涎壅盛，喘咳气逆难卧者，可酌加沉香以增强其降气平喘之功；若针对下元虚衰，肾不纳气，呼多吸少者，则应补肾纳气顾本，可加温阳补肾，纳气平喘之补骨脂、菟丝子、蛤蚧等。此外，脾为生痰之源，喘咳日久不愈，反复发作，多兼脾虚气滞之脘腹胀满、食少便溏等，尚可加健脾除湿、行气和胃之白术、茯苓、莱菔子、陈皮等。

3.使用注意　本方药性偏温燥，以降气祛痰为主，对于肺肾阴虚的喘咳以及肺热痰喘之证，均不宜使用。

定喘汤
《摄生众妙方》

【组成】白果(去壳,砸碎炒黄)二十一个(9g)　麻黄三钱(9g)　苏子二钱(6g)　甘草一钱(3g)　款冬花三钱(9g)　杏仁(去皮、尖)一钱五分(4.5g)　桑皮(蜜炙)三钱(9g)　黄芩(微炒)一钱五分(4.5g)　法制半夏三钱(9g),如无,用甘草汤泡七次,去脐用

【用法】水三盅,煎二盅,作二服,每服一盅,不用姜,不拘时,徐徐服。(现代用法:水煎服。)

【功效】宣降肺气,清热化痰。

【主治】风寒外束,痰热内蕴证。咳喘痰多气急,痰稠色黄,或微恶风寒,舌苔黄腻,脉滑数。

【证治】本方证因素体多痰,又感风寒,肺气壅闭,不得宣降,郁而化热所致。症见哮喘咳嗽,痰多色黄,质稠不易咯出等。治宜宣肺降气,止咳平喘,清热祛痰。

【方解】本方为外感风寒,痰热内蕴之咳喘的常用方。方用麻黄宣肺散邪以平喘,白果敛肺定喘而祛痰,共为君药,一散一收,既可加强平喘之功,又可防麻黄耗散肺气。苏子、杏仁、半夏、款冬花降气平喘,止咳祛痰,共为臣药。桑白皮、黄芩清泄肺热,止咳平喘,共为佐药。甘草和中而调药为使。诸药合用,使肺气宣降,痰热清,风寒解,则喘咳痰多诸症自除。

【运用】

1.现代研究及应用　现代药理研究表明,定喘汤具有化痰、平喘、抗炎等作用。用于治疗支气管哮喘、慢性支气管炎等属痰热壅肺者。

2.新药研发提要　本方属清热化痰、止咳平喘之剂,研制新药时可据痰、热的轻重加味组方。痰多难咯者,可加瓜蒌、胆南星等以助清热化痰之功;肺热偏重,加石膏、鱼腥草等以协清泄肺热之力。

3.使用注意　若新感风寒,但内无痰热者;或哮喘日久,肺肾阴虚者,皆不宜使用。

旋覆代赭汤
《伤寒论》

【组成】旋覆花三两(9g)　代赭石一两(6g)　生姜五两(15g)　甘草炙,三两(9g)　半夏洗,半升(9g)　人参二两(6g)　大枣十二枚,擘(6g)

【用法】以水一斗,煮取六升,去滓,再煎取三升,温服一升,日三服。(现代用法:水煎服。)

【功效】降逆化痰,益气和胃。

【主治】胃虚痰阻气逆证。心下痞硬,嗳气频作,或呕吐,呃逆,舌苔白腻,脉缓或滑。

【证治】本方证为胃气虚弱,痰浊内阻所致胃脘痞闷胀满、频频嗳气,甚或呕吐、呃逆等。

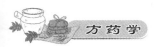

原书用于"伤寒发汗,若吐若下,解后,心下痞硬,噫气不除者"。此乃外邪虽经汗、吐、下而解,但治不如法,中气已伤,痰涎内生,胃失和降,痰气上逆之故。而胃虚当补、痰浊当化、气逆当降,所以拟化痰降逆、益气补虚之法。

【方解】本方为治疗胃虚痰阻气逆证之常用方。方中旋覆花性温而能下气化痰,降逆止噫,是为君药。代赭石甘、寒质重而沉降,善镇冲逆,但味苦气寒,故用量稍小为臣药。生姜于本方用量独重,寓意有三:一为和胃降逆以增止呕之效,二为宣散水气以助祛痰之功,三可制约代赭石的寒凉之性,使其镇降气逆而不伐胃。半夏辛温,祛痰散结,降逆和胃,并为臣药。人参、炙甘草、大枣益脾胃,补气虚,扶助已伤之中气,为佐使之用。

【运用】

1.现代研究及应用　现代药理研究表明,旋覆代赭汤具有抗炎、促胃动力、镇吐等作用。用于治疗胃神经症、胃扩张、慢性胃炎、胃及十二指肠溃疡、幽门不完全性梗阻、神经性呃逆、膈肌痉挛等属胃虚痰阻者。

2.新药研发提要　本方和胃降逆之功较强,研制新药时,应酌情加减,可组成治不同原因所致噫气、呕吐之方剂。如治胃热气逆者,去参、枣,加黄连、竹茹、芦根等以清胃降逆;虚寒气逆者,合理中丸以温中降逆;阴亏气逆者,人参易沙参,加麦冬、天冬以补阴降逆。

3.使用注意　方中赭石性寒沉降有碍胃气,若胃虚较著者慎用。

其他常用理气剂

柴胡疏肝散、枳实薤白桂枝汤、厚朴温中汤、天台乌药散、金铃子散、四磨汤、暖肝煎、橘皮竹茹汤的出处、组成、用法、功效、主治等见表9-2。

表9-2　其他常用理气剂

方名	出处	组成	用法	功效	主治
柴胡疏肝散	《证治准绳》	柴胡、陈皮醋炒各6g,川芎、枳壳麸炒、香附、芍药各一钱半(各4.5g),甘草炙五分(1.5g)	水煎服	疏肝解郁,行气止痛	肝气郁滞证。胁肋疼痛,胸闷喜太息,情志抑郁或易怒,或噫气,脘腹胀满,脉弦
枳实薤白桂枝汤	《金匮要略》	瓜蒌实捣一枚(24g),枳实四枚(12g),厚朴四两(12g),薤白半升(9g),桂枝一两(3g)	水煎服	通阳散结,祛痰下气	胸痹。症见气结在胸,胸满而痛,甚或气从胁下上逆抢心,舌苔白腻,脉沉弦或紧

方名	出处	组成	用法	功效	主治
厚朴温中汤	《内外伤辨惑论》	厚朴(姜制)、橘皮(去白)各一两(各15g)，甘草(炙)、草豆蔻仁、茯苓(去皮)、木香各五钱(各8g)，干姜七分(2g)	加生姜3片，水煎服	行气除满，温中燥湿	脾胃气滞寒湿证。脘腹胀满或疼痛，不思饮食，舌苔白腻，脉沉弦
天台乌药散	《圣济总录》	乌药、木香、茴香子(微炒)、青橘皮(汤浸，去白，焙)、高良姜(炒)各半两(15g)，槟榔锉，二枚(9g)，楝实十枚(15g)，巴豆七十枚(12g，微炒，敲破，同楝实二味，用麸一升炒，候麸黑色，拣去巴豆并麸不用)	为散，每服3~5g，食前温服。亦可作汤剂。水煎服	行气疏肝，散寒止痛	寒凝气滞证。小肠疝气，少腹痛引睾丸，舌淡、苔白，脉沉弦。亦治妇女痛经，瘕聚
金铃子散	《太平圣惠方》	延胡索、金铃子各一两(各9g)	为末，每服6~9g，酒或开水冲服；亦可作汤剂，水煎服金铃子、玄胡各一两，上为细末，每服三钱，酒调下	疏肝泄热、活血止痛	肝郁化火证。胸腹、胁肋、脘腹诸痛，或痛经、疝气痛，时发时止，口苦，舌红苔黄，脉弦数
四磨汤	《济生方》	人参(6g)，槟榔(9g)，沉香(6g)，天台乌药(6g)	水煎服	行气降逆、宽胸散结	肝气郁结证。胸膈胀闷，上气喘急，心下痞满，不思饮食，苔白，脉弦
暖肝煎	《景岳全书》	当归，枸杞子，茯苓，小茴香，乌药，肉桂，沉香，生姜	水煎服	温补肝肾行气止痛	肝肾虚寒证，小腹疼痛或睾丸冷痛，畏寒喜暖，舌淡苔白，脉沉迟
橘皮竹茹汤	《金匮要略》	橘皮二升(12g)，竹茹二升(12g)，大枣三十枚(5枚)，生姜半斤(9g)，甘草五两(6g)，人参一两(3g)	以水一斗，煮取三升，温服一升，日三服	降逆止呕，益气清热	脾虚有热证。呕逆或干呕，虚烦少气，口干，舌红嫩，脉虚数

第十章 消食方药

凡以消化食积为主要功效,用于治疗饮食积滞证的方药,称为消食方药。

消食方药具有消食化积、健运脾胃的作用,适用于因饮食积滞所引起的脘腹胀满、嗳气吞酸、恶心呕吐、不思饮食、大便失常,以及脾胃虚弱、消化不良等证。

在应用消食方药时,应根据不同病情予以适当配伍。若宿食内停,气机阻滞,需配行气药;积滞化热,当配苦寒清热或轻下之品;寒湿困脾或胃有湿浊,当配芳香化湿药;中焦虚寒者,宜配温中健脾之品;脾胃素虚,运化无力,食积内停者,则当配伍健脾益气之品,以标本兼顾。

消食方药作用缓和,但如配伍中有攻伐之药,亦不宜长期服用,纯虚者更应慎用。

第一节 消食药

凡以消化食积为主要功效,用于治疗饮食积滞证的药物,称为消食药,又称消导药。

消食药多味甘性平,主归脾、胃经,具有消食化积作用,主治饮食不消,宿食停留所致之脘腹胀满、嗳气吞酸、恶心呕吐、不思饮食、大便不调等症,亦常用于护胃和胃。

山 楂
《本草经集注》

本品为蔷薇科植物山里红 *Crataegus pinnatifida* Bge. var. *major* N. E. Br. 的成熟果实。在山东、陕西、山西、河南、江苏、浙江、辽宁、吉林、黑龙江、内蒙古、河北等地均有分布。

【异名】朹(《尔雅》),羊梂、鼠查(《本草经集注》),赤爪实(《新修本草》),山里红果、酸枣(《百一选方》),茅楂(《日用本草》),酸梅子、山梨(《中国树木分类学》)。

【药性】酸、甘,微温。归脾、胃、肝经。

【功效】消食化积,止泻止痢,行气散瘀。

【应用】

1. 食积证　本品味酸而甘,善消食化积,能消多种食积证,尤善消化油腻肉食积滞。治饮食积滞之脘腹胀满、嗳气吞酸、腹痛便溏者,单味煎服,或配伍莱菔子、神曲等,如保和丸;治积滞脘腹胀痛,常配伍陈皮、枳实、砂仁等,如大和中饮。

2. 泻痢腹痛　本品能行气止痛,止泻止痢。用于饮食不洁,泻痢腹痛,单用焦山楂水煎服,或配伍木香、槟榔等;治泻痢日久致脾虚者,与人参、白术等配伍,如启脾丸。

3.**瘀血证**　本品善入血分,有活血祛瘀止痛之功,广泛用于瘀血证。治瘀滞胸胁痛,常配伍当归、红花等;治产后瘀阻腹痛、恶露不尽,或痛经、经闭,常配伍当归、香附、红花等,如通瘀煎。

此外,本品尚有良好的化浊降脂作用,用于高脂血症、高血压、冠心病等,可单用制成各种剂型,也可入复方煎汤服用。

【用法用量】煎服,9～12g,大剂量可用至30g。生山楂多用于消食散瘀,焦山楂、山楂炭多用于止泻痢。

【使用注意】脾胃虚弱而无积滞者或胃酸分泌过多者均慎用。

【古籍论述】

1.《医学衷中参西录》:"山楂,若以甘药佐之,化瘀血而不伤新血,开郁气而不伤正气,其性尤和平也。"

2.《新修本草》:"汁服主利,洗头及身上疮痒。"

3.《本草图经》:"治痢疾及腰疼。"

麦　芽
《药性论》

本品为禾本科植物大麦 *Hordeum vulgare* L. 的成熟果实经发芽的炮制加工品。中国大部分地区均产。

【异名】大麦蘖(《药性论》),麦蘖(《日华子》),大麦毛(《滇南本草》),大麦芽(《本草汇言》)。

【药性】甘,平。归脾、胃、肝经。

【功效】消食健胃,回乳消胀。

【应用】

1.**饮食积滞证**　本品甘平,健胃消食,尤能促进淀粉性食物的消化,主治米面薯芋类积滞不化,常配伍山楂、神曲、鸡内金等;治小儿乳食停滞,单用本品煎服或研末服用;脾虚食少,食后饱胀,常配伍人参、白术、陈皮等,如健脾丸。

2.**妇女断乳,乳房胀痛**　本品入肝经,能疏肝行气,消积除胀,有回乳之功,用于妇女断乳,或乳汁淤积之乳房胀痛等。用于回乳用量须大,可单用煎服。

此外,本品兼能疏肝解郁,用治肝气郁滞或肝胃不和之胁痛、脘腹疼痛等。

【用法用量】煎服,10～15g;回乳用炒麦芽60～120g。

【使用注意】哺乳期妇女不宜使用。

【古籍论述】

1.《药性论》:"消化宿食,破冷气,去心腹胀满。"

2.《备急千金要方》:"消食和中。熬末令赤黑,捣作麨,止泄利,和清酢浆服之,日三夜一服。"

3.《日华子本草》:"温中,下气,开胃,止霍乱,除烦,消痰,破癥结,能催生落胎。"

4.《医学启源》:"补脾胃虚,宽肠胃,捣细炒黄色,取面用之。"

5.《滇南本草》:"宽中,下气,止呕吐,消宿食,止吞酸吐酸,止泻,消胃宽膈,并治妇人奶乳不收,乳汁不止。"

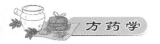

6.《本草纲目》:"麦蘖、谷芽、粟蘖,皆能消导米面诸果食积。"

7.《本草经疏》:"麦蘖,功用与米蘖相同,而此消化之力更紧,其发生之气,又能助胃气上升,行阳道而资健运,故主开胃补脾,消化水谷及一切结积冷气胀满。"

8.《本草汇言》:"大麦芽,和中消食之药也。"

9.《本草正》:"麦芽,病久不食者,可借此谷气以开胃,元气中虚者,毋多用此以消肾。亦善催生落胎。"

10.《药品化义》:"大麦芽,炒香开胃,以除烦闷。生用力猛,主消麦面食积,癥瘕气结,胸膈胀满,郁结痰涎,小儿伤乳,又能行上焦滞血。"

11.《本草述》:"谷、麦二芽俱能开发胃气,宣五谷味。"

12.《医学衷中参西录》:"大麦芽,能入脾胃,消化一切饮食积聚,为补助脾胃之辅佐品。"

鸡内金

《神农本草经》

本品为雉科动物家鸡 *Gallus gallus domesticus* Brisson 的砂囊内壁。中国大部分地区均产。

【异名】鸡肶胵里黄皮(《本经》),鸡肶胵(《千金要方》),鸡肫皮(《滇南本草》),鸡黄皮(《现代实用中药》),鸡中金、化石胆、化骨胆(《山西中药志》)。

【药性】甘,平。归脾、胃、小肠、膀胱经。

【功效】消食健胃,固精止遗,通淋化石。

【应用】

1.饮食积滞,小儿疳积　本品消食化积作用强,并能健运脾胃,可用于多种食积证。治食积不化引起反胃吐食。病情较轻者,单味研末服;食积较重者,常配伍山楂、麦芽等。治小儿脾虚疳积,常配伍白术、茯苓等,如肥儿丸。

2.遗精、遗尿　本品可固精缩尿止遗。用于遗精,单用鸡内金炒焦研末,温酒送服。用于遗尿,常配伍菟丝子、桑螵蛸等,如鸡肶胵散。

3.砂石淋证,胆石症　本品入膀胱经,有化坚消石之功,治砂石淋证或胆石症,常配伍金钱草、虎杖等。

【用法用量】煎服,3~10g。研末服效果优于煎剂,每次 1.5~3.0g。

【使用注意】脾虚无积滞者慎用。

【古籍论述】

1.《本草经疏》:"肫是鸡之脾,乃消化水谷之所。"

2.《要药分剂》:"小儿疳积病,乃肝脾二经受伤,以致积热为患。鸡肫皮能入肝而除肝热,入脾而消脾积,故后世以此治疳病也。"

3.《医学衷中参西录》:"鸡内金,鸡之脾胃也。""治疟癖癥瘕,通经闭。"

4.《神农本草经》:"主泄利。"

5.《名医别录》:"主小便利,遗溺,除热止烦。"

6.《日华子本草》:"止泄精,并尿血、崩中、带下、肠风、泻痢。"

7.《滇南本草》:"宽中健脾,消食磨胃。治小儿乳食结滞,肚大筋青,痞积疳积。"

8.《本草纲目》:"治小儿食疟,疗大人(小便)淋漓、反胃,消酒积,主喉闭、乳蛾,一切口疮,牙疳诸疮。"

其他常用消食药

神曲、稻芽、莱菔子的药性、功效、主治、用法用量等见表10-1。

表 10-1　其他常用消食药

药名	药性	功效	主治	用法用量	备注
神曲	甘、辛,温。归脾、胃经	消食和胃	饮食积滞证	煎服,5～15g	消食宜炒焦用
稻芽	甘、温。归脾、胃经	消食和中,健脾开胃	饮食积滞证	煎服,9～15g	生用长于和中;炒用偏于消食
莱菔子	辛、甘,平。归肺、脾、胃经	消食除胀,降气化痰	食积气滞证,痰壅喘咳	煎服,5～12g	炒用消食下气化痰,辛散耗气,气虚者慎用;不宜与人参同用

第二节　消食剂

　　凡以消食运脾、化积导滞等作用为主,用于治疗各种食积证的方剂,统称为消食剂。属于"八法"中的"消法"。

　　消法应用的范围十分广泛。程钟龄云:"消者,去其壅也,脏腑、经络、肌肉之间,本无此物,而忽有之,必为消散,乃得其平。"(《医学心悟》)因此,凡由气、血、痰、湿、食、虫等壅滞而成的积滞痞块,均可用之。本节主要论述食积内停的治法与方剂,其他可分别参阅理气、理血、祛湿、化痰、驱虫等章节。

　　食积之病多因饮食不节、暴饮暴食或脾虚饮食难消所致。食积之因,有表里、寒热、虚实之别,故每以汗、吐、下、和多法并举,或清、温、补、消随证选用。食滞内停,继而每致气机运行不畅,气机阻滞又可导致积滞不化,故消食剂中常配伍理气之药,使气行则积消。对于正气素虚,或积滞日久,脾胃虚弱者,又当健脾固本与消积导滞并用。否则,只消积而不扶正,其积暂去,犹有再积之虞,况正虚不运,积滞亦难尽除。此外,本类病证之兼证尚有化热或兼寒之别,故配伍用药亦应温清有别。

　　消食剂与泻下剂均为消除体内有形实邪的方剂,本类方剂作用较泻下剂缓和,但仍属克削或攻伐之剂,应中病即止,不宜长期服用,且多用丸剂,取其渐消缓散。若过用攻伐之剂,则正气更易受损,而病反不除。纯虚无实者则当禁用。

保和丸
《丹溪心法》

【组成】山楂六两(180g)　半夏、茯苓各三两(各90g)　神曲二两(60g)　陈皮、连翘、莱菔子各一两(各30g)

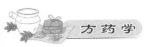

【用法】上为末,炊饼为丸,如梧桐子大,每服七八十丸,食远白汤下。(现代用法:共为末,水泛为丸,每服 6~9g,温开水送下;亦可作汤剂,水煎服。)

【功效】消食化滞,理气和胃。

【主治】食积证。脘腹痞满胀痛,嗳腐吞酸,恶食呕逆,或大便泄泻,舌苔厚腻,脉滑。

【证治】本证因饮食不节,暴饮暴食所致。《素问·痹论》曰:"饮食自倍,肠胃乃伤。"胃司纳谷,脾主运化,胃宜降则和,脾宜升则健。若饮食不节,过食酒肉油腻之物,脾胃运化不及,则停滞而为食积。食积内停,中焦气机受阻,故见脘腹胀满,甚则疼痛;食积中阻,脾胃升降失职则嗳腐吞酸,浊阴不降则呕吐,清阳不升则泄泻;舌苔厚腻,脉滑皆为食积之候。治宜消食化滞,理气和胃。

【方解】方中以山楂为君药,可消一切饮食积滞,尤善消肉食油腻之积。臣以神曲消食健脾,更长于化酒食陈腐之积;莱菔子下气消食,长于消麦面痰气之积。三药同用,可消各种饮食积滞。佐以半夏、陈皮行气化痰,和胃止呕;茯苓利湿健脾,和中止泻。食积易于化热,故又佐以苦而微寒之连翘,既可散结以助消积,又可清解食积所生之热。全方合用,消食之中兼以行气理脾,共奏消食和胃之功,使食积得化,脾胃调和,热清湿去,则诸症可愈。本方以消导为主,但作用平和。诚如《成方便读》云:"此方虽纯用消导,毕竟是平和之剂,故特谓之保和耳。"

【运用】

1. 现代研究及运用　现代药理学研究表明,该方具有治疗急慢性胃炎、急慢性肠炎、消化不良、婴幼儿腹泻、食积等作用。

2. 新药研发提要　该方具有抑制胃酸分泌、提高消化酶的活性,以及调节胃肠运动等功能。

3. 使用注意　忌生冷油腻不易消化食物;体虚无积滞者不宜服用;不适用于因肝病或心肾功能不全所致之饮食不消化,不欲饮食,脘腹胀满者;身体虚弱或老年人不宜长期服用;孕妇及哺乳期妇女慎用。

健脾丸
《证治准绳》

【组成】白术炒,二两半(15g)　木香另研、黄连酒炒、甘草各七钱半(各6g)　白茯苓去皮,二两(10g)　人参一两五钱(9g)　神曲炒、陈皮、砂仁、麦芽炒、山楂取肉、山药、肉豆蔻面裹,纸包槌去油,各一两(各6g)

【用法】上共为细末,蒸饼为丸,如绿豆大,每服五十丸,空心服,一日二次,陈米汤下。(现代用法:共为细末,糊丸或水泛小丸,每服 6~9g,温开水送下,每日 2 次;亦可作汤剂,水煎服。)

【功效】健脾和胃,消食止泻。

【主治】脾虚食积证。食少难消,脘腹痞闷,大便溏薄,倦怠乏力,苔腻微黄,脉虚弱。

【证治】本证因脾胃虚弱,运化失常,食积停滞,郁而生热所致。脾胃虚弱,胃虚不能纳谷,脾虚水谷失于运化,故食少难消,大便溏薄;饮食不化,碍气生湿,湿蕴生热,故见脘腹痞闷,苔腻微黄;气血生化乏源,则倦怠乏力,脉象虚弱。脾虚不运当补,食滞不化宜消,故法当健脾和胃,消食止泻。

【方解】本方为治疗脾虚食积证的常用方。脾虚失运，故见食少难消，大便溏薄。脾虚气血生化乏源，则倦怠乏力，脉象虚弱。脾虚食停，气机不畅，故脘腹痞闷。食积生湿化热，则苔腻微黄。证属脾胃虚弱，运化乏力，食积内停。法当健脾和胃，消食止泻。

方中重用白术、茯苓、人参健脾助运，祛湿止泻，为君药。山楂、神曲、麦芽消食化滞以除食积；山药补养脾胃以助运化，共为臣药。木香、砂仁、陈皮、肉豆蔻芳香醒脾，开胃进食，行气化湿，以除痞闷，肉豆蔻兼能涩肠止泻，使全方补涩而不滞气；黄连清热燥湿，为食积所化之热而设上药共为佐药。甘草补中益气，调和诸药，为使药。诸药相合，健脾为主，消食为辅，兼以芳香醒脾，共奏健脾开胃、消食止泻之功。

本方配伍特点有二：一是补气健脾药与行气消食药同用，为消补兼施之剂，以达补而不滞、消不伤正之目的，且益气健脾之品居多，故补大于消，且食消脾自健，故方名"健脾"；二是妙用黄连一味，既可以治食积所化之湿热，又可以开胃进食。

【运用】

1. 现代研究及运用　现代药理学研究表明，该方具有治疗慢性胃炎、消化不良等疾病属脾虚食滞等作用。

2. 新药研发提要　该方可用于抗胃溃疡、抗菌和促进消化分泌的作用。

3. 使用注意　忌食生冷油腻不易消化食物；不适用于急性肠炎腹泻，主要表现为腹痛、水样大便频繁，或发热；不适用于口干、舌少津，或手足心热，脘腹作胀，不欲饮食；孕妇及哺乳期妇女慎用。

第十一章　理血方药

第一节　理血药

　　血行于脉中，流布全身，内以荣润五脏六腑，外以濡养四肢百骸，以维持人体生命活动，《素问·五脏生成》云："肝受血而能视，足受血而能步，掌受血而能握，指受血而能摄。"若血行不畅，瘀血内阻，或血不循经，离经妄行，则形成瘀血或出血。本章重点论述应用于瘀血证和出血证的理血药，分为止血药和活血化瘀药。

一、止血药

　　凡以修复血络，用于治疗各种出血的药物，称为止血药。止血药入血分，药性有寒、温之别，作用趋向以沉降为主，主归心、肝、脾经。止血药主要用于血液不循常道，或上溢于口鼻诸窍，或下泄于前后二阴，或咯血、咳血、衄血、吐血、便血、尿血、崩漏、紫癜以及外伤出血等出血病证。

　　根据止血药的药性、功效等不同，可分为凉血止血药、化瘀止血药、收敛止血药和温经止血药。使用止血药，应根据出血的不同病因和具体证候选用相应的药物，或进行必要的配伍。若血热妄行出血，应选凉血止血药，配伍清热泻火、清热凉血药；若瘀血内阻，血不循经出血，应选化瘀止血药，配伍行气活血药；若虚寒出血，应选温经止血药和收敛止血药，配伍温阳益气健脾药；若外伤出血，应选收敛止血药；若出血过多，气随血脱者，应先用大补元气药物补气固脱，所谓"有形之血不能速生，无形之气所当急固"；若吐血、衄血等上部出血，应配伍降气之药；若便血、痔血、崩漏等下部出血，应配伍升举之药，所谓"下血必升举，吐衄必降气"。

　　使用止血药，除大量出血需急救止血外，对实热火盛或瘀血内阻的出血证，不宜过早使用收敛止血药，以免留邪。止血药多炒炭用。止血药炒炭后增加苦涩之性，使止血作用加强。

小　蓟
《名医别录》

　　本品为菊科植物刺儿菜 *Cirsium setosum*（Willd.）MB. 的地上部分。全国大部分地区均产。夏、秋二季花开时采割,除去杂质,晒干,切段。本品气微,味微苦。生用或炒炭用。

【异名】猫蓟(《本草经集注》),青刺蓟、千针草(《本草图经》),刺蓟菜(《救荒本草》),刺儿菜(《纲目拾遗》),青青菜、姜姜菜、枪刀菜(《医学衷中参西录》),刺萝卜(《四川中药志》),荠荠毛(《山东中药》),小刺盖(《中药志》)。

【药性】甘、苦,凉。归心、肝经。

【功效】凉血止血,散瘀解毒消痈。

【应用】

1. **血热出血**　本品性凉入血分,善凉血止血,又兼利尿。若吐血、衄血、咳血等,可配伍大蓟、侧柏叶、茅根、茜草等,如十灰散。若尿血、血淋等,可配伍生地黄、滑石、栀子、淡竹叶等,如小蓟饮子。

2. **热毒痈肿**　本品性味苦凉,能清热解毒、散瘀消肿,故可治热毒疮疡初起肿痛之证。可单用鲜品捣烂敷患处,也可配伍乳香、没药,如神效方。

【用法用量】煎服,5～12g。外用鲜品适量,捣烂敷患处。

【使用注意】脾胃虚寒而无瘀滞者慎用,汤剂不宜久煎。

【古籍论述】

1.《本草新编》:"或问大、小蓟同是血分之品,毕竟何胜?二者较优劣。大蓟不如小蓟之佳。小蓟用一两者,大蓟必须加五钱,其功用实未尝殊也。"

2.《药性歌括四百味》:"大、小蓟苦,消肿破血。吐衄咯唾,崩漏可啜。"

3.《新修本草》:"大、小蓟皆能破血,但大蓟兼疗痈肿,而小蓟专主血,不能消肿也。"

4.《日华子本草》:"小蓟力微,只可退热,不似大蓟能补养下气。"

地　榆

《神农本草经》

本品为蔷薇科植物地榆 *Sanguisorba officinalis* L. 或长叶地榆 *Sanguisorba officinalis* L. var. *longifolia* (Bert.) Yü et Li 的根。前者产于全国各地,后者习称"绵地榆",主产于安徽、江苏、浙江、江西等地。春季将发芽时或秋季植株枯萎后采挖。除去须根,洗净,晒干生用,或炒炭用。

【异名】白地榆、鼠尾地榆(《滇南本草》),赤地榆、紫地榆(《中药志》)。

【药性】苦、酸、涩,微寒。归肝、大肠经。

【功效】凉血止血,解毒敛疮。

【应用】

1. **血热出血**　本品可凉血止血,收敛止血,以治下焦出血。若血热便血,可配伍生地黄、黄芩、槐花等,如约营煎;若痔疮出血,血色鲜红者,可配伍槐角、防风、黄芩等,如槐角丸;若血热甚,崩漏量多色红,可配伍生地黄、黄芩等,如治崩极验方;若血痢不止,可配伍甘草等,如地榆散。

2. **水火烫伤,湿疹,痈肿疮毒**　本品苦寒可泻火解毒,味酸涩能敛疮,为治烧烫伤之要药。可单味研末,用麻油调敷患处,亦可与紫草、冰片同用。若热毒疮痈,既可内服,亦可外敷,以鲜品为佳;若湿疹及皮肤溃烂,可单品浓煎外洗,或用纱布浸药外敷。

【用法用量】煎服,9～15g。外用适量,研末涂敷患处。止血多炒炭用,解毒敛疮多生用。

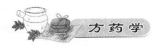

【使用注意】本品性寒酸涩,凡虚寒性出血或有瘀者慎用。所含鞣质被大量吸收易引起中毒性肝炎,故治烧烫伤,忌大面积外用。

【古籍论述】

1.《神农本草经》:"主妇人乳痉痛,七伤,带下病,止痛,除恶肉,止汗,疗金疮。"

2.《名医别录》:"止脓血,诸瘘,恶疮,消酒,除消渴,补绝伤,产后内塞,可作金疮膏。"

3.《药性论》:"止血痢蚀脓。"

4.《新修本草》:"主带下十二病。"

5.《日华子本草》:"排脓,止吐血,鼻洪,月经不止,血崩,产前后诸血疾,赤白痢并水泻,浓煎止肠风。"

三　七

《本草纲目》

本品为五加科植物三七 *Panax notoginseng*(Burk.)F. H. Chen 的根和根茎。主产于云南、广西等地。秋季花开前采挖,洗净,晒干生用。捣碎,或碾细粉用。

【异名】山漆、金不换(《纲目》),血参(《医林纂要·药性》),人参三七、佛手山漆(《纲目拾遗》),田漆、田三七(《伪药条辨》),田七(《岭南采药录》),滇三七(云南),盘龙七(四川)。

【药性】甘、微苦,温。归肝、胃经。

【功效】散瘀止血,消肿定痛。

【应用】

1. 出血　本品散瘀而止血,凡体内外出血皆宜。若咳血、衄血、崩漏,可单用本品,米汤调服;若咳血、吐血及二便下血,可配伍花蕊石、血余炭,如化血丹;若外伤出血,可单用本品研末外掺,或配伍龙骨、血竭,如七宝散。

2. 跌打损伤,瘀滞疼痛　本品善化瘀血,以通为用,可促进血行,散瘀定痛,为治瘀血诸证之佳品,外伤科之要药。若跌打损伤,瘀肿疼痛,可单用,或配伍当归、红花、土鳖虫等,如跌打丸;若血瘀经闭、痛经、产后瘀阻腹痛、恶露不尽,可配伍当归、川芎、桃仁等;若痈疽溃烂,可配伍乳香、没药、儿茶等,如腐尽生肌散。

【用法用量】煎服,3～9g;研末吞服,1 次 1～3g。外用适量。

【使用注意】孕妇慎用。

【古籍论述】

1.《玉楸药解》:"三七行瘀血而敛新血,凡产后、经期、跌打、痈肿,一切瘀血皆破,凡吐衄、崩漏、刀伤、箭射,一切新血皆止,血产之上药也。"

2.《冯氏锦囊秘录》:"三七,止血散血有神功,痈疽肿毒为妙药。"

3.《本草备要》:"散血定痛。治吐血衄血,血痢血崩,目赤痈肿(醋磨涂即散,已破者为末掺之)。为金疮杖疮要药。"

茜　草

《神农本草经》

本品为茜草科植物茜草 *Rubia cordifolia* L. 的根及根茎。主产于安徽、江苏、山东等地。春、秋二季采挖,除去茎苗、泥土及细须根,洗净,晒干生用,或炒炭用。

【异名】茜根（《神农本草经》），地血、茹藘、茅蒐、蒨（《本草经集注》）。

【药性】苦，寒。归肝经。

【功效】凉血，祛瘀，止血，通经。

【应用】

1. 出血　本品性寒，归肝经，可凉血行血，对血热夹瘀出血最为适宜。若吐血不止，可单用本品为末煎服；若衄血，可配伍黄芩、侧柏叶等，如茜根散；若血热崩漏，可配伍生地黄、生蒲黄、侧柏叶等；若血热尿血，可配伍小蓟、白茅根等。

2. 血瘀经闭、跌打损伤，风湿痹痛　本品通经行瘀，"行血甚捷"，为妇科调经要药。若血滞经闭，单用本品酒煎服，或配伍桃仁、红花、当归等；若风湿痹证，可单用浸酒服，或配伍鸡血藤、海风藤、延胡索等；若跌打损伤，可单味泡酒服，或配伍三七、乳香、没药等。

【用法用量】煎服，6～10g。止血炒炭用，活血通经生用或酒炒用。

【使用注意】孕妇慎用。

【古籍论述】

1.《神农本草经》："主寒湿风痹，黄疸，补中。"

2.《本草纲目》："茜根，气温行滞，味酸入肝而咸走血，手足厥阴血分之药也，专于行血活血。俗方用治女子经水不通，以一两煎酒服之，一日即通，甚效。"

3.《医林纂要》："茜草，色赤入血分，泻肝则血藏不瘀，补心则血用而能行，收散则用而不费，故能剂血气之平，止妄行之血而祛瘀通经，兼治痔瘘疮疡扑损。"

白　及

《神农本草经》

本品为兰科植物白及 *Bletilla striata*（Thunb.）Reichb. f. 的块茎。主产于河北、湖南、湖北等地。夏、秋二季采挖，除去须根，洗净，晒干生用。

【异名】甘根、连及草（《神农本草经》），白根（《吴普本草》），白给（《名医别录》）。

【药性】苦、甘、涩，微寒。归肺、胃、肝经。

【功效】收敛止血，消肿生肌。

【应用】

1. 出血　本品味涩质黏，为收敛止血之要药，可用多种出血证，尤适宜肺、胃出血证。可单味研末，糯米汤调服。若咳血，可配伍阿胶、枇杷叶等，如白及枇杷丸；若吐血，可配伍茜草、牡丹皮等，如白及汤；若外伤或金创出血，可单味研末外掺或水调外敷，或配伍白蔹、黄芩、龙骨等研细末，掺疮口上。

2. 疮疡肿毒，皮肤皲裂，水火烫伤　本品寒凉苦泄，可味涩收敛，又可消肿生肌，为外疡常用药。若疮疡初起，可单用研末外敷，或配伍金银花、皂角刺、乳香等，如内消散；若疮痈已溃，久不收口者，可配伍黄连、浙贝母、轻粉等为末外敷，如生肌干脓散；若手足皲裂、水火烫伤，可单品研末用麻油调敷，或与煅石膏粉、凡士林调膏外用。

【用法用量】煎服，6～15g；研末吞服 3～6g。外用适量。

【使用注意】不宜与川乌、制川乌、草乌、制草乌、附子同用。

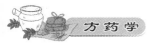

【古籍论述】

1.《神农本草经》："主痈肿恶疮败疽，伤阴死肌，胃中邪气，贼风痱缓不收。"

2.《本草纲目》："白及，性涩而收，故能入肺止血，生肌治疮也。"

3.《日华子本草》："止惊邪、血邪，痈疾，赤眼，症结，发背，瘰疬，肠风，痔瘘，刀箭疮扑损，温热疟疾，血痢，汤火疮，生肌止痛，风痹。"

4.《本草汇言》："白及，敛气，渗痰，止血，消痈之药也。"

5.《名医别录》："除白癣疥虫。"

仙鹤草

《本草图经》

本品为蔷薇科植物龙芽草 *Agrimonia pilosa* Ledeb. 的全草。主产于浙江、江苏等地。夏、秋二季茎叶茂盛时采割，除去杂质，晒干。生用或炒炭用。

【异名】龙牙草（《本草图经》），瓜香草（《救荒本草》），黄龙尾（《滇南本草》）。

【药性】苦、涩，平。归心、肝经。

【功效】收敛止血，截疟，止痢，解毒，补虚。

【应用】

1. 出血　本品味涩，收敛止血，多用于身体各部位出血证。若吐血、咯血，可配伍侧柏叶、藕节；若鼻衄、齿衄，可配伍白茅根、栀子；若尿血，可配伍大蓟、白茅根；若便血，可配伍槐花；若外伤出血，单用捣敷伤口。

2. 疟疾　本品有截疟之功，若疟疾寒热，可单以本品研末，于疟疾发作前 2 小时吞服，或水煎服。

3. 腹泻、痢疾　本品涩肠止泻止痢，兼能补虚，又能止血，故对血痢及久病泻痢尤为适宜，可单用本品水煎服，治疗赤白痢。

4. 痈肿疮毒　本品能解毒消肿，若痈肿疮毒，单用或配伍其他清热解毒药。

5. 阴痒带下　本品能解毒杀虫止痒，若阴痒带下，可配伍苦参、白鲜皮、黄柏等煎汤外洗。

6. 脱力劳伤　本品具有补虚、强壮之功，可用治劳力过度所致的脱力劳伤，症见神疲乏力、面色萎黄而纳食正常者，常与大枣同煮，食枣饮汁。治气血亏虚，神疲乏力，头晕目眩者，可配伍党参、熟地黄、龙眼肉等同用。

【用法用量】煎服，6～12g。外用适量。

【古籍论述】

1.《履巉岩本草》："叶：治疮癣。"

2.《滇南本草》："治妇人月经或前或后，赤白带下，面寒腹痛，日久赤白血痢。"

3.《生草药性备要》："理跌打伤，止血，散疮毒。"

4.《百草镜》："下气活血，理百病，散痞满；跌扑吐血，血崩，痢，肠风下血。"

5.《植物名实图考》："治风痰腰痛。"

艾　叶

《名医别录》

本品为菊科植物艾 *Artemisia argyi* Lévl. et Vant. 的叶。中国大部分地区均产。以湖北蕲州产者为佳,称"蕲艾"。夏季花未开时采摘,除去杂质,晒干生用或炒至表面焦黑色,喷醋炒干,为醋艾炭。

【异名】艾(《诗经》),医草(《名医别录》),灸草(《埤雅》)。

【药性】辛、苦,温。有小毒。归肝、脾、肾经。

【功效】温经止血,散寒调经,安胎,外用祛湿止痒。

【应用】

1. 出血　本品性温入血,可温经脉,为温经止血之要药,多用治虚寒性出血。若下元虚冷,冲任不固所致的崩漏下血,可单用本品,或配伍阿胶、芍药、干地黄等,如胶艾汤。若血热妄行之出血证,可配伍生地黄、生荷叶、生柏叶等,如四生丸。

2. 少腹冷痛,经寒不调,宫冷不孕　本品温经脉,暖胞宫,散寒止痛,善调经,为治妇科下焦虚寒或寒客胞宫之要药。若下焦虚寒,月经不调,经行腹痛,宫冷不孕,带下清稀,可配伍香附、吴茱萸、当归等,如艾附暖宫丸;若脾胃虚寒所致的脘腹冷痛,可单味艾叶煎服,或以之炒热熨敷脐腹,或配伍温中散寒之品。

3. 胎动不安,胎漏下血　本品为妇科安胎之要药,若胎动不安,胎漏下血,可配伍阿胶、桑寄生等。

4. **皮肤瘙痒**　本品辛香苦燥,局部煎汤外洗有祛湿止痒之功,可治湿疹、阴痒、疥癣等皮肤瘙痒。

此外,将本品捣绒,制成艾条、艾炷等,用以熏灸体表穴位,能温煦气血,透达经络,为温灸的主要原料。

【用法用量】煎服,3～9g。外用适量,供灸治或熏洗用。醋艾炭温经止血,用于虚寒性出血。其余生用。

【古籍论述】

1.《本草经集注》:"主灸百病,可作煎,止下痢,吐血,下部䘌疮,妇人漏血,利阴气,生肌肉,辟风寒,使人有子。"

2.《雷公炮制药性解》:"主灸百病,温中理气,开郁调经,安胎种子,止崩漏,除久痢,辟鬼邪,定霍乱,生捣汁,理吐衄血。"

3.《长沙药解》:"入足厥阴肝经。燥湿除寒,温经止血。"

其他常用止血药

大蓟、槐花、白茅根、侧柏叶、苎麻根、蒲黄、棕榈炭、炮姜、灶心土的药性、功效、主治、用法用量等见表11-1。

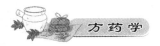

表 11-1 其他常用止血药

药名	药性	功效	主治	用法用量	备注
大蓟	甘、苦,凉。归心、肝经	凉血止血,散瘀解毒消痈	衄血,吐血,尿血,便血,崩漏,外伤出血,痈肿疮毒	煎服,9～15g	
槐花	苦,微寒。归肝、大肠经	凉血止血,清肝泻火	便血,痔血,血痢,崩漏,吐血,衄血,肝热目赤,头痛眩晕	煎服,5～10g	
白茅根	甘,寒。归肺、胃、膀胱经	凉血止血,清热利尿	血热吐血,衄血,尿血,热病烦渴,湿热黄疸,水肿尿少,热淋涩痛	煎服,9～30g	
侧柏叶	苦、涩,寒。归肺、肝、脾经	凉血止血,化痰止咳,生发乌发	吐血,衄血,咯血,便血,崩漏下血,肺热咳嗽,血热脱发,须发早白	煎服,6～12g。外用适量	
苎麻根	甘,寒。归心、肝经	凉血止血,安胎,清热解毒	血热出血,胎动不安,胎漏下血,热毒疮疡	煎服,10～30g。外用适量	
蒲黄	甘,平。归肝、心包经	止血,化瘀,通淋	体内外各种出血症;经闭痛经;胸腹刺痛,跌仆肿痛;血淋涩痛	煎服,5～10g,包煎。外用适量,敷患处	
棕榈炭	苦、涩,平。归肝、肺、大肠经	收敛止血	各种出血证	煎服,3～9g	出血兼有瘀滞者不宜使用
炮姜	辛、热。归脾、胃、肾经	温经止血,温中止痛	阴虚失血、吐血、崩漏、脾胃虚寒、腹痛吐泻	煎服,3～9g	
灶心土	辛,温。归脾、胃经	温中止血,止呕,止泻	虚寒出血,胃寒呕吐,脾虚泄泻	煎服,15～30g,布包先煎;或60～120g,煎汤代水	

二、活血化瘀药

凡以疏通血脉、消散瘀血为主要作用的药物,称为活血化瘀药。部分药物活血力强,又称破血药。本类药物多辛苦,性多偏温,主入血分,主要归心、肝二经。辛能活血散瘀,苦能泄利通降,温能通行血脉,故性善行散。本类药物善活血化瘀,并通过活血化瘀作用而达到止痛、调经、疗伤、消癥、通痹、消痈等功效,主治内、外、妇、伤各科瘀血阻滞之证。

本类药物既入血分又入气分,可活血行气止痛,主治气血瘀滞所致头痛、胸胁痛、心腹痛、痛经、产后腹痛、肢体痹痛、跌打损伤之瘀痛等。根据药物功效及病证的不同,一般分为活血止痛药、活血调经药、活血疗伤药、破血消癥药四类。

根据瘀血的寒、热、痰、虚等不同成因,选用适当的活血化瘀药,并配伍散寒、凉血、化痰、补虚等药标本兼治。若癥瘕积聚,可配伍软坚散结药;若热灼营血,瘀血内阻,可配伍清热凉血药;若风湿痹阻,经脉不通,可配伍祛风湿药;若寒凝血瘀,可配伍温里散寒药;若疮疡肿痛,可配伍清热解毒药;若正气不足,可配伍补虚药。因气为血之帅,气行则血行,气滞则血瘀,使用活血化瘀时,可配伍行气药,以增强活血化瘀的作用。

活血化瘀药辛散走窜,易耗血动血,出血证而无瘀血阻滞者及妇女月经过多均当慎用。孕妇及体虚者应当慎用或忌用。破血逐瘀之品易伤正气,中病即止,不可过服。

川 芎

《神农本草经》

本品为伞形科植物川芎 *Ligusticum chuanxiong* Hort. 的根茎。主产于四川、云南、贵州等地。夏季当茎上的节盘显著突出,并略带紫色时采挖,除去泥沙,晒后烘干,除去须根。本品气浓香,味苦、辛,稍有麻舌感,微回甜。切片,生用。

【异名】山鞠穷(《左传》),芎䓖(《本经》),香果(《吴普本草》),胡䓖(《别录》),贯芎(《珍珠囊》),抚芎(《丹溪心法》),台芎(《本草蒙筌》),西芎(《纲目》)。

【药性】辛,温。归肝、胆、心包经。

【功效】活血行气,祛风止痛。

【应用】

1.血瘀气滞诸证　本品辛香行散,温通血脉,既能活血祛瘀,又可行气通滞,为"血中气药",止痛力强,善治气滞血瘀诸痛证。若肝郁气滞,胁肋作痛,可配伍柴胡、香附、枳壳等,如柴胡疏肝散;若心脉瘀阻,胸痹心痛,可配伍丹参、红花、降香等;若肝血瘀阻,积聚痞块,胸胁刺痛,可配伍桃仁、红花等,如血府逐瘀汤;若跌仆损伤,瘀肿疼痛,可配伍乳香、没药、三七等。本品能"下调经水,中开郁结",为妇科活血调经要药。若瘀滞痛经闭经,月经不调,可配伍赤芍、桃仁、牛膝等,如血府逐瘀汤;若寒凝血瘀之经行腹痛、闭经,可配伍当归、吴茱萸、桂心等,如温经汤;若产后瘀阻腹痛,恶露不行,可配伍当归、桃仁、炮姜等,如生化汤。

2.头痛　本品秉性升散,能"上行头目",长于祛风止痛,为治头痛之要药。若外感风寒头痛,可配伍白芷、细辛、羌活等,如川芎茶调散;若风热头痛,可配伍升麻、藁本、黄芩等,如川芎散;若风湿头痛,可配伍羌活、藁本、防风等,如羌活胜湿汤;若血瘀头痛,可配伍赤芍、红花、麝香等,如通窍活血汤;若血虚头痛,可配伍当归、熟地黄等。

3.风湿痹痛　本品通达四肢,能祛风通络止痛,亦可治风湿痹阻、肢节疼痛,可配伍羌活、当归、姜黄等,如蠲痹汤。

【用法用量】煎服,3～9g。

【使用注意】阴虚火旺、舌红口干,多汗,月经过多及出血性疾病,不宜使用。孕妇慎用。

【古籍论述】

1.《神农本草经》:"主中风入脑头痛,寒痹,筋挛缓急,金创,妇人血闭无子。"

2.《名医别录》:"除脑中冷动,面上游风去来,目泪出,多涕唾,忽忽如醉,诸寒冷气,心腹坚痛,中恶,卒急肿痛,胁风痛,温中内寒。"

3.《药性论》:"治腰脚软弱,半身不遂,主胞衣不出,治腹内冷痛。"

4.《日华子本草》:"治一切风,一切气,一切劳损,一切血,补五劳,壮筋骨,调众脉,破癥结宿血,养新血,长肉,鼻洪,吐血及溺血,痔瘘,脑痈发背,瘰疬瘿赘,疮疥,及排脓消瘀血。"

5.《医学启源》:"补血,治血虚头痛。"

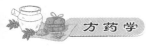

延胡索
《雷公炮炙论》

本品为罂粟科植物延胡索 *Corydalis yanhusuo* W. T. Wang 的块茎。主产于浙江、江苏、湖南等地。夏初茎叶枯萎时采挖,除去须根,置沸水中煮至恰无白心时取出,晒干。切厚片或捣碎,生用或醋炙用。

【异名】延胡(《雷公炮炙论》),玄胡索(《济生方》),元胡索(《药品化义》)。

【药性】辛、苦,温。归肝、脾经。

【功效】活血,行气,止痛。

【应用】

气血瘀滞诸痛证　本品辛散温通,既能活血,又能行气,止痛作用显著,为活血行气止痛良药。其"能行血中气滞,气中血滞,故专治一身上下诸痛",可广泛用于血瘀气滞所致身体各部位的疼痛病证。若肝郁气滞血瘀所致胸胁脘腹疼痛者,可配伍川楝子,如金铃子散;若心血瘀阻之胸痹心痛,可配伍丹参、桂枝、薤白、瓜蒌等;若寒滞胃痛,可配伍桂枝、高良姜等,如安中散;若经闭癥瘕,产后瘀阻,可配伍当归、蒲黄、赤芍等,如延胡索散;若寒疝腹痛,睾丸肿胀,可配伍橘核、川楝子、海藻等,如橘核丸;若风湿痹痛,可配伍秦艽、桂枝等;若跌打损伤,瘀血肿痛,可单用本品为末,以酒调服。

【用法用量】煎服,3～10g;研末服,每次1.5～3g,温水送服。醋制可增强行气止痛之功。

【古籍论述】

1.《雷公炮炙论》:"治心痛欲死。"

2.《日华子本草》:"除风,治气,暖腰膝,破癥癖,扑损瘀血,落胎,及暴腰痛。"

3.《开宝本草》:"主破血,产后诸病,因血所为者。妇人月经不调,腹中结块,崩中淋露,产后血运,暴血冲上,因损下血,或酒摩及煮服。"

4.《医学启源》:"治脾胃气结滞不散,主虚劳冷泻,心腹痛,下气消食。"

5.《名医纲目》:"活血,利气,止痛,通小便。"

郁　金
《药性论》

本品为姜科植物温郁金 *Curcuma wenyujin* Y. H. Chen et C. Ling、姜黄 *Curcuma longa* L.、广西莪术 *Curcuma kwangsiensis* S. G. Lee et C. F. Liang 或蓬莪术 *Curcuma phaeocaulis* Val. 的块根。主产于四川、浙江、广西等地。冬季茎叶枯萎后采挖,除去泥沙和细根,蒸或煮至透心,干燥。生用。

【异名】马莲(《新修本草》),黄郁(《石药尔雅》)。

【药性】辛、苦,寒。归肝、心、肺经。

【功效】活血止痛,行气解郁,清心凉血,利胆退黄。

【应用】

1.气滞血瘀诸痛证　本品辛散苦泄,既能活血祛瘀以止痛,又能疏肝行气以解郁,善治气滞血瘀之证。若气血郁滞之胸痹疼痛,胁肋胀痛,可配伍木香,如颠倒木金散;若肝郁化热,经前腹痛,可配伍柴胡、香附、当归等,如宣郁通经汤;若癥瘕痞块,可配伍干漆、硝石等。

2.热病神昏,癫痫发狂　本品辛散苦泄性寒,归心、肝经,能清心解郁开窍。若湿温病浊邪蒙蔽清窍而致神志不清,可配伍石菖蒲、竹沥、栀子等,如菖蒲郁金汤;若痰热蒙蔽心窍之癫痫发狂,可配伍白矾,如白金丸。

3.血热出血证　本品性寒苦泄,辛散解郁,能清降火热,解郁顺气,凉血止血,善治肝郁化热、迫血妄行之吐血衄血。若妇女倒经,可配伍生地黄、牡丹皮、栀子等,如生地黄汤;若热结下焦,伤及血络之尿血、血淋,可配伍生地黄、小蓟等,如郁金散。

4.湿热黄疸　本品苦寒清泄,入肝胆经,能疏肝利胆,清利湿热,可用于治疗肝胆病。若湿热黄疸,可配伍茵陈、栀子等药;若肝胆结石,胆胀胁痛,可配伍金钱草、大黄、虎杖等药。

【用法用量】煎服,3～10g。

【使用注意】不宜与丁香、母丁香同用。

【古籍论述】

1.《本草经疏》:"郁金本入血分之气药,其治已上诸血证者,正谓血之上行,皆属于内热火炎,此药能降气,气降即是火降,而共性又入血分,故能降下火气,则血不妄行。"

2.《本草汇言》:"郁金,清气化痰,散瘀血之药也。其性轻扬,能散郁滞,顺逆气,上达高巅,善行下焦,心肺肝胃气血火痰郁遏不行者最验,故治胸胃膈痛,两胁胀满,肚腹攻疼,饮食不思等证。又治经脉逆行,吐血衄血,唾血血腥。"

3.《雷公炮制药性解》:"主下气,破血,开郁,疗尿血、淋血、金疮,楚产蝉肚者佳。"

丹　参
《神农本草经》

本品为唇形科植物丹参 *Salvia miltiorrhiza* Bge. 的根及根茎。主产于四川、山东、河北等地。春、秋二季采挖,除去泥沙,干燥。本品气微,味微苦涩。切厚片,生用或酒炙用。

【异名】亦参、木羊乳(《吴普本草》),山参(《日华子本草》)。

【药性】苦,微寒。归心、肝经。

【功效】活血祛瘀,通经止痛,清心除烦,凉血消痈。

【应用】

1.瘀血证　本品苦寒降泄,归肝经血分,功善活血化瘀,善治各种瘀血阻滞证,尤善调妇女经水,祛瘀生新,能"破宿血,补新血"。若妇女月经不调,经期错乱,经量稀少,经行腹痛,经色紫暗或伴血块,产后恶露不下,少腹作痛,可单用研末酒调服,或配伍生地黄、当归、香附等,如宁坤至宝丹。若瘀阻心脉,胸痹心痛,可配伍檀香、砂仁等,如丹参饮;若癥瘕积聚,可配伍三棱、莪术、皂角刺等;若跌打损伤,可配伍乳香、没药、当归等,如活络效灵丹;若风湿痹痛,可配伍牛膝、杜仲、桑寄生等。

2.烦躁不安,心悸失眠　本品性寒入心经,能清心凉血、除烦安神。治热入营血,高热神昏,烦躁不寐,可配伍生地黄、玄参、连翘等,如清营汤;治心血不足之心悸失眠,可配伍酸枣仁、柏子仁、五味子等药,如天王补心丹。

3.疮痈肿痛　本品性寒入血分,既能凉血活血,又能散瘀消痈。若瘀阻所致的疮痈肿痛,可配伍金银花、连翘、紫花地丁等。

【用法用量】煎服,10～15g。活血化瘀宜酒炙用。

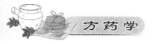

【使用注意】不宜与藜芦同用。孕妇慎用。

【古籍论述】

1.《神农本草经》:"主心腹邪气,肠鸣幽幽如走水,寒热积聚,破癥除瘕,止烦满,益气。"

2.《本草经集注》:"养血,去心腹痛疾结气,腰脊强脚痹,除风邪留热。久服利人。"

3.《雷公炮制药性解》:"养神定志,破结除癥,消痈散肿,排脓止痛,生肌长肉,治风邪留热,眼赤狂闷,骨节疼痛,四肢不遂。破宿血,补新血,安生胎,落死胎,理妇人经脉不调,血崩带下。"

桃 仁

《神农本草经》

本品为蔷薇科植物桃 *Prunus persica*(L.)Batsch 或山桃 *Prunus davidiana*(Carr.)Franch. 的成熟种子。主产于北京、山东、陕西、河南、辽宁等地。果实成熟后采收,除去果肉和核壳,取出种子,生用或炒用。

【异名】核桃仁(《本经》)。

【药性】苦、甘,平。归心、肝、大肠经。

【功效】活血祛瘀,润肠通便,止咳平喘。

【应用】

1.血瘀证　本品味苦通泄,入心肝血分,善泄血滞,祛瘀力强。善治多种瘀血阻滞病证。若瘀血痛经、经闭、产后瘀滞腹痛,可配伍红花、当归、川芎等,如桃红四物汤;若产后恶露不尽,小腹冷痛,可配伍当归、炮姜、川芎等,如生化汤;若癥瘕痞块,可配伍桂枝、牡丹皮、赤芍等,如桂枝茯苓丸;若跌打损伤,瘀肿疼痛,可配伍当归、红花、大黄等,如复元活血汤。

2.肺痈,肠痈　本品既能活血祛瘀以消痈,又能润肠通便以泄瘀,为治肺痈、肠痈的常用药。若肺痈,可配伍苇茎、冬瓜仁等,如苇茎汤;若肠痈,可配伍大黄、牡丹皮等,如大黄牡丹汤。

3.肠燥便秘　本品味苦降泄,富含油脂,有润肠通便之功,可用于肠燥便秘,可配伍当归、火麻仁等,如润肠丸。

4.咳嗽气喘　本品能降泄肺气,止咳平喘。若咳嗽气喘,常与苦杏仁同用。

【用法用量】煎服,5～10g。

【使用注意】孕妇及便溏者慎用。

【古籍论述】

1.《用药心法》:"桃仁,苦以泄滞血,甘以生新血,故凝血须用。又去血中之热。"

2.《本草纲目》:"桃仁行血,宜连皮尖生用;润燥活血,宜汤浸去皮尖炒黄用,或麦麸同炒,或烧存性,各随本方。"

3.《本草经疏》:"桃仁性善破血,散而不收,泻而无补,过用之,及用之不得其当,能使血下不止,损伤真阴。"

红 花

《新修本草》

本品为菊科植物红花 *Carthamus tinctorius* L. 的花。主产于河南、新疆、四川等地。夏季花由黄变红时采摘,阴干或晒干。生用。

【异名】红蓝花(《金匮要略》),刺红花(《四州中药志》),草红花(《陕西中药志》)。

【药性】辛,温。归心、肝经。

【功效】活血通经,散瘀止痛。

【应用】

1. 血瘀痛经,经闭,产后瘀滞腹痛　本品辛散温通,入心、肝血分,长于通经止痛,是妇科瘀血阻滞之经产病的常用药。若妇人腹中血气刺痛,可单用本品加酒煎服,如红蓝花酒;若血滞经闭痛经,可配伍桃仁、当归、川芎等,如桃红四物汤;若产后瘀滞腹痛,可配伍丹参、蒲黄、牡丹皮等。若胸痹心痛,可配伍桂枝、瓜蒌、丹参等;若瘀滞腹痛,可配伍桃仁、川芎、牛膝等,如血府逐瘀汤;若胁肋刺痛,可配伍桃仁、柴胡、大黄等,如复元活血汤。

2. 跌仆损伤,疮疡肿痛,癥瘕积聚　本品入心肝血分,能活血祛瘀,消癥散结,消肿止痛,为体内外瘀血阻滞证所常用。若跌打损伤,瘀滞肿痛,可用红花油或红花酊涂擦,亦可配伍川芎、乳香、没药等活血止痛药;若心脉瘀阻,胸痹心痛,可配伍桂枝、瓜蒌、丹参等;若癥瘕积聚,可配伍三棱、莪术等;若痈肿疮疡,可配伍金银花、连翘等。

3. 斑疹紫黯　本品能活血祛瘀消斑,治疗热郁滞之斑疹色暗,可配伍当归、葛根、牛蒡子等,如当归红花饮。

【用法用量】煎服,3～10g。

【使用注意】孕妇慎用;有出血倾向者不宜多用。

【古籍论述】

1.《新修本草》:"治口噤不语,血结,产后诸疾。"

2.《开宝本草》:"主产后血运口噤,腹内恶血不尽、绞痛,胎死腹中,并酒煮服。亦主蛊毒下血。"

3.《本草蒙筌》:"喉痹噎塞不通,捣汁咽。"

4.《本草纲目》:"活血,润燥,止痛,散肿,通经。"

5.《本草正》:"达痘疮血热难出,散斑疹血滞不消。"

益母草
《神农本草经》

本品为唇形科植物益母草 *Leonurus japonicus* Houtt. 的地上部分。我国大部分地区均产。鲜品春季幼苗期至初夏花前期采摘;干品在夏季茎叶茂盛、花未开或初开时采割,晒干,或切段晒干。鲜用或熬膏用。

【异名】益母蒿(《东北药物植物志》),益母艾(《生草药性备要》),猪麻(《纲目》),红花艾(《岭南采药录》),坤草(《青海药材》)。

【药性】苦、辛,微寒。归肝、心包、膀胱经。

【功效】活血调经,利尿消肿,清热解毒。

【应用】

1. 血瘀证　本品辛散苦泄,主入血分,功善活血调经,祛瘀通经,为"妇科经产要药"。若血瘀痛经、经闭,可单用本品熬膏服,如益母草流浸膏、益母草膏;若产后恶露不尽、瘀滞腹痛,或难产、胎死腹中,可单味煎汤或熬膏服用,也可配伍当归、川芎、乳香等。

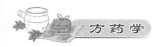

2.水肿尿少　本品性滑而利,既能利水消肿,又可活血化瘀,尤善治水瘀互结的水肿,可单用,或配伍白茅根、泽兰等。若血热及瘀滞之血淋、尿血,可配伍车前子、石韦、木通等。

3.跌打损伤,疮痈肿毒,皮肤痒肿　本品辛散苦泄,性寒清热,既能活血散瘀止痛,又可清热解毒消肿。若跌打损伤、瘀滞肿痛,可配伍川芎、当归等;若疮痈肿毒,可单用外洗或外敷,也可配伍黄柏、蒲公英、苦参等煎汤内服。

【用法用量】煎服,9～30g;鲜品 12～40g。

【使用注意】孕妇慎用。

【古籍论述】

1.《本草纲目》:"益母草之根、茎、花、叶、实,并皆入药,可同用。若治手足厥阴血分风热,明目益精,调妇人经脉,则单用茺蔚子为良,若治肿毒疮疡,消水行血,妇人胎产诸病,则宜并用为曳。盖其根、茎、花、叶专于行,而其子则行中有补故也。"

2.《本草汇言》:"益母草,行血养血,行血而不伤新血,养血而不滞瘀血,诚为血家之圣药也。"

3.《本草正》:"益母草,性滑而利,善调女人胎产诸证,故有益母之号。然不得以其益母之名,谓妇人所必用也。盖用其滑利之性则可,求其补益之功则未也。"

牛　膝
《神农本草经》

本品为苋科植物牛膝 Achyranthes bidentata Bl. 的根,主产于河南、河北、山西等地,习称怀牛膝。冬季茎叶枯萎时采挖,除去须根和泥沙,晒干。生用或酒炙用。

【异名】百倍《神农本草经》,牛茎(《广雅》),怀膝(《常用中药名辨》),接骨丹(河南)。

【药性】苦、甘、酸,平。归肝、肾经。

【功效】逐瘀通经,补肝肾,强筋骨,利尿通淋,引血(火)下行。

【应用】

1.血瘀证　本品苦泄甘缓,长于活血祛瘀,通经止痛,多用于妇科血瘀经产诸证及跌打损伤等证。若痛经、月经不调、经闭、产后腹痛、胞衣不下等,可配伍当归、桃仁、红花等,如血府逐瘀汤;若跌打损伤瘀滞肿痛,可配伍续断、当归、乳香等。

2.腰膝酸痛,下肢痿软　本品味苦通泄,味甘缓补,性质平和,主入肝、肾经。其既能活血祛瘀,又可补益肝肾,强筋健骨,善治肝肾不足之证。若肝肾亏虚,腰膝酸痛,筋骨无力,可配伍杜仲、续断、补骨脂等,如续断丸;若痹痛日久,腰膝酸痛,可配伍独活、桑寄生等,如独活寄生汤;若湿热成痿,足膝痿软,可配伍苍术、黄柏,如三妙丸。

3.淋证,水肿,小便不利　本品性善下行,既能利尿通淋,又可活血祛瘀,为治下焦水湿潴留病证常用药。若热淋、血淋、石淋,可配伍冬葵子、瞿麦、滑石等;若水肿、小便不利,可配伍地黄、泽泻、车前子等,如加味肾气丸。

4.气火上逆证　本品酸苦降泄,能导热下泄,引血下行,善治气火上逆诸证。若气火上逆,迫血妄行之吐血、衄血,可配伍生地黄、郁金、山栀子;若胃火上炎之齿龈肿痛、口舌生疮,可配伍地黄、石膏、知母等,如玉女煎;若阴虚阳亢,头痛眩晕,可配伍代赭石、生牡蛎、白芍等,如镇肝息风汤。

【用法用量】煎服,5～12g。

【使用注意】孕妇慎用。

【古籍论述】

1.《神农本草经》:"主寒湿痿痹,四肢拘挛,膝痛不可屈,逐血气,伤热火烂,堕胎。"

2.《名医别录》:"疗伤中少气,男肾阴消,老人失溺,补中续绝,填骨髓,除脑中痛及腰脊痛,妇人月水不通,血结,益精,利阴气,止发白。"

3.《药性论》:"治阴痿,补肾填精,逐恶血流结,助十二经脉。"

4.《日华子本草》:"治腰膝软怯冷弱,破癥结,排脓止痛,产后心腹痛并血运,落胎,壮阳。"

5.《滇南本草》:"止筋骨疼,强筋舒筋,止腰膝酸麻,破瘀坠胎,散结核,攻瘰疬,退痈疽、疥癞、血风、牛皮癣、脓窠。"

莪　术
《药性论》

本品为姜科植物蓬莪术 *Curcuma phaeocaulis* Val.、广西莪术 *Curcuma kwangsiensis* S. G. Lee et C. F. Liang 或温郁金 *Curcuma wenyujin* Y. H. Chen et C. Ling 的根茎。后者习称"温莪术"。主产于四川、广西、浙江。冬季茎叶枯萎后采挖,洗净,蒸或煮至透心,晒干或低温干燥后除去须根和杂质。生用或醋制用。

【异名】蓬莪茂(《雷公炮炙论》),蒁药(《新修本草》),蓬莪术(侯宁极《药谱》),广茂(《珍珠囊》),蓬术(《普济方》),青姜(《续医说》),羌七(《生草药性备要》),广术(《本草求真》),黑心姜(《岭南采药录》)。

【药性】辛、苦,温。归肝、脾经。

【功效】行气破血,消积止痛。

【应用】

1.癥瘕痞块,瘀血经闭,胸痹心痛　本品辛散苦泄,温通行滞,既入血分,又入气分,破血散瘀,消癥化积,行气止痛,为治疗癥瘕积聚以及气滞、血瘀、食停、寒凝所致的诸痛证,常与三棱相须为用。若痛经、经闭,可配伍三棱、当归、香附等,如莪术散;若疟母痞块,可配伍柴胡、鳖甲;若胸痹心痛,可配伍丹参、川芎等;若体虚而瘀血留不去者,可配伍黄芪、党参。

2.食积脘腹胀痛　本品辛散苦泄,具有破气消积止痛之功。若食积气滞,脘腹胀痛,可配伍青皮、槟榔等,如莪术丸;若脾虚食积,脘腹胀痛,可配伍党参、白术、茯苓等。

【用法用量】煎服,6~9g。醋制后可加强祛瘀止痛作用。

【使用注意】孕妇禁用。

【古籍论述】

1.《雷公炮制药性解》:"开胃消食,破积聚,行瘀血,疗心疼,除腹痛。利月经,主奔豚,定霍乱,下小儿食积。"

2.《玉楸药解》:"破滞攻坚,化结行瘀。蒁,俗作术,消癖块,破血癥,化府脏癥冷,散跌扑停瘀,通经开闭,止痛散结。"

3.《萃金裘本草述录》:"破气中之血,血涩于气中则气不通,此味能疏阳气以达于阴血,血达而气乃畅,故前人谓之益气。"

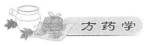

水 蛭

《神农本草经》

本品为水蛭科动物蚂蟥 *Whitmania pigra* Whitman、水蛭 *Hirudo nipponia* Whitman 或柳叶蚂蟥 *Whitmania acranulata* Whitman 的全体。全国大部分地区均产。夏、秋二季捕捉,用沸水烫死,晒干或低温干燥。生用或用滑石粉烫后用。

【异名】马蛭(《新修本草》),马鳖(《本草衍义》),红蛭(《济生方》)。

【药性】咸、苦,平;有小毒。归肝经。

【功效】破血通经,逐瘀消癥。

【应用】

1. 血瘀经闭,癥瘕积聚 本品咸苦入血通泄,破血逐瘀力强,常用于瘀滞重证。若血滞经闭,癥瘕痞块,常与虻虫相须为用,可配伍三棱、莪术、桃仁等药,如抵当汤;若兼体虚者,可配伍人参、当归等,如化癥回生丹。

2. 中风偏瘫,跌打损伤,瘀滞心腹疼痛 本品功善破血逐瘀、通经活络。若中风偏瘫,可配伍地龙、当归、红花等;若跌打损伤,可配伍苏木、自然铜等,如接骨火龙丹;若瘀血内阻,心腹疼痛,大便不通,可配伍大黄、虎杖、牵牛子等。

【用法用量】煎服,1～3g。

【使用注意】孕妇及月经过多者禁用。

【古籍论述】

1.《本经》:"味咸,平。主逐恶血,瘀血,月闭。破血瘕积聚,无子,利水道。"

2.《汤液本草》:"水蛭,苦走血,咸胜血,仲景抵当汤用虻虫、水蛭,咸苦以泄畜血,故《经》云有故无殒也。"

3.《本草经百种录》:"水蛭最喜食人之血,而性又迟缓善入,迟缓则生血不伤,善入则坚积易破,借其力以攻积久之滞,自有利而无害也。"

其他常用活血化瘀药

姜黄、乳香、没药、五灵脂、鸡血藤、土鳖虫、马钱子、血竭、苏木、自然铜、骨碎补、三棱的药性、功效、主治、用法用量等见表 11-2。

表 11-2　其他常用活血化瘀药

药名	药性	功效	主治	用法用量	备注
姜黄	辛,苦,温。归肝、脾经	破血行气,通经止痛	胸胁刺痛,胸痹心痛,痛经经闭,癥瘕,风湿肩臂疼痛,跌仆肿痛	煎服,3～10g。外用适量	
乳香	辛,苦,温。归心、肝、脾经	活血定痛,消肿生肌	胸痹心痛,胃脘疼痛,痛经经闭,产后瘀阻,癥瘕腹痛,风湿痹痛,筋脉拘挛,跌打损伤,痛肿疮疡	煎汤或入丸、散,3～5g。外用适量,研末调敷	孕妇及胃弱者慎用

药名	药性	功效	主治	用法用量	备注
没药	辛、苦,平。归心、肝、脾经	散瘀定痛,消肿生肌	胸痹心痛,胃脘疼痛,痛经经闭,产后瘀阻,癥瘕腹痛,风湿痹痛,跌打损伤,痈肿疮疡	煎服,3～5g,炮制去油,多入丸散用	孕妇及胃弱者慎用
五灵脂	苦、甘,温。归肝、脾经	活血止痛,化瘀止血	胸脘刺痛,痛经,经闭,产后腹痛,瘀滞出血	煎服,3～10g,包煎。活血止痛宜生用,化瘀止血宜炒用	
鸡血藤	苦、甘,温。归肝、肾经	活血补血,调经止痛,舒筋活络	月经不调,痛经,经闭,风湿痹痛,麻木瘫痪,血虚萎黄	煎服,9～15g	
土鳖虫	咸,寒;有小毒。归肝经	破血逐瘀,续筋接骨	跌打损伤,筋伤骨折,血瘀经闭,产后瘀阻腹痛,癥瘕痞块	煎服,3～10g	孕妇禁用
马钱子	苦,温;有大毒。归肝、脾经	通络止痛,散结消肿	跌打损伤,骨折肿痛,风湿顽痹,麻木瘫痪,痈疽疮毒,咽喉肿痛	0.3～0.6g,炮制后入丸散用	孕妇禁用;不宜多服久服及生用;运动员慎用;外用不宜大面积涂敷
血竭	甘、咸,平。归心、肝经	活血定痛、化瘀止血、生肌敛疮	跌打损伤、心腹瘀痛、外伤出血、疮疡不敛	入丸散,1～2g	孕妇及月经期忌用
苏木	甘、咸,平。归心、肝、脾经	活血祛瘀,消肿止痛	跌打损伤,骨折筋伤,瘀滞肿痛,经闭痛经,产后瘀阻,痈疽肿痛	煎服,3～9g	孕妇慎用
自然铜	辛,平。归肝经	散瘀,续筋接骨,止痛	跌仆肿痛,筋骨折伤	煎服,3～9g,宜先煎。多入丸散服,每次0.3g	不宜久服,孕妇忌用
骨碎补	苦,温。归肝、肾经	疗伤止痛,补肾强骨;外用消风祛斑	跌扑闪挫,筋骨折伤,肾虚腰痛,筋骨痿软,耳鸣耳聋,牙齿松动;外治斑秃,白癜风	煎服,3～9g	
三棱	辛、苦,平。归肝、脾经	破血行气,消积止痛	癥瘕痞块,痛经,瘀血经闭,胸痹心痛,食积胀痛	煎服,5～10g	

第二节 理血剂

　　凡具有活血化瘀或止血作用,主治血瘀证或出血证的方剂,统称为理血剂。本节重点论述治疗血瘀证和出血证的活血祛瘀剂与止血剂。

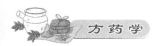

使用理血剂，要辨清瘀血或出血的原因，并分清标本缓急。因逐瘀之品药力多峻猛，或久用逐瘀易耗血伤正，故本类方可常配伍养血益气药，使祛瘀而不伤正；且峻猛逐瘀之剂，不可久服，当中病即止。使用止血药，防其止血留瘀之弊，可在止血剂中配伍活血祛瘀药，使血止而不留瘀。活血祛瘀剂可促进血行，但其性破泄，易动血、伤胎，故妇女经期、月经过多及孕妇慎用或忌用。

小蓟饮子
《济生方》，录自《玉机微义》

【组成】小蓟、生地黄、滑石、木通、蒲黄、藕节、淡竹叶、当归、山栀仁、甘草各等分(各9g)

【用法】上咬咀，每服半两(15g)，水煎，空心食前。（现代用法：水煎服。）

【功效】凉血止血，利水通淋。

【主治】热结下焦之血淋、尿血。尿中带血，小便频数，赤涩热痛，舌红苔黄，脉数。

【证治】热结下焦，蕴结膀胱，气化失司，水道不利，故小便频数，赤涩热痛。热伤血络，阴血外溢，血随尿出，故见血尿。损伤血络，血随尿出，其痛者为血淋，若不痛者为尿血；由于瘀热蕴结下焦，膀胱气化失司，故见小便频数、赤涩热痛；舌红，脉数，亦为热结之征。治宜凉血止血，利水通淋。

【方解】方中小蓟凉入血分，清热凉血止血，利尿通淋，尤善治尿血、血淋证，为君药。生地黄甘苦性寒，凉血止血，养阴清热；蒲黄、藕节助君药凉血止血，并可消瘀，为臣药。君臣相配，使血止而不留瘀。滑石、竹叶、木通清热利水通淋；栀子清泻三焦之火，导热从下而出；当归养血和血，引血归经，并防诸药寒凉太过之弊，合而为佐药。甘草缓急止痛，和中调药为使药，为佐使药。诸药合用，凉血止血为主，利水通淋为辅，止血之中寓以化瘀，清利之中寓以养阴。

【运用】

1. 现代研究及应用　现代药理研究表明，小蓟饮子具有止血、抗肿瘤、降血压、抗氧化、抗菌等作用，常用于治疗膀胱所致急性泌尿系感染、急性肾炎、尿系结石等疾病属实热蕴结者。

2. 新药研发提要　若血淋、尿血日久致阴血不足，本方应用之时可增加生地黄用量，酌加养阴清热之品。

3. 使用注意　本方用药多寒凉通利之品，久病虚寒或阴虚火动或气虚不摄之血淋、尿血者，不宜单独使用。

黄土汤
《金匮要略》

【组成】甘草、干地黄、白术、附子炮、阿胶、黄芩各三两(各9g)　灶心黄土半斤(30g)

【用法】上七味，以水八升，煮取三升，分温二服。（现代用法：先将灶心土水煎取汤，再煎余药，阿胶烊化）

【功效】温阳健脾，养血止血。

【主治】阳虚失血。大便下血，先便后血，或吐血、衄血，及妇人崩漏，血色暗淡，四肢不温，面色萎黄，舌淡苔白，脉沉细无力。

【证治】本证因脾阳不足，统摄无权所致。脾阳不足，失去统摄之权，则血从上溢而为吐血、衄血,血从下走则为便血、崩漏。血色暗淡、四肢不温、面色萎黄、舌淡苔白、脉沉细无力,皆为脾气虚寒,阴血不足之象。治宜温阳止血为主,兼以健脾养血。

【方解】方中灶心黄土(即伏龙肝)辛温而涩,温中收涩止血,为君药。白术、附子温阳健脾以复脾土统血之权,为臣药。然辛温之术、附易耗血动血,且出血者,阴血每亦亏耗,故以生地、阿胶滋阴养血止血;与苦寒之黄芩合用,又能制约术、附温燥伤血之弊;而生地黄、阿胶得术、附则滋而不腻,避免呆滞碍胃之弊,均为佐药。甘草调和诸药并益气调中,为使药。诸药合用,共成温阳健脾、养血止血之剂。

【运用】

1. 现代研究及应用 现代药理研究表明,黄土汤具有抗胃黏膜损失、促进肠黏膜修复的作用,常用于治疗消化道出血及功能性子宫出血等疾病属脾阳虚者。

2. 新药研发提要 由于气与血关系密切,血证日久,气血两虚,故在使用本方之时,可加补气之人参、党参、黄芪等药。

3. 使用注意 热迫血行所致出血,见血色鲜红或伴有发热者忌用本方。

血府逐瘀汤
《医林改错》

【组成】桃仁四钱(12g) 红花三钱(9g) 当归三钱(9g) 生地黄三钱(9g) 川芎一钱半(4.5g) 赤芍二钱(6g) 牛膝三钱(9g) 桔梗一钱半(4.5g) 柴胡一钱(3g) 枳壳二钱(6g) 甘草二钱(6g)

【用法】水煎服。

【功效】活血化瘀,行气止痛。

【主治】胸中血瘀证。胸痛,头痛,痛如针刺而有定处,或呃逆日久不止,或饮水即呛,干呕,或内热瞀闷,或心悸怔忡,失眠多梦,急躁易怒,入暮潮热,唇暗或两目暗黑,舌质暗红,或有瘀斑、瘀点,脉涩或弦紧。

【证治】本方由瘀血内阻胸部,气机郁滞所致,即王清任所称"胸中血府血瘀"之证。血瘀胸中,气机阻滞,则胸痛,痛如针刺,且有定处;血瘀上焦,郁遏清阳,清窍失养,故头痛;胸中血瘀,影响及胃,胃气上逆,故呃逆干呕,其则水入即呛;瘀久化热,则内热瞀闷,入暮潮热;瘀热扰心,则心悸怔忡、失眠多梦;瘀滞日久,则肝失条达之性,故急躁易怒;至于唇、目、舌、脉所见,皆为瘀血征象。治宜活血化瘀,兼以行气止痛。

【方解】本方系桃红四物汤合四逆散加牛膝、桔梗而成。方中桃仁破血行滞而润燥,红花活血祛瘀以止痛,共为君药。赤芍、川芎助君药活血祛瘀;牛膝活血祛瘀止血,引血下行,使血不郁于胸中,瘀热不上扰,共为臣药。生地黄甘寒,清热凉血,滋阴养血;当归养血,使祛瘀不伤正;赤芍清热凉血,以清瘀热。三者养血益阴,清热活血;桔梗、枳壳,一升一降,宽胸行气,桔梗并能载药上行;柴胡疏肝解郁,升达清阳,与桔梗、枳壳同用,尤善理气行滞,使气行则血行,共为佐药。甘草调和诸药,为使药。诸药合用使血活瘀化气行,则诸症可愈。

【运用】

1. 现代研究及应用 现代药理研究表明,血府逐瘀汤具有改变血液凝固性和血液流变性、抗心肌缺血、抗心律失常、降血脂、改善微循环、防缺血性脑卒中、抗缺氧、抑制肿瘤细胞生长等作用,常用于治疗冠心病、心绞痛、风湿性心脏病、胸部挫伤、肋软骨炎之胸痛、肋间神

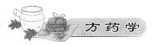

经痛、慢性肝炎、高血压病、高脂血症、血栓闭塞性脉管炎、神经症及脑震荡后遗症之头痛、头晕等疾病属血瘀气滞者。

2.新药研发提要　瘀痛日久,可加入全蝎、地龙破血通络止痛;气机郁滞加重,可配伍川楝子、青皮等疏肝理气止痛。

3.使用注意　孕妇、经期或月经量多、有出血倾向者忌用。

补阳还五汤
《医林改错》

【组成】生黄芪四两(120g)　归尾二钱(6g)　赤芍一钱半(4.5g)　地龙去土,一钱(3g)　川芎一钱(3g)　红花一钱(3g)　桃仁一钱(3g)

【用法】水煎服。

【功效】补气活血通络。

【主治】气虚血瘀之中风。半身不遂,口眼㖞斜,语言謇涩,口角流涎,小便频数或遗尿不禁,舌暗淡,苔白,脉缓无力。

【证治】本证中风,由正气亏虚,脉络瘀阻所致。正气亏虚,不能行血,以致脉络瘀阻,筋脉肌肉失养,故见半身不遂、口眼㖞斜。气虚血瘀,舌本失养,故语言謇涩;气虚失于固摄,则口角流涎、小便频数、遗尿失禁;舌暗淡、苔白、脉缓无力,为气虚血瘀之征。本证以气虚为本,血瘀为标,即王清任所谓"因虚致瘀"。治当以补气为主,活血通络为辅。

【方解】方中重用生黄芪补益元气,意在气旺则血行,瘀去而络通,为君药。当归尾活血通络而不伤血,为臣药。赤芍、川芎、桃仁、红花助当归尾活血祛瘀,为佐药;地龙通经络,力专善走,并引诸药之力直达络中,为佐使药。本方为体现益气活血法之代表方。

【运用】

1.现代研究及应用　现代药理研究表明,补阳还五汤具有降压、改善心脑血管功能、改善微循环、改善血液流变性、抗氧化等作用,常用于治疗脑血管意外后遗症、冠心病、小儿麻痹后遗症,以及其他原因引起的偏瘫、截瘫,或单侧上肢或下肢痿软等疾病;也可治疗气虚血瘀所致的神经衰弱、糖尿病、前列腺增生等属气虚血瘀者。

2.新药研发提要　若半身不遂,以上肢为主者,加桑枝、桂枝;下肢为主者,加牛膝、杜仲;日久效果不显著者,加水蛭、虻虫;言语不利者,加石菖蒲、郁金、远志;口眼㖞斜者,可合牵正散;痰多者,加制半夏、天竺黄;偏寒者,加熟附子;脾胃虚弱者,加党参、白术。

3.使用注意　①方中生黄芪在实际使用时应从30g开始,逐渐增加;活血祛瘀药用量可根据病情适当加大。②使用本方需久服才能有效,愈后还应继续服用,以巩固疗效,防止复发。③高血压患者用之无妨,但若中风后半身不遂属阴虚阳亢,痰阻血瘀,见舌红苔黄、脉洪大有力者应忌服。

桃核承气汤
《伤寒论》

【组成】桃仁去皮尖,五十个(12g)　大黄四两(12g)　桂枝去皮,二两(6g)　甘草炙,二两(6g)　芒硝二两(6g)

【用法】上四味,以水七升,煮取二升半,去滓,纳芒硝,更上火,微沸,下火,先食,温服五合,日三服,当微利。(现代用法:水煎服,芒硝冲服。)

【功用】逐瘀泻热。

【主治】下焦蓄血证。少腹急结,小便自利,神志如狂,甚则烦躁谵语,至夜发热;血瘀经闭、痛经,脉沉实而涩者。

【证治】本证由瘀热互结下焦所致。瘀热互结于下焦,故少腹急结;病在血分,膀胱气化如常,故小便自利;热在血分,故至夜发热;心主血脉而藏神,瘀热上扰,心神不宁,故烦躁谵语,甚则其人如狂。瘀热内结,正气未虚,故脉沉实而涩。若妇女瘀结少腹,血行不畅,则为痛经,甚或经闭不行。证属瘀热互结,治当因势利导,破血下瘀泻热以祛除下焦之蓄血。

【方解】方中桃仁苦甘平,活血破瘀;大黄苦寒,下瘀泻热,二药瘀热并治,共为君药。芒硝泻热软坚,助大黄下瘀泻热;桂枝通行血脉,既助桃仁活血祛瘀,又防芒硝、大黄寒凉凝血之弊,四者合用,瘀热并治,共为臣药。炙甘草护胃安中,并缓诸药之峻烈,为佐使药。本方为体现逐瘀泻热法之基础方。

【运用】

1. **现代研究及应用**　现代药理研究表明,桃核承气汤具有改善血液流变学指标、降血糖、抑制肿瘤细胞生长等作用,常用于治疗急性盆腔炎、胎盘滞留、附件炎、肠梗阻、子宫内膜异位症、急性脑出血等疾病。现代临床应用本方还涉及各专科、多系统的数十种疾病,如精神分裂症、前列腺肥大、粘连性肠梗阻、中心性视网膜炎、眼底出血等属瘀热互结于下焦者。

2. **新药研发提要**　《证治准绳·疡医》中记载"丹溪云:肠痈大肠有热,积死血流注,桃仁承气汤加连翘、秦艽",以奏泻热下瘀,解毒散结之功。

3. **使用注意**　孕妇禁用。

生化汤
《傅青主女科》

【组成】全当归八钱(24g)　川芎三钱(9g)　桃仁去皮尖,十四枚(6g)　干姜炮黑,五分(2g)　甘草炙,五分(2g)

【用法】黄酒、童便各半煎服。(现代用法:水煎服,或酌加黄酒同煎。)

【功效】养血祛瘀,温经止痛。

【主治】血虚寒凝,瘀血阻滞证。产后恶露不行,小腹冷痛。

【证治】本证由产后血虚寒凝,瘀血内阻所致。妇人产后体虚,极易感受寒邪,而致寒凝血瘀,则恶露不行;瘀阻胞宫,不通则痛,故小腹冷痛。产后体虚,本当培补,然瘀血不去,新血难生,则又当活血,故治宜活血养血,温经止痛。

【方解】方中重用全当归补血活血,化瘀生新,为君药。川芎活血行气,桃仁活血祛瘀,均为臣药。炮姜入血散寒,温经止血,黄酒温通血脉以助药力,共为佐药。炙甘草和中缓急,调和诸药,为佐使药。原方另用童便(现多不用)同煎者,乃取其益阴化瘀,引败血下行之意。诸药合用,具有活血养血、温经止痛之功,使瘀血得去,新血得生,故名"生化"。

【运用】

1. **现代研究及应用**　现代药理研究表明,生化汤具有促进子宫复旧、改善血液流变性指标、抗贫血、抗炎镇痛等作用,常用于治疗子宫恢复不良、产后宫缩疼痛、胎盘残留及人工流产后出血不止等疾病;亦可用治血虚受寒,瘀血阻滞的宫外孕、子宫肌瘤等疾病属产后血虚

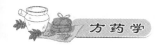

寒凝、瘀血内阻者。

2.新药研发提要　当归、川芎合用为"归芎汤",又名"佛手散",为治疗血虚血瘀的常用药物,二者合用补血活血、生新化瘀。

3.使用注意　①有些地区将本方作为产后必服方,但本方化瘀且药性偏温,故产后血热而有瘀滞者不宜使用。②若恶露过多、出血不止,甚则汗出气短神疲者,当属禁用。

其他常用理血剂

温经汤、十灰散、复元活血汤、咳血方、槐花散、失笑散、丹参饮、大黄䗪虫丸的出处、组成、用法、功效、主治等见表11-3。

表11-3　其他常用理血剂

方名	出处	组成	用法	功效	主治
温经汤	《金匮要略》	吴茱萸、当归、芍药、芎藭、人参、桂枝、阿胶、牡丹皮、生姜、甘草、半夏、麦冬	水煎服,阿胶烊冲	温经散寒,养血祛瘀	冲任虚寒,瘀血阻滞证
十灰散	《十药神书》	大蓟、小蓟、荷叶、侧柏叶、茅根、茜根、山栀、大黄、牡丹皮、棕榈皮	各药烧炭存性,为末,藕汁或萝卜汁磨京墨适量,调服9～15g;亦可作汤剂,水煎服	凉血止血	血热妄行之上部出血证
复元活血汤	《医学发明》	柴胡、栝楼根、当归、红花、甘草、穿山甲、大黄、桃仁	共为粗末,每服30g,加黄酒30ml,水煎服	活血祛瘀,疏肝通络	跌打损伤,瘀血阻滞证
咳血方	《丹溪心法》	青黛、瓜蒌仁、诃子、海粉、山栀	共研末为丸,每服9g;亦可作汤剂,水煎服	清肝宁肺,凉血止血	肝火犯肺之咳血证
槐花散	《普济本事方》	槐花炒、柏叶、荆芥穗、枳壳	为细末,每服6g,开水或米汤调下;亦可作汤剂,水煎服	清肠止血,疏风行气	风热湿毒,壅遏肠道,损伤血络便血证
失笑散	《太平惠民和剂局方》	蒲黄、五灵脂	共为细末,每服6g,用黄酒或醋冲服;亦可作汤剂,用纱布包,水煎服	活血祛瘀,散结止痛	瘀血疼痛证
丹参饮	《时方歌括》	丹参、檀香、砂仁	以水一杯半,煎七分服	活血祛瘀,行气止痛	血瘀气滞证
大黄䗪虫丸	《金匮要略》	大黄、黄芩、甘草、桃仁、杏仁、芍药、干地黄、干漆、虻虫、水蛭、蛴螬、䗪虫	共为细末,炼蜜为丸,重3g,每服1丸,温开水送服;亦可作汤剂,水煎服	活血消癥,祛瘀生新	五劳虚极

第十二章　化痰止咳平喘方药

第一节　化痰止咳平喘药

凡以祛痰或消痰为主要功效,常用以治疗痰证的药物,称为化痰药;以制止或减轻咳嗽和喘息为主要功效,常用以治疗咳嗽气喘的药物,称止咳平喘药。因化痰药每兼止咳、平喘作用,而止咳平喘药又每兼化痰作用,且病证上痰、咳、喘三者相互兼杂,故常合称化痰止咳平喘药。

化痰止咳平喘药具有化痰、止咳、平喘等作用,适用于痰证及外感、内伤所致的咳嗽和喘息。部分化痰药兼有消肿散结作用,尚可用于瘿瘤、痰核、痈疽肿毒等病证。

咳嗽兼痰中带血等有出血倾向者,慎用温燥之性强烈的化痰药。麻疹初起有表邪之咳嗽,以清宣肺气为主,不宜单投止咳药,尤不宜温燥或收敛性强之药,以免恋邪或影响麻疹之透发。

半　夏
《神农本草经》

本品为天南星科植物半夏 *Pinellia ternata*（Thunb.）Breit. 的块茎。主产于四川、湖北、江苏等地。夏、秋二季采挖,洗净,除去外皮和须根,晒干。捣碎生用,或用生石灰、甘草制成法半夏,用生姜、白矾制成姜半夏,用白矾制成清半夏。

【异名】水玉、地文（《本经》）,和姑（《吴普本草》）,守田、示姑（《名医别录》）。

【药性】辛,温;有毒。归脾、胃、肺经。

【功效】燥湿化痰,降逆止呕,消痞散结,外用消肿止痛。

【应用】

1. 湿痰证,寒痰证　本品辛温而燥,主入脾、肺经,善燥湿而化痰饮,并有止咳作用,为燥湿化痰、温化寒痰之要药,尤善治脏腑湿痰证。治湿痰咳嗽,痰白质稀者,常配伍陈皮、茯苓等,如二陈汤;治寒痰咳喘,痰多清稀者,常配伍细辛、干姜等,如小青龙汤;治痰饮眩悸,风痰眩晕,常配伍天麻、白术等,如半夏白术天麻汤。

2. 呕吐　本品入脾胃经,既燥中焦痰湿,助脾胃运化,又和胃降逆,为止呕要药。各种原因之呕吐,皆可随证配伍使用。因其性温燥,长于化痰,故尤宜于痰饮或胃寒所致之呕吐,常

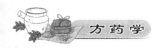

配伍生姜同用,如小半夏汤;治胃气虚之呕吐,常配伍人参、白蜜,如大半夏汤。

3. 胸脘痞闷,梅核气　本品辛开散结,化痰消痞,治寒热交结之心下痞,但满不痛者,常配伍干姜、黄连、黄芩等,如半夏泻心汤;治痰热互结之胸脘痞闷、拒按,苔黄腻,常配伍瓜蒌、黄连,如小陷胸汤;治气滞痰凝之梅核气,常配伍紫苏叶、厚朴、茯苓等,如半夏厚朴汤。

4. 痈疽肿毒,瘰疬痰核,毒蛇咬伤　本品内服能消痰散结,外用能消肿止痛。治痰凝气滞之瘿瘤痰核,常配伍海藻、连翘、贝母等,如海藻玉壶汤;治痈疽发背、无名肿毒初起或毒蛇咬伤,可生品研末调敷或鲜品捣敷。

【用法用量】煎服,3~9g,内服一般宜制用。外用适量,磨汁涂或研末酒调敷患处。法半夏长于燥湿化痰而温性较弱,多用于咳嗽痰多,痰饮眩悸,风痰眩晕,痰厥头痛;清半夏除善燥湿化痰外,又长于消痞和胃,用于胸脘痞满之证;姜半夏长于降逆止呕,多用于痰饮呕吐,胃脘痞满;竹沥半夏性转寒凉,能清热化痰息风。

【使用注意】

1. 本品性温燥,故阴虚燥咳,津伤口渴,血证慎用。

2. 不宜与川乌、制川乌、草乌、制草乌、附子同用。

【古籍论述】

1.《神农本草经》:"主伤寒寒热,心下坚,下气,喉咽肿痛,头眩,胸胀,咳逆,肠鸣,止汗。"

2.《名医别录》:"消心腹胸膈痰热满结,咳嗽上气,心下急痛坚痞,时气呕逆,消痈肿,堕胎。"

3.《珍珠囊》:"除痰涎,胸中寒痰,治太阳痰厥头痛。"

桔　梗
《神农本草经》

本品为桔梗科植物桔梗 *Platycodon grandiflorum*(Jacq.)A. DC. 的根。全国大部分地区均产,以东北、华北地区产量较大,华东地区产质量较优。春、秋二季采挖,洗净,除去须根,趁鲜剥去外皮或不去外皮,干燥。切厚片。生用。

【异名】符蓝、白药、利如、梗草、卢茹(《吴普本草》),房图、荠苨(《名医别录》),苦梗(《丹溪心法》),苦桔梗(《本草纲目》)。

【药性】苦、辛,平。归肺经。

【功效】宣肺,祛痰,利咽,排脓。

【应用】

1. 咳嗽痰多,胸闷不畅　本品辛散苦降,长于开宣肺气,祛痰作用强,凡咳嗽痰多,咯痰不爽,无论寒热皆可应用。属风寒者,常配伍紫苏叶、苦杏仁等,如杏苏散;风热者,常配伍桑叶、菊花等,如桑菊饮。

2. 咽喉肿痛,失音　本品能开宣肺气以利咽开音,善治咽病音哑之证。治外邪犯肺,咽痛失音者,常配伍甘草,如桔梗汤;治阴虚火旺,虚火上炎之咽喉肿痛,常配伍玄参、麦冬、甘草,如玄麦甘桔颗粒;治痰热闭肺,声哑失音,常配伍桑白皮、贝母等,如清咽宁肺汤。

3. 肺痈吐脓　本品性散上行,开宣肺气,有利于排除壅肺之脓痰,为治肺痈常用药,常配伍甘草,如桔梗汤。

此外,本品可宣开肺气而通利二便,用治癃闭、便秘。桔梗又为诸药之舟楫,历来作为治疗胸膈以上病证的引经药。

【用法用量】煎服,3～10g。

【使用注意】

1. 本品性升散,凡气机上逆,呕吐、呛咳、眩晕、阴虚火旺咳血等不宜用。

2. 用量过大易致恶心呕吐。

【古籍论述】

1.《神农本草经》:"主胸胁痛如刀刺,腹满肠鸣幽幽,惊恐悸气。"

2.《本草衍义》:"治肺热气奔促嗽逆,肺痈排脓。"

3.《珍珠囊》:"其用有四:止咽痛,兼除鼻塞;利膈气,仍治肺痈;一为诸药之舟楫;一为肺部之引经。"

浙贝母
《轩歧救正论》

本品为百合科植物浙贝母 *Fritillaria thunbergii* Miq. 的鳞茎。主产于浙江。初夏植株枯萎时采挖,洗净。大小分开,大者除去芯芽,习称"大贝";小者不去芯芽,习称"珠贝"。分别撞擦,除去外皮,拌以煅过的贝壳粉,吸去擦出的浆汁,干燥;或取鳞茎,大小分开,洗净,除去芯芽,趁鲜切成厚片,洗净,干燥,习称"浙贝片"。生用。

【异名】土贝母(《本草正》),象贝(《经验广集》),象贝母(《百草镜》),大贝母(《疡医大全》)。

【药性】苦,寒,归肺、心经。

【功效】清热化痰止咳,解毒散结消痈。

【应用】

1. **风热咳嗽,痰火咳嗽** 本品味苦性寒,长于清化热痰,降泄肺气,可用于风热咳嗽、痰热壅肺之咳嗽。治风热咳嗽,常配伍桑叶、牛蒡子等;治痰热壅肺,咳喘痰稠者,常配伍瓜蒌、知母等。

2. **肺痈,乳痈,瘰疬,疮毒** 本品苦寒泄热解毒,化痰散结消痈,"专消痈疽毒痰"(《外科全生集》)。治痰火郁结之瘰疬结核,常配伍玄参、牡蛎等,如消瘰丸;治一切无名肿毒疮疖,可单用本品为末,酒调服。

【用法用量】煎服 5～10g。

【使用注意】不宜与川乌、制川乌、草乌、制草乌、附子同用。

【古籍论述】

1.《本草正》:"大治肺痈、肺痿、咳喘、吐血、衄血,最降痰气,善开郁结,止疼痛,消胀满,清肝火,明耳目,除时气烦热,黄疸,淋闭,便血,溺血;解热毒,杀诸虫及疗喉痹,瘰疬,乳痈发背,一切痈疡肿毒……较之川贝母,清降之力,不啻数倍。"

2.《本草纲目拾遗》:"解毒利痰,开宣肺气,凡肺家夹风火有痰者宜此。"

3.《本经逢原》:"同青黛治人面恶疮,同连翘治项上结核,皆取其开郁散结,化痰解毒之功也。"

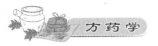

川贝母
《神农本草经》

本品为百合科植物川贝母 *Fritillaria cirrhosa* D. Don、暗紫贝母 *Fritillaria unibracteata* Hsiao et K. C. Hsia、甘肃贝母 *Fritillaria przewalskii* Maxim.、梭砂贝母 *Fritillaria delavayi* Franch.、太白贝母 *Fritillaria taipaiensis* P. Y. Li 或瓦布贝母 *Fritillaria unibracteata* Hsiao et K. C. Hsia var. *Wabuensis* (S. Y. Tang et S. C. Yue) Z. D. Liu, S. Wang et S. C. Chen 的鳞茎。按性状不同分别习称"松贝""青贝""炉贝"和"栽培品"。主产于四川、青海、甘肃、云南、西藏。夏、秋二季或积雪融化后采挖,除去须根、粗皮及泥沙,晒干或低温干燥。生用。

【异名】虻(《诗经》),黄虻(《管子》),苘(《尔雅》),贝母(《神农本草经》),勤母、药实(《名医别录》)。

【药性】苦、甘,微寒。归肺、心经。

【功效】清热润肺,化痰止咳,散结消痈。

【应用】

1. 肺热燥咳,干咳少痰,阴虚劳嗽,痰中带血　本品苦寒清热,味甘质润,主入肺经。能清肺化痰,润肺止咳,可用于痰热咳嗽,尤多用于肺热燥咳及肺虚久咳,痰少咽燥或痰中带血等证。治风热犯肺,痰热内阻所致的咳嗽痰黄或咯痰不爽者,常配伍桔梗、枇杷叶等,如川贝枇杷糖浆;治肺热、肺燥咳嗽,常配伍知母,如二母散。

2. 瘰疬,疮毒,乳痈,肺痈　本品有清热消痰,散结消痈之功。治痰火郁结之瘰疬痰核,常配伍玄参、牡蛎,如消瘰丸;治热毒壅结之疮疡、乳痈,常配伍蒲公英、天花粉、连翘等。

【用法用量】煎服,3～10g;研粉冲服,每次1～2g。

【使用注意】不宜与川乌、制川乌、草乌、制草乌、附子同用。

【古籍论述】

1. 《神农本草经》:"主伤寒烦热,淋沥邪气,疝瘕,喉痹,乳难,金疮,风痉。"

2. 《日华子本草》:"消痰,润心肺。"

3. 《本草汇言》:"贝母,开郁,下气,化痰之药也,润肺消痰,止咳定喘,则虚劳火结之证,贝母专司首剂。"

瓜　蒌
《神农本草经》

本品为葫芦科植物栝楼 *Trichosanthes kirilowii* Maxim. 或双边栝楼 *Trichosanthes rosthornii* Harms 的成熟果实。主产于山东、浙江、河南。秋季果实成熟时,连果梗剪下,置通风处阴干。生用。

【异名】果裸(《诗经》),王菩(《吕氏春秋》),地楼(《神农本草经》),泽姑、黄瓜(《名医别录》)。

【药性】甘、微苦,寒。归肺、胃、大肠经。

【功效】清热涤痰,宽胸散结,润燥滑肠。

【应用】

1.肺热咳嗽,痰浊黄稠　本品甘寒清润,长于清肺热,润肺燥而化痰止咳平喘。治痰热阻肺,咳喘痰黄,质稠难咯,胸膈痞满者,常配伍黄芩、胆南星、枳实等,如清气化痰丸;治燥热伤肺,干咳无痰或痰少质黏,咯吐不利者,常配伍川贝母、天花粉、桔梗等,如贝母瓜蒌散。

2.胸痹,结胸　本品能利气化痰而奏宽胸散结之效。治痰气交阻,胸痹疼痛,喘息咳唾不得卧者,常配伍薤白、半夏,如瓜蒌薤白半夏汤;治痰热结胸,胸膈痞满,按之则痛者,常配伍黄连、半夏等,如小陷胸汤。

3.乳痈,肺痈,肠痈　本品性寒清热,散结消痈,凡内外痈之属火者,均为相宜。治乳痈初起,红肿热痛者,常配伍蒲公英、天花粉、乳香等;治肺痈咳吐脓血,常配伍鱼腥草、桃仁、芦根等;治肠痈腹痛,常配伍败酱草、大血藤等。

4.大便秘结　本品质润多脂,能润燥滑肠。用于肠燥津亏之便秘,常配伍松子仁、柏子仁、生地黄等,如松黄通幽汤。

【用法用量】煎服,9～15g。

【使用注意】不宜与川乌、制川乌、草乌、制草乌、附子同用。

【古籍论述】

1.《名医别录》:"主胸痹,悦泽人面。"

2.《本草衍义补遗》:"治嗽之要药。""洗涤胸膈中垢腻,治消渴之细药也。"

3.《本草纲目》:"润肺燥,降火,治咳嗽,涤痰结,利咽喉,止消渴,利大肠,消痈肿疮毒。"

旋覆花
《神农本草经》

本品为菊科植物旋覆花 *Inula japonica* Thunb. 或欧亚旋覆花 *Inula britannica* L. 的头状花序。全国大部分地区均产。夏、秋二季花开放时采收,除去杂质,阴干或晒干。生用或蜜炙用。

【异名】覆、盗庚(《尔雅》),盛椹(《神农本草经》),戴椹(《名医别录》),金钱花(《本草图经》),滴滴金、夏菊(《本草纲目》)。

【药性】苦、辛、咸,微温。归肺、脾、胃、大肠经。

【功效】降气,消痰,行水,止呕。

【应用】

1.风寒咳嗽,痰饮蓄结,胸膈痞闷,喘咳痰多　本品苦降辛开,咸能软坚,能降肺气、消痰涎而平喘咳,又消痞行水而除痞满。大凡痰证"用旋覆花,虚实寒热,随证加入,无不应手获效"(《本草汇言》)。治寒痰咳喘,兼有表证,常配伍半夏、前胡、细辛等,如金沸草散;治痰热咳喘,常配伍桑白皮、半夏、桔梗等,如旋覆花汤。

2.呕吐噫气,心下痞硬　本品苦降入胃,善降胃气而止呕噫。治痰浊中阻,胃气上逆而噫气,呕吐,胃脘痞硬者,常配伍代赭石、半夏、生姜等,如旋覆代赭汤。

【用法用量】煎服,3～9g,包煎。

【使用注意】阴虚劳嗽,肺燥咳嗽者慎用。

【古籍论述】

1.《神农本草经》:"主结气胁下满,惊悸。除水,去五脏间寒热,补中,下气。"

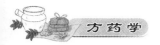

2.《名医别录》:"消胸上痰结,唾如胶漆,心胁痰水,膀胱留饮,风气湿痹,皮间死肉,目中肤瞙,利大肠,通血脉,益色泽。"

3.《药性论》:"主胁肋气,下寒热水肿,主治膀胱宿水,去逐大腹,开胃,止呕逆不下食。"

4.《汤液本草》:"发汗、吐、下后,心下痞,噫气不除者宜此。"

天南星
《神农本草经》

本品为天南星科植物天南星 *Arisaema erubescens*（Wall.）Schott、异叶天南星 *Arisaema heterophyllum* Bl. 或东北天南星 *Arisaema amurense* Maxim. 的块茎。天南星主产于河南、河北、四川;异叶天南星主产于江苏、浙江;东北天南星主产于辽宁、吉林。秋、冬二季茎叶枯萎时采挖,除去须根及外皮,干燥。生用,或用生姜、白矾制过后用。

【异名】虎掌(《神农本草经》),鬼蒟蒻(《日华子本草》),虎膏(《本草纲目》)。

【药性】苦、辛,温;有毒。归肺、肝、脾经。

【功效】燥湿化痰,祛风止痉,散结消肿。

【应用】

1.顽痰咳喘,胸膈胀闷　本品苦辛性温,其温燥之性胜于半夏,有较强的燥湿化痰之功。善治顽痰阻肺,咳嗽痰多。治寒痰、湿痰阻肺,咳喘痰多,色白清稀,胸膈胀闷,苔腻,常配伍半夏、枳实、橘红等,如导痰汤。

2.风痰眩晕,中风痰壅,口眼㖞斜,半身不遂,癫痫,惊风,破伤风　本品苦泄辛散温行,入肝经,可通行经络,尤善祛风痰,止痉挛。治风痰眩晕,常配伍半夏、天麻等;治风痰留滞经络,半身不遂,手足顽麻,口眼㖞斜者,常配伍半夏、川乌、白附子等,如青州白丸子;治风痰癫痫,常配伍白附子、半夏、全蝎等;治破伤风,角弓反张,痰涎壅盛者,常配伍白附子、天麻、防风等,如玉真散。

3.痈肿,瘰疬痰核,蛇虫咬伤　生品外用有消肿散结之功。治痈疽肿痛,未成脓者,可促其消散,已成脓者促其速溃。热毒盛者,常配伍大黄、天花粉、黄柏等,名为如意金黄散;治阴疽肿硬难溃,常配伍草乌、白芷、木鳖子,如拔毒散;治瘰疬,常与醋研膏外贴;治毒蛇咬伤,可配雄黄外敷。

【用法用量】煎服,3~9g,多制用。外用生品适量,研末以醋或酒调敷患处。

【使用注意】

1.本品性温燥,阴虚燥痰、热极生风者忌用。

2.孕妇慎用。

【古籍论述】

1.《神农本草经》:"主心痛,寒热结气,积聚伏梁,伤筋,痿,拘缓。利水道。"

2.《开宝本草》:"主中风,除痰,麻痹,下气,破坚积,消痈肿,利胸膈,散血堕胎。"

3.《本草纲目》:"味辛而麻,故能治风散血;气温而燥,故能胜湿除涎,性紧而毒,故能攻积拔肿,而治口歪舌糜。"

竹　茹

《本草经集注》

本品为禾本科植物青秆竹 *Bambusa tuldoides* Munro、大头典竹 *Sinocalamus beecheyanus*（Munro）McClure *var. pubescens* P. F. Li，或淡竹 *Phyllostachys nigra*（Lodd.）Munro *var. henonis*（Mitf.）Stapf ex Rendle 的茎秆的干燥中间层。主产于江苏、浙江、江西、四川。全年均可采制，取新鲜茎，除去外皮，将略带绿色的中间层刮成丝条，或削成薄片，捆扎成束，阴干。前者称"散竹茹"，后者称"齐竹茹"。生用或姜汁炙用。

【异名】竹皮（《金匮要略》），淡皮竹茹（《名医别录》），青竹茹（《药性论》），麻巴（《草木便方》）。

【药性】甘，微寒。归肺、胃、心、胆经。

【功效】清热化痰，除烦，止呕。

【应用】

1. 痰热咳嗽，胆火夹痰，惊悸不宁，心烦失眠　本品甘微寒，善于清化热痰。治肺热咳嗽，痰黄质稠者，常与黄芩、桑白皮等同用，以增强清热化痰功效；治痰火内扰而致胸闷痰多，心烦不寐，或惊悸不宁者，常配枳实、半夏、茯苓等，如温胆汤。

2. 中风痰迷，舌强不语　本品善于清热化痰，治疗中风痰迷，舌强不语，可与生姜汁、胆南星、牛黄等药配伍。

3. 胃热呕吐，妊娠恶阻，胎动不安　本品能清胃热而降逆止呕，为治胃热呕逆之要药。治疗胃热呕逆，常配伍黄连、黄芩等药，如竹茹饮；治胃虚有热之呕吐，配人参、陈皮、生姜等，如橘皮竹茹汤。治怀胎蕴热，恶阻呕逆，胎动不安，可与黄芩、苎麻根、枇杷叶等同用。

此外，本品甘寒入血，尚能清热凉血而止血，可治血热吐血、衄血、尿血及崩漏等属血热妄行者。

【用法用量】煎服，5～10g。生用偏于清化热痰，姜汁炙用偏于和胃止呕。

【古籍论述】

1.《名医别录》："治呕呃，温气寒热，吐血，崩中，溢筋。"

2.《医学入门》："治虚烦不眠，伤寒劳复，阴筋肿缩腹痛，妊娠固惊心痛，小儿痫口噤，体热。"

3.《本草述》："除胃烦不眠，清阳气，解虚热，疗妊娠烦躁。"

苦杏仁

《神农本草经》

本品为蔷薇科植物山杏 *Prunus armeniaca* L. var. *ansu* Maxim. 、西伯利亚杏 *Prunus sibirica* L. 、东北杏 *Prunus mandshurica*（Maxim.）Koehne 或杏 *Prunus armeniaca* L. 的成熟种子。主产于山西、河北、内蒙古、辽宁。夏季采收成熟果实，除去果肉和核壳，取出种子，晒干。生用，或照焯法去皮用，或炒用，用时捣碎。

【异名】杏核仁（《神农本草经》），杏子（《伤寒论》），木落子（《石药尔雅》）。

【药性】苦，微温；有小毒。归肺、大肠经。

【功效】降气止咳平喘，润肠通便。

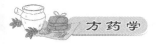

【应用】

1. 咳嗽气喘,胸满痰多　本品苦泄而降,主入肺经,长于降肺气,兼能宣肺,为止咳平喘之要药。凡咳嗽喘满,无论外感内伤、新久寒热之喘咳,皆可随证配伍使用。治风寒咳喘,常配伍麻黄、甘草,如三拗汤;若风热咳嗽,常与桑叶、菊花、薄荷等同用,如桑菊饮;治燥热咳嗽,常配伍桑叶、贝母、沙参等,如桑杏汤;治凉燥咳嗽,常配伍紫苏叶、半夏等,如杏苏散;治肺热咳喘常配石膏、麻黄等,如麻杏石甘汤。

2. 肠燥便秘　本品质润多脂,味苦而下气,故能润肠通便。治肠燥便秘,常配伍柏子仁、郁李仁等,如五仁丸。

【用法用量】煎服,5～10g。生品入煎剂宜后下。

【使用注意】

1. 本品有小毒,用量不宜过大。

2. 婴儿慎用。

【备注】甜杏仁为杏或山杏的某些栽培品种的成熟种子,味甘甜,功效与苦杏仁相似,性平而药力缓和,功偏于润肺止咳,适用于虚劳咳嗽及津伤便秘。

【古籍论述】

1.《神农本草经》:"主咳逆上气雷鸣,喉痹,下气,产乳金疮,寒心奔豚。"

2.《本草拾遗》:"杀虫。以利咽喉,去喉痹、痰唾、咳嗽、喉中热结生疮。"

3.《珍珠囊》:"除肺热,治上焦风燥,利胸膈气逆,润大肠气秘。"

紫苏子
《本草经集注》

本品为唇形科植物紫苏 *Perilla frutescens* (L.)Britt. 的干燥成熟果实。主产于湖北、江苏、河南等地。秋季果实成熟时采收,除去杂质,晒干。生用或炒用。

【异名】苏子(《本草经集注》),黑苏子(《饮片新参》)。

【药性】辛,温。归肺经。

【功效】降气化痰,止咳平喘,润肠通便。

【应用】

1. 痰壅气逆,咳嗽气喘　本品性降质润,主入肺经,善于降肺气,化痰涎而止咳平喘。治痰壅气逆之咳喘痰多,食少胸痞,常与白芥子、莱菔子同用,如三子养亲汤;若上盛下虚之久咳痰喘,胸膈满闷,常与半夏、厚朴、肉桂等同用,如苏子降气汤;若风寒外束,痰热内蕴之咳喘,痰多色黄,常与麻黄、桑白皮、苦杏仁等同用,如定喘汤。

2. 肠燥便秘　本品富含油脂,能润燥滑肠,且善降泄肺气以助大肠传导。治肠燥便秘,常与火麻仁、苦杏仁、瓜蒌仁等同用。

【用法用量】煎服,3～10g。

【使用注意】脾虚便溏者慎用。

【古籍论述】

1.《药性论》:"主上气咳逆,治冷气及腰脚中湿风结气。"

2.《本草衍义》:"治肺气喘急。"

3.《本草纲目》:"治风顺气,利膈宽肠,解鱼蟹毒。"

4.《本草经疏》:"定喘,消痰,降气。"

百　部
《名医别录》

本品为百部科植物直立百部 *Stemona sessilifolia*（Miq.）Miq.、蔓生百部 *Stemona japonica*（Bl.）Miq. 或对叶百部 *Stemona tuberosa* Lour. 的块根。主产于安徽、山东、江苏等地。春、秋二季采挖,除去须根,洗净,置沸水中略烫或蒸至无白心,取出,晒干。生用或蜜炙用。

【异名】百部根、白并、玉箫、箭杆（《名医别录》）,嗽药（《本草经集注》）,百条根、野天门冬、百奶（《杨氏经验方》）,九虫根（《分类草药性》）,一窝虎（《江苏植物药材志》）。

【药性】甘、苦,微温。归肺经。

【功效】润肺下气止咳,杀虫灭虱。

【应用】

1. 新久咳嗽,肺痨咳嗽,顿咳　本品甘润苦降,微温不燥,专入肺经,长于润肺止咳,大凡咳嗽,无论新久、寒热,皆可用之,尤以治小儿顿咳、阴虚痨嗽为佳。治外伤风寒,久咳不已,常配伍荆芥、桔梗、紫菀等,如止嗽散;治肺热咳嗽,口干咽痛者,常配伍石膏、浙贝母、紫菀等,如百部散;治痰热壅肺而顿咳者,常配伍黄芩、天南星、桔梗等,如复方百部止咳糖浆;治肺痨咳嗽,常配伍贝母、阿胶、沙参等,如月华丸。

2. 头虱,体虱,疥癣,蛲虫病,阴痒　本品味苦,能杀虫灭虱止痒。治蛲虫病,可以本品浓煎取汁,睡前保留灌肠;治头虱、体虱,可单用本品酒浸涂搽,如百部酊;阴道滴虫,阴部瘙痒,配蛇床子、苦参等煎汤坐浴外洗;治疥癣,常制成 20% 乙醇液,或 50% 水煎剂外搽。

【用法用量】煎服,3～9g。外用适量,水煎或酒浸。久咳宜蜜炙用,杀虫灭虱宜生用。

【古籍论述】

1.《名医别录》:"主咳嗽上气。"

2.《药性论》:"治肺家热,上气咳逆,主润益肺。"

3.《日华子本草》:"治疳蛔及传尸骨蒸,杀蛔虫、寸白、蛲虫。"

4.《本草汇言》:"清痰利气,治骨蒸劳嗽之圣药也。"

桑白皮
《神农本草经》

本品为桑科植物桑 *Morus alba* L. 的根皮。全国大部分地区均产。秋末叶落时至次春发芽前采挖根部,刮去黄棕色粗皮,纵向剖开,剥取根皮,晒干。洗净,稍润,切丝,干燥。生用或蜜炙用。

【异名】桑根白皮（《神农本草经》）,白桑皮（《山西中药志》）,桑皮（《中药材手册》）。

【药性】甘,寒。归肺经。

【功效】泻肺平喘,利水消肿。

【应用】

1. 肺热喘咳　本品甘寒,长于泻肺中之火热,兼泻肺中之水饮而平喘咳。治肺热壅盛,气急喘嗽者,常配伍地骨皮、甘草等,如泻白散;治肺热气虚,咳喘气短,常配伍五味子、熟地

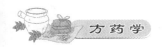
黄、人参等,如补肺汤。

2.水肿胀满尿少,面目肌肤浮肿　本品能泻降肺气,通调水道,而利水消肿。治水肿胀满尿少,面目肌肤浮肿之风水、皮水实证,常配伍茯苓皮、大腹皮、陈皮等,如五皮散。

此外,本品还有清肝降压、止血之功,可治肝阳肝火偏旺之高血压病及衄血、咳血。

【用法用量】煎服,6～12g。肺虚咳嗽宜蜜炙用,其余生用。

【古籍论述】

1.《名医别录》:"去肺中水气,唾血,热渴,水肿腹胀,利水道。"

2.《药性论》:"治肺气喘满,水气浮肿,主伤绝,利水道,消水气,虚劳客热,头痛,内补不足。"

3.《本草纲目》:"桑白皮,长于利小水,及实则泻其子也。故肺中有水气及肺火有余者宜之。"

葶苈子

《神农本草经》

本品为十字花科植物播娘蒿 *Descurainia sophia*(L.) Webb. ex Prantl. 或独行菜 *Lepidium apetalum* Willd. 的成熟种子。前者习称"南葶苈子",后者习称"北葶苈子"。主产于河北、辽宁、内蒙古、江西、安徽。夏季果实成熟时采割植株,晒干,搓出种子,除去杂质。生用或炒用。

【异名】大适、大室(《神农本草经》),丁历(《名医别录》)。

【药性】辛、苦,大寒。归肺、膀胱经。

【功效】泻肺平喘,行水消肿。

【应用】

1.痰涎壅肺,喘咳痰多,胸胁胀满,不得平卧　本品苦降辛散,大寒清热,专泻肺中水饮及痰火而平定喘咳。用于痰涎壅盛,喘咳痰多,胸闷喘息不得平卧者,常配伍大枣,以缓制峻,如葶苈大枣泻肺汤;治肺痈,热毒壅盛,咳唾脓痰腥臭,常配伍桔梗、金银花、薏苡仁等,如葶苈薏苡泻肺汤。

2.水肿,胸腹积液,小便不利　本品苦寒,入肺与膀胱经,既能泻肺气之闭,又能利膀胱之水,以治腹腔积液、胸腔积液、全身浮肿之实证为宜。治水热互结之结胸证,常配伍苦杏仁、大黄、芒硝,如大陷胸丸;治饮留肠胃,水走肠间,辘辘有声,二便不利,常配伍防己、椒目、大黄,如己椒苈黄丸。

【用法用量】煎服,3～10g,宜包煎。

【古籍论述】

1.《神农本草经》:"主积聚结气,饮食寒热,破坚逐邪,通利水道。"

2.《名医别录》:"下膀胱水,伏留热气,皮间邪水上出,面目浮肿。身暴中风热痱痒,利小腹。"

3.《药性论》:"能利小便,抽肺气上喘息急,止嗽。"

其他常用化痰止咳平喘药

白前、前胡、芥子、白附子、皂荚、天竺黄、竹沥、海藻、昆布、黄药子、海浮石、海蛤壳、紫菀、款冬花、白果、枇杷叶的药性、功效、主治、用法用量等见表12-1。

表 12-1 其他常用化痰止咳平喘药

药名	药性	功效	主治	用法用量	备注
白前	辛、苦，微温。归肺经	降气，祛痰，止咳	咳嗽痰多	煎服，3～10g	
前胡	苦、辛，微寒。归肺经	降气化痰，散风清热	痰热咳喘；风热咳嗽痰多	煎服，3～10g	
芥子	辛，温。归肺经	温肺豁痰利气，散结通络止痛	寒痰咳喘，悬饮胸胁胀痛；痰滞经络，关节麻木疼痛，痰湿流注，阴疽肿毒	煎服，3～9g。外用适量	本品辛温走散，耗气伤阴，故久咳肺虚及阴虚火旺者忌用。对皮肤黏膜有刺激性，故消化道溃疡、出血及皮肤过敏者忌用。用量不宜过大，以免引起腹泻。不宜久煎
白附子	辛，温；有毒。归胃、肝经	燥湿化痰，祛风止痉，止痛，解毒散结	中风痰壅，口眼㖞斜，语言謇涩，惊风癫痫，破伤风；痰厥头痛，偏正头痛	煎服，3～6g，炮制后服，外用生品适量捣烂，熬膏或研末以酒调敷患处	孕妇慎用；生品内服宜慎；阴虚、血虚动风或热盛动风者不宜使用
皂荚	辛、咸，温；有小毒。归肺、大肠经	祛痰开窍，散结消肿	中风口噤，昏迷不醒，癫痫痰盛，关窍不通，痰阻喉痹；顽痰喘咳，咳痰不爽；大便燥结；痈肿	1.0～1.5g，多入丸散用。外用适量，研末吹鼻取嚏或研末调敷患处	本品辛散走窜之性极强，非顽痰实证体壮者不宜轻投。内服剂量不宜过大，过量易引起呕吐、腹泻。孕妇及咳血、吐血者忌服
天竺黄	甘，寒。归心、肝经	清热豁痰，清心定惊	热病神昏，中风痰迷；小儿痰热惊痫、抽搐、夜啼	煎服，3～9g	
竹沥	甘，寒。归心、肺、肝经	清热豁痰，定惊利窍	痰热咳喘，中风痰迷，惊痫癫狂	内服，30～50ml，冲服	本品性寒滑利，寒痰及便溏者忌用
海藻	苦、咸，寒。归肝、胃、肾经	消痰软坚散结，利水消肿	瘿瘤，瘰疬，睾丸肿痛，痰饮水肿	煎服，6～12g	不宜与甘草同用
昆布	咸，寒。归肝、胃、肾经	消痰软坚散结，利水消肿	瘿瘤，瘰疬，睾丸肿痛，痰饮水肿	煎服，6～12g	

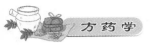

续表

药名	药性	功效	主治	用法用量	备注
黄药子	苦，寒；有毒。归肺、肝、心经	化痰散结消瘿，清热凉血解毒	瘿瘤痰核，癥瘕痞块；疮疡肿毒，咽喉肿痛，毒蛇咬伤	煎服，4.5～9.0g。外用适量，鲜品捣敷，或研末调敷，或磨汁涂	本品有毒，不宜过量、久服。多服、久服可引起吐泻腹痛等消化道反应，并对肝肾有一定损害，故脾胃虚弱及肝肾功能损害者慎用
海浮石	咸，寒。归肺、肾经	清肺化痰，软坚散结	痰热咳喘；瘰疬，痰核	煎服，10～15g；打碎先煎	
海蛤壳	苦、咸，寒。归肺、肾、胃经	清热化痰，软坚散结，制酸止痛；外用收湿敛疮	痰火咳嗽，胸胁疼痛，痰中带血；瘰疬，瘿瘤；胃痛吞酸；湿疹，烧烫伤	煎服，6～15g，先煎，蛤粉包煎。外用适量，研极细粉撒布或酒调后敷患处	
紫菀	辛、苦，温。归肺经	润肺下气，化痰止咳	痰多喘咳，新久咳嗽，劳嗽咳血	煎服，5～10g	外感暴咳宜生用，肺虚久咳宜蜜炙用
款冬花	辛、微苦，温。归肺经	润肺下气，止咳化痰	咳嗽，喘咳痰多，劳嗽咳血	煎服，5～10g	外感暴咳宜生用，内伤久咳蜜炙用
白果	甘、苦、涩，平；有毒。归肺、肾经	敛肺定喘，止带缩尿	痰多喘咳，带下，白浊，遗尿尿频	煎服，5～10g	本品有毒，不可多用，小儿尤当注意，生食有毒
枇杷叶	苦，微寒。归肺、胃经	清肺止咳，降逆止呕	肺热咳喘；胃热呕逆	煎服，6～10g。止咳宜蜜炙用，止呕宜生用	

第二节　化痰止咳平喘剂

　　凡以化痰、止咳、平喘药为主组成，具有祛除痰饮等作用，治疗各种痰饮病、咳喘证的方剂，称为化痰止咳平喘剂。由于导致咳喘的原因有外感和内伤之不同，故以外感为主证的止咳化痰剂亦见于解表剂、清热剂等章节中，本节不再论及。

二陈汤
《太平惠民和剂局方》

【组成】半夏汤洗七次、橘红各五两(各15g)　茯苓三两(9g)　甘草炙，一两半(5g)　生姜七片　乌梅一个

【用法】上药㕮咀，每服四钱(12g)，用水一盏，生姜七片，乌梅一个，同煎六分，去滓，热

服，不拘时候。（现代用法：加生姜3g，乌梅1个，水煎服。）

【功效】燥湿化痰，理气和中。

【主治】湿痰咳嗽。痰多色白易咯，胸膈痞闷，恶心呕吐，肢体困倦，或头眩心悸，苔白润，脉滑。

【证治】本方是治疗湿痰之主方。本证乃因脾失健运，湿聚成痰，气机阻滞，郁积而成。湿痰犯于肺，则咳嗽痰多、色白易咯；痰阻气机，则胸膈痞闷；痰阻中焦，胃失和降，则恶心呕吐；湿性重滞，故肢体困重；湿痰凝聚，阻遏清阳，则头眩心悸；舌苔白滑或腻，脉滑，亦为湿痰之象。治宜燥湿化痰，理气和中。

【方解】方中用半夏燥湿化痰，降逆和胃止呕，为君药。橘红既燥湿化痰，又理气行滞，体现"气顺则痰消"之意，为臣药。茯苓健脾渗湿以杜绝生痰之源；生姜一助半夏降逆止呕，二制半夏之毒；复用少许乌梅收敛肺气，与半夏相伍，有散有收，相反相成，共为佐药。甘草健脾和中，调和诸药，为使药。《太平惠民和剂局方》将本方命名为"二陈汤"，其"二陈"之意为方中半夏、陈皮二药皆以"陈久者良"，故名"二陈汤"。

【运用】

1. 现代研究及应用　现代药理研究表明，二陈汤有镇咳、祛痰、平喘作用。本方常用于治疗慢性支气管炎、肺气肿、慢性胃炎、神经性呕吐等疾病属湿痰内蕴者。

2. 新药研发提要　本方为燥湿化痰的基础方，《时方歌括》誉其为"痰饮之通剂"，研发新药时可根据痰的病因如风、寒、湿、热之异，进行化裁。如寒痰证咳吐稀痰，胸闷者，加干姜、细辛以温肺化痰；热痰证痰黄而稠，加瓜蒌、黄芩等清热化痰；风痰证头晕目眩者，加制南星、僵蚕以祛风化痰；气滞胸满较甚者，加桔梗、枳壳。

3. 使用注意　本方偏于温燥，阴虚痰热证不宜使用。

清气化痰丸
《医方考》

【组成】瓜蒌仁去油、陈皮去白、黄芩酒炒、杏仁去皮尖、枳实麸炒、茯苓各一两（各30g）　胆南星、半夏各一两半（各45g）

【用法】姜汁为丸。每服二至三钱，温开水送下。（现代用法：生姜汁为丸，每服6～9g，日2次，温开水送下；亦可作汤剂，加生姜3片，水煎服）

【功效】清热化痰，理气止咳。

【主治】热痰咳嗽。咳嗽，咯痰黄稠，胸膈痞闷，甚则气急呕恶，舌质红，苔黄腻，脉滑数。

【证治】本方为治痰热咳嗽的常用方。本证乃因热淫于内，灼津成痰，痰热互结所致。痰热壅肺，肺失清肃，故咳嗽痰黄、黏稠难咯；痰热内结，气机阻滞，则胸膈痞闷，甚则气逆于上，故气急呕恶；舌质红，苔黄腻，脉滑数，均为痰热之象。正如汪昂云："气有余则为火，液有余则为痰，故治痰者必降其火，治火者必顺其气也。"（《医方集解·除痰之剂》）故治宜清热化痰，理气止咳。

【方解】方中胆南星味苦性凉，功善清热豁痰，为君药。瓜蒌仁甘寒质润而性滑，长于清热化痰，黄芩苦寒，功善清泻肺火，二者合用，助君药之力；制半夏与黄芩相配，则避半夏性温助热之弊，而独取化痰散结、降逆止呕之功，共为臣药。治痰者当须降其火，治火者必须顺其气，故佐以杏仁降利肺气，陈皮理气化痰，枳实破气化痰，并佐茯苓健脾渗湿。使以姜汁为丸，既可制半夏之毒，又增强祛痰降逆之力。

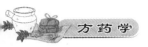

【运用】

1.现代研究及应用 现代药理研究表明,清气化痰丸有解热、抗菌、祛痰、镇咳及平喘作用,常用于治疗肺炎、急慢性支气管炎、肺脓肿、肺结核等证属痰热蕴肺者。

2.新药研发提要 本方为治痰热咳嗽证的常用方,《医方考》称其为"痰火通用之方"。研发新药时,若针对肺热壅盛者,可加石膏、知母以清泻肺热;津伤肺燥见咽喉干燥、痰黏难咯者,加天花粉、沙参;若热结便燥者,可加大黄以泻热通便。

3.使用注意 寒痰、湿痰不宜使用本方。

贝母瓜蒌散
《医学心悟》

【组成】贝母一钱五分(5g) 瓜蒌一钱(3g) 花粉、茯苓、橘红、桔梗各八分(各2.5g)

【用法】水煎服。

【功效】润肺清热,理气化痰。

【主治】燥痰咳嗽。咳嗽痰少,咯痰不爽,涩而难出,咽喉干燥,苔白而干。

【证治】本方为治疗燥痰证的常用方。本证乃因燥热伤肺,灼津成痰,燥痰阻肺,肺失清肃而致。肺为娇脏,喜清肃濡润。若燥痰阻于气道,肺失清肃,故咳嗽,痰少而黏,咯痰不利,涩而难出;燥热伤津,气道干涩,则咽喉干燥;苔白而干为燥痰之象。治宜润肺清热,理气化痰。

【方解】方中贝母为君,可清热化痰,润肺止咳。瓜蒌功善清热涤痰,利气宽胸且润燥,为臣药。佐以天花粉清肺生津,润燥化痰;茯苓健脾渗湿以祛痰,橘红理气化痰,使气顺痰消;桔梗宣利肺气,化痰止咳,使宣降有权,亦为佐药。诸药相伍,使肺得清润而燥痰自化,宣降有权而咳逆自平。

【运用】

1.现代研究及应用 现代药理研究表明,贝母瓜蒌散能减少气道黏液分泌,减轻气道阻塞,常用于治疗燥痰蕴肺型肺炎、肺结核、支气管炎等疾病。

2.新药研发提要 本方为治燥痰证之常用方。研发新药时,若兼有风邪犯肺,咳嗽咽痒,微恶风寒者,加前胡、荆芥;咳伤肺络,咳痰带血者,加仙鹤草、茜草;肺阴损伤,咳而声嘶者,加沙参、麦冬;邪火上灼,咽干疼痛较甚者,加马勃、山豆根;肺气上逆,咳嗽气急者,加枇杷叶、苦杏仁等。

3.使用注意 湿痰、寒痰者不宜。

三子养亲汤
《皆效方》录自《杂病广要》

【组成】白芥子(6g) 紫苏子(9g) 莱菔子(9g)

【用法】上三味各洗净,微炒,击碎。看何证多,则以所主者为君,余次之。每剂不过三钱(9g),用生绢小袋盛之,煮作汤饮,代茶水啜用,不宜煎熬太过。(现代用法:三药捣碎,用纱布包裹,煎汤频服,不宜煎煮太过。)

【功效】温肺化痰,降气消食。

【主治】痰壅气逆食滞证。咳嗽喘逆,痰多胸痞,食少难消,舌苔白腻,脉滑。

【证治】本方原为治老人气实痰盛之证的常用方。年老中虚,脾运不健,每致停食生湿,湿聚成痰,痰浊阻滞,气机壅塞,肺失宣降,故见咳嗽喘逆,胸膈痞闷;痰湿困脾,脾失健运,水谷停滞于胃,故食少难消;舌苔白腻,脉滑均乃痰浊之象。治宜温肺化痰,降气消食。

【方解】方中用白芥子温肺化痰,利气散结;苏子降气化痰,止咳平喘;莱菔子消食导滞,下气祛痰。三药均属消痰理气之品,合而用之,可使气顺痰消,食积得化,则咳喘自平。临证根据痰壅、气逆、食滞三者轻重而酌定君药之量,余者减量为臣佐之属。

【运用】

1.现代研究及应用 现代药理研究表明,三子养亲汤有镇咳、祛痰、平喘、抗炎、消食作用,芥子的祛痰作用较紫苏子强,紫苏子的平喘作用较芥子强,镇咳则以莱菔子作用最强。本方常用于治疗慢性支气管炎、支气管哮喘、肺气肿等疾病属痰壅食滞者。

2.新药研发提要 本方为治痰壅气滞食滞证的常用方。研发新药时,若痰多而稀,胃气不降,恶心呕吐者,加半夏、生姜、砂仁;肺气上逆见胸满气促,咳喘较重者,加苦杏仁、厚朴;兼风寒表证者,加苏叶、前胡;食积较甚见食后脘胀,舌苔腐腻者,加神曲、麦芽、焦槟榔。

3.使用注意 本方偏于辛燥温散,易伤正气,不宜久服。

止嗽散
《医学心悟》

【组成】桔梗炒、荆芥、紫菀蒸、百部蒸、白前蒸,各二斤(各1kg) 甘草炒,十二两(375g) 陈皮去白,一斤(500g)

【用法】上为末。每服三钱(9g),开水调下,食后临卧服。初感风寒,生姜汤调下。(现代用法:共为末,每服6g,温开水或姜汤送下;亦可作汤剂,用量按原方比例酌定。)

【功效】止咳化痰,疏风宣肺。

【主治】风邪犯肺咳嗽证。咳嗽咽痒,咯痰不爽,或微恶风发热,舌苔薄白,脉浮缓。

【证治】本方为外感咳嗽经服解表宣肺药后而咳仍不止者设。本证为外感风邪咳嗽,或因治不如法,表解不彻而咳仍不止者。风邪犯肺,肺失清肃,或虽经发散,因表解不彻而其邪未尽,故仍咽痒咳嗽、咯痰不爽;微恶风发热,舌苔薄白,脉浮,是表邪尚存之征。此时外邪十去八九,而肺气失于宣降,治之之法,重在宣肺止咳,兼以解表。

【方解】方中用紫菀、百部止咳化痰,对于新久咳嗽均可使用,是为君药;桔梗开宣肺气,白前降气化痰,二药一宣一降,以复肺气之宣降,为臣药;荆芥疏风解表,陈皮理气化痰,二药为佐;甘草调和诸药,与桔梗相伍则可宣利咽喉。诸药配伍,温而不燥,润而不腻,使邪散肺畅,气顺痰消,诸症自愈。

【运用】

1.现代研究及应用 现代药理研究表明,止嗽散有明显的止咳作用,平喘作用不显著,方中大多数药有镇咳祛痰作用,其中紫菀、百部、陈皮可明显抑制病毒生长。本方常用于治疗上呼吸道感染、支气管炎、肺炎等疾病属风邪犯肺者。

2.新药研发提要 本方为治疗表邪未尽,肺失宣降而致咳嗽的常用方。研发新药时,若外感风寒,恶寒发热,头痛鼻塞等表邪重者,可加紫苏叶、防风、生姜等;风热表证见发热、咽痛者,加金银花、连翘、黄芩等;咳嗽痰多黏稠者,加半夏、茯苓、桑白皮等;干咳无痰者,加沙参、麦冬等。

3.使用注意 阴虚劳嗽者应慎用。

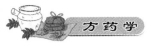

其他常用化痰止咳平喘剂

滚痰丸、导痰汤、冷哮丸的出处、组成、用法、功效、主治等见表12-2。

表 12-2　其他常用化痰止咳平喘剂

方名	出处	组成	用法	功效	主治
滚痰丸	《玉机微义》	大黄酒蒸,黄芩酒洗净,各八两(各240g);礞石一两(30g),捶碎,同焰硝一两(30g),投入小砂罐内盖之,铁线固定,盐泥固济,晒干,火煅红,候冷取出;沉香半两(15g)	上为细末,水丸梧子大,每服四五十丸,量虚实加减服,清茶、温水送下,临卧食后服。(现代用法:水泛小丸,每服 6～9g,日 1～2 次,温开水送下)	泻火逐痰	实热顽痰证。癫狂惊悸,或怔忡昏迷,或咳喘痰稠,或胸脘痞闷,或眩晕耳鸣,或绕项结核,或口眼蠕动,或不寐,或梦寐奇怪之状,或骨节卒痛,难以名状,或噎息烦闷,大便秘结,舌苔老黄而厚,脉滑数有力
导痰汤	《重订严氏济生方》	半夏汤泡七次,四两(9g);天南星炮,去皮,橘红,枳实去瓤,麸炒,赤茯苓去皮,各一两(6g);甘草炙,半两(3g);生姜十片(3g)	水煎	燥湿化痰,行气开郁	痰阻气滞证。痰涎壅盛,胸膈痞塞,胁肋胀痛,头痛吐逆,喘急痰嗽,涕唾稠粘,坐卧不安,饮食不思
冷哮丸	《张氏医通》	麻黄泡,川乌生,细辛蜀椒,白矾生,牙皂去皮弦子,酥炙,半夏曲,陈胆南星,杏仁去双仁者,连皮尖用,甘草生,各一两(各30g);紫菀茸、款冬花各二两(各60g)	为细末,姜汁调神曲末,打糊为丸,每遇发时,临卧生姜汤送服二钱。羸者一钱	温肺散寒,涤痰平喘	寒痰壅肺之哮喘,背受寒邪,遇冷即发喘嗽,顽痰结聚,胸膈痞满,倚息不得卧

第十三章　平肝息风方药

凡以平肝阳、息肝风为主要作用,常用于治疗肝阳上亢证或肝风内动证的方药,称为平肝息风方药。

平肝息风方药均入肝经,多为动物药及矿石类药物,具有平潜阳、息肝风等功效,适用于肝阳上亢证或肝风内动证。肝阳上亢多因肝肾阴虚,阴不制阳,肝阳亢扰于上所致,症见眩晕耳鸣、头目胀痛、面红耳赤、急躁易怒、腰膝酸软、头重脚轻、脉弦;肝风内动多由肝阳化风、热极生风、血虚生风或阴虚动风等所致,症见眩晕欲仆、痉挛抽搐、项强肢颤等。

在应用平肝息风方药时,应根据肝阳上亢证或肝风内动证的病因、病机及兼证不同,正确选用平肝潜阳或息风止痉方药,并进行相应的配伍。如阴虚阳亢者,宜配伍滋养肝肾、益阴潜阳的药物。由于肝风内动以肝阳化风多见,故将息风止痉方药与平抑肝阳方药合用;若热极生风者,当配伍清热泻火解毒药;若血虚生风者,配伍补养阴血药;脾虚慢惊风者,配伍补气健脾药。

应用本类方药,首先应辨清内风与外风。外风宜疏散,内风宜平息。平肝息风方药有性偏寒凉或性偏温燥的不同,故应区别使用。若脾虚慢惊风者,不宜用寒凉之品;阴虚血亏者,温燥之品忌用。由于介类、矿石类药材质地坚硬,入汤剂应打碎先煎。个别药物有毒,用量不宜过大,孕妇慎用。

第一节　平肝息风药

凡以平肝阳或息肝风为主要作用,用以治疗肝阳上亢或肝风内动病证的药物,称为平肝息风药。由于药性、功效及应用的不同,平肝息风药可分为平肝阳药及息风止痉药两类。因两类药物常配伍应用,且部分息风止痉药兼有平肝阳的作用,故合称为平肝息风药。部分药物兼有镇惊安神、重镇降逆、清肝明目、祛风通络及凉血等作用。

平肝息风药多为介类、虫类及矿物类药物,皆入肝经,药性多属寒凉,主要用于治疗肝阳上亢之头晕目眩、头痛、耳鸣、急躁易怒等,或肝风内动之痉挛抽搐、眩晕欲仆、项强肢颤等,配伍后还可用治目赤肿痛、躁扰失眠、中风偏瘫、肢麻痉挛及风湿痹痛等。

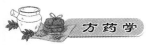

石决明

《名医别录》

本品为鲍科动物杂色鲍 *Haliotis diversicolor* Reeve、皱纹盘鲍 *Haliotis discus hannai* Ino、羊鲍 *Haliotis ovina* Gmelin、澳洲鲍 *Haliotis ruber*（Leach）、耳鲍 *Haliotis asinina* Linnaeus 或白鲍 *Haliotis laevigata*（Donovan）的贝壳。主产于广东、福建、辽宁等地；澳洲鲍主产于澳大利亚、新西兰；耳鲍主产于印度尼西亚、菲律宾、日本。夏、秋二季捕捞，去肉，洗净，干燥。

【异名】鳆鱼甲（《新修本草》），千里光（《本草纲目》），真海决、海决明、海南决、关海决、鲍鱼壳、九孔石决明、鲍鱼皮（《山东中药手册》），金蛤蜊皮（《山东中草药手册》）。

【药性】咸，寒。归肝经。

【功效】平肝潜阳，清肝明目。

【应用】

1. 肝阳上亢，头痛眩晕　本品咸寒质重，专入肝经，长于潜降肝阳，性寒兼清肝热、益肝阴，善治肝肾阴虚，阴不制阳所致肝阳上亢之头痛眩晕，常配伍钩藤、珍珠母、牡蛎等，如天麻钩藤饮；治肝火亢盛之头晕头痛，目赤烦躁，可配伍夏枯草、羚羊角、白芍等，如羚羊角汤；治邪热灼阴所致筋脉拘急、头晕目眩，常与生地黄、阿胶、白芍同用，如阿胶鸡子黄汤。

2. 目赤翳障，视物昏花，青盲雀目　本品性寒，独走厥阴，长于清肝热、益肝阴，具有明目退翳的作用，为治疗目疾要药，凡目赤肿痛、视物昏花、翳膜遮睛、青盲雀目等，无论虚实，皆可应用。治肝火上炎，目赤肿痛，羞明多泪，可与黄连、龙胆草、夜明砂等同用，如黄连羊肝丸；治风热目赤，翳膜遮睛、目生翳障，常配伍蝉蜕、蔓荆子、木贼、桑叶等；治肝虚血少，目涩昏暗者，常与熟地黄、菟丝子、枸杞子等同用，如石决明丸。

【用法用量】6～20g，先煎。

【古籍论述】

1.《名医别录》："主目障翳痛，青盲。"

2.《本草求原》："软坚，滋肾，治痔漏。"

3.《本草纲目》："通五淋。"

牡　蛎

《本经》

本品为牡蛎科动物长牡蛎 *Ostrea gigas* Thunberg、大连湾牡蛎 *Ostrea talienwhanensis* Crosse 或近江牡蛎 *Ostrea rivularis* Gould 的贝壳。近江牡蛎及长牡蛎分布于全国沿海各地，大连湾牡蛎分布于辽宁、河北、山东沿海。全年可采，拾取后，取肉供食用，贝壳洗净，晒干。

【异名】蛎蛤（《神农本草经》），古贲（杨孚《异物志》），左顾牡蛎（《补缺肘后方》），牡蛤（《名医别录》），蛎房、蚝莆（《本草图经》），左壳（《中药志》），蚝壳（《浙江中药手册》），海蛎子壳、海蛎子皮（《山东中药》）。

【药性】咸，微寒。归肝、胆、肾经。

【功效】重镇安神，潜阳补阴，软坚散结。

【应用】

1. 肝阳上亢，眩晕耳鸣　本品咸寒质重，入肝经，具平肝潜阳之功，兼能益阴，多用于治疗水不涵木，阴虚阳亢之头目眩晕、耳鸣，常与龙骨、白芍、龟甲等同用，如镇肝息风汤。治热病日久，灼烁真阴，虚风内动，四肢抽搐之症，常配伍龟甲、鳖甲、生地黄等，以滋阴息风止痉，如大定风珠。

2. 心神不安，惊悸失眠　本品质重能镇，能重镇安神，治疗心神不安，惊悸怔忡，失眠多梦等，常与龙骨相须为用，如桂枝甘草龙骨牡蛎汤。

3. 瘰疬痰核，癥瘕痞块　本品味咸，能软坚散结，用治痰火郁结之痰核、瘰疬、瘿瘤等，常与浙贝母、玄参等同用，如消瘰丸。治疗气滞血瘀之癥瘕痞块，常配伍鳖甲、莪术、丹参等。

4. 自汗盗汗、遗精滑精、崩漏、带下　本品味涩，煅后有收敛固涩作用，可广泛用于多种体虚滑脱之证。治疗自汗、盗汗，常与麻黄根、黄芪、浮小麦等同用，如牡蛎散；治疗肾虚遗精、滑精，常配伍龙骨、芡实、沙苑子等，如金锁固精丸；治疗尿频、遗尿，可配伍桑螵蛸、龙骨、金樱子等；治疗血崩或月经过多，常与白术、黄芪、龙骨等同用，如固冲汤；治疗赤白带下、清稀量多，常与海螵蛸、山药、龙骨等配伍，如清带汤。

5. 胃痛吞酸　煅牡蛎能够制酸止痛，用治胃痛泛酸，配伍海蛤壳、海螵蛸、瓦楞子等同用。

【用法用量】9～30g，先煎。

【古籍论述】

1.《神农本草经》："主伤寒寒热，温疟洒洒，惊恚怒气，除拘缓鼠瘘，女子带下赤白。久服强骨节。"

2.《名医别录》："除留热在关节荣卫，虚热去来不定，烦满；止汗，心痛气结，止渴，除老血。涩大小肠，止大小便，疗泄精，喉痹，咳嗽，心胁下痞热。"

3.《药性论》："主治女子崩中。止盗汗，除风热，止痛。治温疟。又和杜仲服止盗汗。病人虚而多热，加用地黄、小草。"

羚羊角
《神农本草经》

本品为牛科动物赛加羚羊 *Saiga tatarica* Linnaeus 的角。主产于俄罗斯，在我国仅分布于新疆北部的边境地区。全年均可捕捉，但以 8—10 月猎得者，锯下之角色泽最好，将角从基部锯下。削成薄片，或磨成粉末备用。

【异名】泠角。

【药性】咸，寒。归肝、心经。

【功效】平肝息风，清肝明目，散血解毒。

【应用】

1. 肝风内动，惊痫抽搐，妊娠子痫，高热痉厥，癫痫发狂　本品性寒，主入肝经，长于清肝热、息肝风、止痉搐，是治疗肝风内动，惊痫抽搐的要药。因其性寒清热，故尤宜于肝经热盛，热极动风之高热神昏、惊痫抽搐，常与钩藤、白芍、桑叶等清热平肝药同用，如羚角钩藤汤。治疗癫痫发狂，可与息风止痉、化痰开窍药同用，如天竺黄、郁金、钩藤等。

2. 肝阳上亢，头痛眩晕　本品咸寒质重，入厥阴肝经，能平抑肝阳。治疗肝火上炎，肝阳

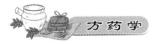

上扰所致的头晕目眩、头胀头痛、烦躁失眠等症,常与生地黄、石决明、天麻等同用。

3. 肝火上炎,目赤翳障　本品主入肝经,善于清泄肝热而明目,治疗肝火上炎所致头痛目赤,羞明流泪,常与决明子、龙胆草、黄芩等同用,如羚羊角散。

4. 温热病壮热神昏,温毒发斑　本品性寒清热,入心肝血分,能清心凉肝、泻火解毒。用于温热病高热神昏,谵语躁狂等,常配伍寒水石、麝香、石膏等,如紫雪丹;治疗温热毒盛,迫血妄行,斑疹吐衄,常配伍清热凉血、解毒之品,如赤芍、大青叶、生地黄等。

5. 痈肿疮毒　本品性寒,具有清热解毒之功,治疗热毒炽盛,疮疡肿痛,可配伍金银花、黄连、栀子等清热药。

此外,本品还能够清肺热,临证配伍可用于治疗肺热咳喘。

【用法用量】1～3g,宜另煎 2 小时以上;磨汁或研粉服,每次 0.3～0.6g。

【古籍论述】

1.《名医别录》:"疗伤寒时气寒热,热在肌肤,温风注毒伏在骨间,除邪气惊梦,狂越僻谬,及食噎不通。"

2.《本经逢原》:"诸角皆能入肝,散血解毒,而犀角为之首推,故痘疮之血热毒盛者,为之必需。若痘疮之毒,并在气分,而正面稠密,不能起发者,又须羚羊角以分解其势,使恶血流于他处,此非犀角之所能也。"

3.《神农本草经》:"主明目,益气起阴,去恶血注下,安心气。"

4.《本草纲目》:"平肝舒筋,定风安魂,散血下气,辟恶解毒,治子痫痉疾。"

钩　藤
《名医别录》

本品为茜草科植物钩藤 *Uncaria rhynchophylla*（Miq.）Miq. ex Havil.、大叶钩藤 *Uncaria macrophylla* Wall.、毛钩藤 *Uncaria hirsute* Havil.、华钩藤 *Uncaria sinensis*（Oliv.）Havil. 或无柄果钩藤 *Uncaria sessilifructus* Roxb. 的带钩茎枝。产于广西、江西、湖南、四川、湖北及长江以南等地。秋、冬二季采收,去叶,切段,晒干,或置锅内蒸后再晒干。

【异名】钓藤（《本草经集注》）,吊藤（陶弘景）,钩藤钩子（《小儿药证直诀》）,钓钩藤（《滇南本草》）,莺爪风（《草木便方》）,嫩钩钩（《饮片新参》）,金钩藤（《贵州民间方药集》）,挂钩藤（《药材学》）,钩丁（《陕西中药志》）,倒挂金钩、钩耳（《湖南药物志》）,双钩藤、鹰爪风、倒挂刺（《全国中草药汇编》）。

【药性】甘,凉。归肝、心包经。

【功效】息风定惊,清热平肝。

【应用】

1. 肝风内动,惊痫抽搐,高热痉厥　本品味甘性凉,入肝、心包二经,长于清心包火、泄肝热,有息风止痉、定惊功效,为治肝风内动,惊痫抽搐的常用药,尤宜于热极生风之四肢抽搐及小儿高热惊厥等。治疗小儿急惊风,高热神昏,牙关紧闭,手足抽搐,常与天麻、僵蚕、全蝎等配伍,如钩藤饮子;治疗温热病热极生风,痉挛抽搐者,常配伍羚羊角、菊花、白芍等,如羚角钩藤汤;治疗妊娠子痫,可配伍滋阴潜阳药,如天麻、鳖甲、龟甲等。

2. 头痛眩晕　本品性凉,主入足厥阴肝经,能清肝热,兼平肝阳,可用治肝阳上亢或肝火上炎之头胀头痛、眩晕等症。用治肝阳上亢者,常与石决明、天麻、黄芩等配伍,如天麻钩藤饮;用治肝火上炎者,常与龙胆、栀子、夏枯草等配伍。

3. 感冒夹惊,小儿惊啼　本品性凉,具有清透热邪、定惊止搐之效,用于治疗感冒夹惊、风热头痛等;又能凉肝止惊,治疗小儿惊哭夜啼,常配伍薄荷、蝉蜕等。

【用法用量】3～12g,后下。

【古籍论述】

1.《名医别录》:"主小儿寒热,惊痫。"

2.《药性论》:"主小儿惊啼,癫疾热壅。"

3.《本草纲目》:"大人头旋目眩,平肝风,除心热,小儿内钓腹痛,发斑疹。"

天　麻
《本经》

本品为兰科植物天麻 *Gastrodia elata* Bl. 的干燥块茎。主产云南、四川、贵州等地。立冬后至次年清明前采挖。采挖后,立即洗净,蒸透,平铺低温干燥。

【异名】赤箭、离母、鬼督邮(《神农本草经》),神草(《吴普本草》),独摇芝(《抱朴子》),赤箭脂、定风草(《药性论》),合离草、独摇(《本草图经》),自动草(《湖南药物志》),水洋芋(《中药形性经验鉴别法》)。

【药性】甘,平。归肝经。

【功效】息风止痉,平抑肝阳,祛风通络。

【应用】

1. 小儿惊风,惊痫抽搐,破伤风　本品主入肝经,长于息风止痉,且味甘质润,药性平和,治疗肝风内动,惊痫抽搐,无论寒热虚实,均可配伍应用,故素有"治风神药""定风草"之称。治疗小儿脾虚慢惊风,肢体拘挛,手足蠕动,可与人参、白术、全蝎等配伍,如醒脾丸;治疗小儿急惊风,常配伍全蝎、僵蚕、钩藤等;治疗破伤风,痰热癫痫,痉挛抽搐,可与防风、制天南星、半夏、石菖蒲等配伍,如定痫丸。

2. 肝阳上亢,头痛眩晕　本品既息肝风,又平肝阳,为止眩晕良药。治疗肝阳上亢之头痛眩晕,常与石决明、钩藤、牛膝等配伍,如天麻钩藤饮;治疗风痰上扰之头痛眩晕,痰多胸闷,常配伍陈皮、半夏、茯苓等燥湿健脾之品,如半夏白术天麻汤;治疗头风头痛,可配等量川芎为丸,如天麻丸。

3. 中风手足不遂,肢体麻木,风湿痹痛　本品既息内风,又祛外风,并能通络止痛。治疗肢体麻木、风湿痹痛,常与羌活、独活、秦艽等祛风湿药配伍。治疗手足不遂、筋骨疼痛等,可配伍制乌头、麝香、没药等。

【用法用量】煎服,3～10g。

【古籍论述】

1.《神农本草经》:"主恶气,久服益气力,长阴肥健。"

2.《名医别录》:"消痈肿,下支满,疝,下血。"

3.《药性论》:"治冷气顽痹,瘫缓不遂,语多恍惚,多惊失志。"

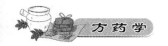

其他常用平肝息风药

珍珠母、蒺藜、赭石、罗布麻、地龙、蜈蚣、僵蚕、全蝎的药性、功效、主治及用法用量等见表 13-1。

表 13-1　其他常用平肝息风药

药名	药性	功效	主治	用法用量	备注
珍珠母	咸，寒。归肝、心经	平肝潜阳，安神定惊，明目退翳	头痛眩晕，惊悸失眠，目赤翳障，视物昏花	先煎，10～25g	
蒺藜	辛、苦，微温；有小毒。归肝经	平肝解郁，活血祛风，明目，止痒	头晕目眩，胸胁胀痛，乳闭乳痛，目赤翳障，风疹瘙痒	6～10g	
赭石	苦，寒。归肝、心、肺、胃经	平肝潜阳，重镇降逆，凉血止血	眩晕耳鸣，呕吐，呃逆，嗳气，喘息，吐血，衄血，崩漏下血	先煎，9～30g	
罗布麻	甘、苦，凉。归肝经	平肝安神，清热利水	肝阳眩晕，心悸失眠，浮肿尿少	6～12g	
地龙	咸，寒。归肝、脾、膀胱经	清热定惊，通络，平喘，利尿	高热神昏，惊厥抽搐，关节痹痛，肢体麻木，半身不遂，肺热喘咳，水肿尿少	5～10g	
蜈蚣	辛，温；有毒。归肝经	息风镇痉，通络止痛，攻毒散结	肝风内动，痉挛抽搐，小儿惊风，中风口㖞，半身不遂，破伤风，风湿顽痹，偏正头痛，疮疡，瘰疬，蛇虫咬伤	3～5g	孕妇禁用
僵蚕	咸、辛，平。归肝、肺、胃经	息风止痉，祛风止痛，化痰散结	肝风夹痰，惊痫抽搐，小儿急惊风，破伤风，中风口㖞，风热头痛，目赤咽痛，风疹瘙痒，发颐痄腮	5～10g	
全蝎	辛，平；有毒。归肝经	息风止痉，通络止痛，攻毒散结	肝风内动，痉挛抽搐，小儿惊风，中风口㖞，半身不遂，破伤风，风湿顽痹，偏正头痛，疮疡，瘰疬	3～6g	孕妇禁用

第二节　平肝息风剂

以平肝息风药为主组成，具有平肝、潜阳、息风等作用，用于治疗内风证的方剂，称为平肝息风剂。内风是由于脏腑功能失调所致的风病，有虚实之分。肝阳化风或热极动风多属内风之实证，组方常以平肝息风药为主；阴虚动风或血虚生风属内风之虚证，多以滋阴养血药为主，配伍平肝潜阳药。

羚角钩藤汤
《通俗伤寒论》

【组成】羚羊角先煎,一钱半(4.5g)　霜桑叶二钱(6g)　淡竹茹鲜刮,与羚羊角先煎代水,五钱(15g)　鲜生地五钱(各15g)　京川贝去心,四钱(12g)　双钩藤后入,三钱(9g)　滁菊花三钱(9g)　茯神木三钱(9g)　生白芍三钱(9g)　生甘草八分(2.4g)

【用法】水煎服。

【功效】凉肝息风,增液舒筋。

【主治】肝经热盛,热极动风证。高热不退,烦闷躁扰,抽搐痉厥,甚则神昏,舌绛而干,或舌焦起刺,脉弦数。

【证治】本方是凉肝息风的代表方,常用于温热病的极期,肝经热盛,热极动风之证。温热病邪传入厥阴,邪热内盛,故高热不退;热扰心神,则烦闷躁扰,甚则神昏;热盛伤及阴血,肝失条达,筋失濡养,肝风内动,故见手足抽搐,甚至发为痉厥;舌绛而干,脉弦数为肝经热盛之候。治宜清热凉肝息风为主,佐以养阴增液舒筋之法。

【方解】方中羚羊角、钩藤为君,凉肝息风,清热解痉。桑叶、菊花辛凉疏泄,清热平肝,助君凉肝息风之效,用为臣药。鲜地黄、生白芍养阴增液以柔肝舒筋;邪热亢盛,每易炼津成痰,故用川贝母、鲜竹茹清热化痰;热扰心神,又以茯神木平肝、宁心安神,皆为佐药;生甘草调和诸药,作为使药。诸药共用,成凉肝息风之剂,使热去阴复,痰消风息。

【运用】

1. 现代研究及应用　现代药理研究表明,羚角钩藤汤具有抗氧化、抗惊厥、调节免疫、镇静等作用,用于治疗热性惊厥、小儿惊厥发作、重症手足口病、高血压、脑出血、偏头痛等属热极动风者。对于肝阳上亢引起的头痛、头晕等,亦可选用此方。

2. 新药研发提要　本方属凉肝息风,增液舒筋之剂,化痰通络之功不明显。研发新药时,若针对痰瘀互结,壅滞经络者,宜加黄连、半夏、陈皮、枳实等以助清热化痰理气之效;若针对热邪内闭,神志昏迷者,宜加安宫牛黄丸、紫雪丹等加强清热开窍之功。

3. 使用注意　热病后期阴虚风动者,不宜使用本方。

镇肝熄风汤
《医学衷中参西录》

【组成】怀牛膝一两(30g)　生赭石轧细,一两(30g)　生龙骨捣碎,五钱(15g)　生牡蛎捣碎,五钱(15g)　生龟甲捣碎,五钱(15g)　生杭芍五钱(15g)　玄参五钱(15g)　天冬五钱(15g)　川楝子捣碎,二钱(6g)　生麦芽二钱(6g)　茵陈二钱(6g)　甘草钱半(4.5g)

【用法】水煎服。

【功效】镇肝息风,滋阴潜阳。

【主治】类中风。头目眩晕,目胀耳鸣,脑部热痛,心中烦热,面色如醉,或时常噫气,或肢体渐觉不利,口眼渐行㖞斜;甚或眩晕颠仆,昏不知人,移时始醒;或醒后不能复原,精神短少,脉弦长有力。

【证治】本方是治疗类中风的常用方剂。本方证多由肝肾阴亏,肝阳偏亢,气血逆乱所致。肝阳上亢,风阳上扰,故见头目眩晕、目胀耳鸣、脑部热痛、面红如醉;肝胃不和,胃气上

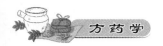

逆,则时常噫气;肝肾阴亏,水不上济,故心中烦热;肝阳过亢,血随气逆,并走于上,轻则风中经络,肢体渐觉不利,口眼渐形㖞斜;重则风中脏腑,眩晕颠仆,昏不知人,正如《素问·调经论》所说:"血之与气,并走于上,则为大厥,厥则暴死。气复反则生,不反则死。"脉弦长有力,为肝阳亢盛之象。治宜镇肝息风为主,佐以滋养肝肾之法。

【方解】方中重用怀牛膝引血下行,补益肝肾,为君药。赭石、龙骨、牡蛎重镇降逆,潜阳息风,为臣药。龟甲、白芍、玄参、天冬滋养阴液,以制阳亢;茵陈、川楝子、生麦芽清泄肝热,条达肝气,助肝阳之平降,为佐药。甘草调和诸药,与生麦芽相配,和胃调中,并防金石介类质重碍胃,为使药。诸药合用,重镇潜降,育阴涵阳,共成镇肝息风之剂。

方中茵陈,张锡纯谓其"为青蒿之嫩者"。后世医家对此有所争议,或用青蒿或用茵陈。但是,根据《医学衷中参西录》"茵陈解"及有关医案分析,似以茵陈为是。

【运用】

1. 现代研究及应用　现代药理研究表明,镇肝息风汤具有降压、镇静、催眠、镇痛、抗惊厥、保护心脑等作用,常用于治疗原发性高血压病、腔隙性脑梗死、缺血性脑卒中、脑出血、眩晕、帕金森病、椎动脉型颈椎病、高血压伴更年期综合征等疾病属阴虚风动者。

2. 新药研发提要　本方属镇肝息风、滋阴潜阳之剂,止血化瘀力差。研发新药时,若针对肝阳上亢所致之出血过多者,宜加艾叶炭、三七、茜草、侧柏叶以助止血化瘀之效。

3. 使用注意　方中金石介类药易损伤脾胃,应注意顾护脾胃之气。

其他常用平肝息风剂

天麻钩藤饮、半夏白术天麻汤、大定风珠、阿胶鸡子黄汤、建瓴汤的出处、组成、用法、功效及主治等见表13-2。

表13-2　其他常用平肝息风剂

方名	出处	组成	用法	功效	主治
天麻钩藤饮	《中医内科杂病证治新义》	天麻(9g),钩藤,后下(12g),川牛膝(12g),生决明,先煎(18g),山栀(9g),黄芩(9g),杜仲(9g),益母草(9g),桑寄生(9g),首乌藤(9g),朱茯神(9g)	水煎服	平肝息风,清热活血,补益肝肾	肝阳偏亢,肝阳上扰证。头痛,眩晕,心烦失眠,舌红苔黄,脉弦
半夏白术天麻汤	《医学心悟》	白术三钱(9g),半夏一钱五分(4.5g),天麻、茯苓、橘红各一钱(各3g),甘草五分(1.5g)	生姜一片,大枣二枚,水煎服(现代用法:加生姜1片,大枣2枚,水煎服)	燥湿化痰,平肝息风	风痰上扰证。眩晕头痛,胸闷呕恶,舌苔白腻,脉弦滑等

方名	出处	组成	用法	功效	主治
大定风珠	《温病条辨》	生白芍六钱(18g)，阿胶三钱(9g)，生龟板四钱(12g)，干地黄六钱(18g)，麻仁二钱(6g)，五味子二钱(6g)，生牡蛎四钱(12g)，麦冬连心，六钱(18g)，炙甘草四钱(12g)，鸡子黄生，二枚(2个)，鳖甲生，四钱(12g)	水八杯，煮取三杯，去滓，入阿胶烊化，再入鸡子黄，搅令相得，分三次服(现代用法：水煎，去渣，入阿胶烊化，再入鸡子黄，搅匀，温服)	滋阴息风	温病热邪久羁，热灼真阴，或因误用汗、下，重伤阴液。神倦瘈疭，脉气虚弱，舌绛苔少，有时时欲脱之势
阿胶鸡子黄汤	《通俗伤寒论》	陈阿胶烊冲，二钱(6g)，生白芍三钱(9g)，石决明杵，五钱(15g)，双钩藤二钱(6g)，大生地四钱(12g)，清炙草六分(2g)，生牡蛎杵四钱(12g)，络石藤三钱(9g)，茯神木四钱(12g)，鸡子黄先煎代水，二枚(2个)	水煎服	滋阴养血，柔肝息风	邪热久稽，灼烁阴血。筋脉拘急，手足瘈疭，类似风动，或头晕目眩，舌绛苔少，脉细数
建瓴汤	《医学衷中参西录》	生怀山药一两(30g)，怀牛膝一两(30g)，生赭石轧细，八钱(24g)，生龙骨捣碎，六钱(18g)，生牡蛎捣碎，六钱(18g)，生怀地黄六钱(18g)，生杭芍四钱(12g)，柏子仁四钱(12g)	磨取铁锈浓水，以之煎药(现代用法：水煎服)	镇肝息风，滋阴安神	肝阳上亢证。头目眩晕，耳鸣目胀，心悸健忘，烦躁不宁，失眠多梦，脉弦硬而长等

第十四章　安神方药

凡以安定神志为主要作用,用于治疗心神不宁病证的方药,称为安神方药。

安神方药具有镇惊安神或养心安神之效,主要适用于烦躁不安、心悸怔忡、失眠多梦、惊痫、癫狂、健忘等神志不安证。

在应用本类方药时,当根据引起心神不安的原因而予以适当的配伍。如因心火扰神,当配伍清心安神药;痰火内扰,当配伍清化热痰药;肝阳上亢、肝火上炎者,需配伍平肝阳、清肝火药;阴虚火旺,应配伍养阴清火药;阴血不足者,应配伍养阴补血药。

本类方药多为对症治疗,特别是重镇安神类,故只宜暂用,不可久服,中病即止。重镇安神类方药易伤胃气,所以入丸散剂服时,须酌情配伍健脾养胃之品。

第一节　安神药

凡以安神定志为主要作用,用于治疗心神不宁病证的药物,称为安神药。

本类药物主归心、肝二经,根据药物的质地、作用特点,主要具有重镇安神、养心安神作用。具有重镇安神作用的药物多为矿石、化石、介壳类,质重沉降,适用于火扰心神所致的烦躁、失眠、惊痫、癫狂、眩晕等。具有养心安神作用的药物多为植物种子类,甘润滋养,适用于心神失养所致的心悸怔忡、虚烦不眠、健忘多梦等。

朱　砂
《神农本草经》

本品为硫化物类矿物辰砂族辰砂,主含硫化汞(HgS)。主产于湖南、贵州、四川等地。采挖后,选取纯净者,用磁铁吸净含铁的杂质,再用水淘去杂石和泥沙。

【异名】丹砂(《本经》)、丹粟(《山海经》),赤丹(《淮南子》),贡砂(《石药尔雅》),光明砂(《外台》),辰砂(《本草经》)。

【药性】甘,微寒;有毒。归心经。

【功效】清心镇惊,安神,明目,解毒。

【应用】

1.心神不宁证　本品甘寒质重,寒能降火,重可镇怯,专入心经,既可重镇安神,又能清心安神,可用于多种神志不安之证,尤宜火扰心神之神志不安。治心火亢盛,阴血不足之失眠多梦、惊悸怔忡、心中烦热,常配伍当归、生地黄、炙甘草等,如朱砂安神丸;用于温热病,热入心包或痰热内闭所致的高热烦躁,神昏谵语,惊厥抽搐,常配伍牛黄、麝香等,如安宫牛黄丸;用于痰火上扰的癫狂证,常配伍生铁落、天冬、麦冬等,如生铁落饮;用于小儿惊风,常配伍牛黄、全蝎、钩藤,如牛黄散;用于癫痫卒昏抽搐,常配伍磁石,如磁朱丸;用于小儿癫痫,与雄黄、珍珠等药研细末为丸服,如五色丸。

2.疮疡肿毒,咽喉肿痛,口舌生疮　本品性寒,有清热解毒作用,内服、外用均可。治疮疡肿毒,常配伍雄黄、山慈菇、大戟等,如太乙紫金锭;治咽喉肿痛,口舌生疮,常配伍芒硝,如丹砂散。

【用法用量】内服,多入丸散服,每次 $0.1\sim0.5g$;不宜入煎剂。外用适量。

【使用注意】

1.本品有毒,不宜大量服用,也不宜少量久服。

2.孕妇及肝肾功能不全者禁服。

3.入药只宜生用,忌火煅。

【古籍论述】

1.《神农本草经》:"养精神,安魂魄,益气明目。"

2.《药性论》:"镇心,主尸疾抽风。"

3.《本草纲目》引《名医别录》:"除毒气疥瘘诸疮。"

4.《本草从新》:"泻心经邪热,镇心定惊……解毒,定癫狂。"

磁　石
《神农本草经》

本品为氧化物类矿物尖晶石族磁铁矿,主含四氧化三铁(Fe_3O_4)。主产于河北、山东、辽宁等地。采挖后,除去杂石。

【异名】玄石(《本经》),磁君(《吴普本草》),延年砂、续未石(《雷公炮炙论》),处石(《别录》),灵磁石、活磁石(《外科大成》)。

【药性】咸,寒。归肝、心、肾经。

【功效】镇惊安神,平肝潜阳,聪耳明目,纳气平喘。

【应用】

1.心神不宁证　本品既有镇心安神之功,又有益肾滋阴之效,为护真阴、镇浮阳、安心神之品。用于肾虚肝旺,肝火上炎,扰动心神或惊恐气乱,神不守舍所致的心神不宁、惊悸、失眠及癫痫,常配伍朱砂、神曲等,如磁朱丸。

2.肝阳上亢证　本品既能平肝潜阳,又能益肾补阴,用于肝肾阴虚,肝阳上亢之头晕目眩、急躁易怒等症,常配伍石决明、生地黄、牡丹皮等,如滋生清阳汤。

3.肝肾不足,耳鸣耳聋,视物昏花　本品能益肝肾之阴,有聪耳明目之效,善治目疾耳疾。用于肾虚耳鸣、耳聋,常配伍熟地黄、山茱萸、山药等,如耳聋左慈丸;用于肾阴不足,眼目昏花,常配伍夜明砂、神曲,如神曲丸。

4.肾虚气喘　本品质重沉降,归于肾经,具有益肾纳气平喘作用,常用于肾气不足,摄纳无权之虚喘。如用于肾阴不足而咳嗽气喘者,常配伍熟地黄、山药、山茱萸等,如磁石六味丸。

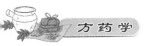

【用法用量】煎服,9～30g,宜打碎先煎;入丸散,每次1～3g。

【使用注意】因吞服后不易消化,如入丸散,不可多服,脾胃虚弱者慎用。

【古籍论述】

1.《神农本草本经》:"除大热烦满及耳聋"。

2.《本草纲目》:"明目,聪耳,止金疮出血。"

3.《本草纲目》引《名医别录》:"养肾脏,……小儿惊痫,炼水饮之。"

4.《本草从新》:"治恐怯怔忡。"

5.《本草便读》:"纳气平喘。"

龙 骨

《神农本草经》

本品为古代大型哺乳类动物象类、三趾马类、犀类、鹿类、牛类等骨骼的化石或象类门齿的化石。主产于山西、内蒙古、河南等地。取龙骨,刷去泥土及灰屑。

【异名】生龙骨、青龙骨、花龙骨、煅龙骨。

【药性】甘、涩,平。归心、肝、肾经。

【功效】镇惊安神,平肝潜阳,收敛固涩。

【应用】

1.心神不宁证 本品性平质重,归于心经,具有镇静安神作用,善治各种心神不宁证。治风痰上扰所致发热、烦躁、抽搐者,常配伍茯苓、半夏、牡蛎等,如柴胡加龙骨牡蛎汤;治心阳不足所致心悸、怔忡、肢冷汗出者,常配伍牡蛎、桂枝等,如桂枝龙骨牡蛎汤;治疗心脾两虚所致的心悸健忘,常配伍远志、石菖蒲等,如孔圣枕中丹。

2.肝阳上亢证 本品质重沉降,有平肝潜阳之功,可用于肝阳上亢之眩晕、烦躁易怒等病证,常配伍生牡蛎、赭石、白芍等平肝潜阳药等,如镇肝息风汤。

3.滑脱不禁诸证 本品煅用,味涩能敛,功善收敛固涩,适用于多种滑脱不禁的病证。治肾虚遗精、滑精,常配伍芡实、沙苑子、牡蛎等,如金锁固精丸;治心肾两虚,小便频数,遗尿,常配伍桑螵蛸、龟甲、茯神等,如桑螵蛸散;治气虚不摄,冲任不固之崩漏,常配伍黄芪、海螵蛸、五倍子等,如固冲汤;治表虚自汗,阴虚盗汗,常配伍牡蛎、麻黄根、黄芪等,如黄芪汤;治大汗不止,脉微欲绝之亡阳证,常配伍牡蛎、人参、附子,如参附龙牡汤。

此外,煅龙骨外用,有收湿、敛疮、生肌之效,可用于湿疹、湿疮及疮疡久溃不敛。

【用法用量】煎服,15～30g,宜先煎。外用适量。镇静安神,平肝潜阳多生用;收敛固涩宜煅用。

【使用注意】湿热积滞者不宜使用。

【古籍论述】

1.《神农本草经》:"咳逆,泄痢脓血,女子漏下,癥瘕坚结,小儿热气惊痫。"

2.《名医别录》:"汗出多夜卧自惊,恚怒。……止汗,缩小便,溺血,养精神,定魂魄,安五脏。"

3.《药性论》:"逐邪气,安心神,止冷痛及下脓血,女子崩中带下,止梦泄精,梦交,治尿血;虚而多梦纷纭加而用之。"

4.《本草纲目》:"收湿气脱肛,生肌敛疮。"

酸枣仁
《神农本草经》

本品为鼠李科植物酸枣 *Ziziphus jujuba* Mill. var. *spinosa* (Bunge) Hu ex H. F. Chou 的成熟种子。主产于河北、陕西、辽宁等地。秋末冬初采收成熟果实,除去果肉和核壳,收集种子,晒干。

【异名】枣仁(《药品化义》),酸枣核(《江苏省植物药材志》)。

【药性】甘、酸,平。归肝、胆、心经。

【功效】养心益肝,宁心安神,敛汗,生津。

【应用】

1. 心神不宁证　本品长于安神,又可补养心肝之阴血,为养心安神之要药。用于心肝阴血亏虚,心失所养,神不守舍之心悸、怔忡、健忘、失眠、多梦、眩晕等症,常配伍当归、白芍、地黄等,如加味宁神丸;用于肝虚有热之虚烦不眠,常与知母、茯苓、川芎等配伍,如酸枣仁汤;用于心脾气血亏虚,惊悸不安,体倦失眠,常配伍黄芪、当归、党参等,如归脾汤;用于心肾不足,阴亏血少,心悸失眠,健忘梦遗者,常配伍麦冬、生地黄、远志等,如天王补心丹。

2. 自汗、盗汗　本品味甘酸,入心经,既能养心安神,又能收敛止汗,可用于自汗、盗汗,常配伍黄芪,如止汗汤。

【用法用量】煎服,10~15g;研末吞服,每次1.5~2g。酸枣仁炒后质脆易碎,便于煎出有效成分,可增强疗效。

【古籍论述】

1.《神农本草经》:"主心腹寒热,邪结气聚,四肢酸痛湿痹。"

2.《名医别录》:"烦心不得眠……虚汗,烦渴,补中,益肝气,坚筋骨,助阴气。"

3.《本草纲目》:"其仁甘而润,故熟用疗胆虚不得眠,烦渴虚汗之证;生用疗胆热好眠,皆足厥阴、少阳药也。"

4.《新修本草》:"《本经》用实疗不得眠,不言用仁;今方皆用仁,补中益肝,坚筋骨,助阴气,皆酸枣仁之功。"

远　志
《神农本草经》

本品为远志科植物远志 *Polygala tenuifolia* Willd. 或卵叶远志 *Polygala sibirica* L. 的根。主产于山西、陕西、吉林等地。春、秋二季采挖,除去须根和泥沙。

【异名】棘菀、细草(《本经》),小鸡腿、小鸡眼(《全国中草药汇编》),小草根(《中药材品种论述》)。

【药性】苦、辛,温。归心、肾、肺经。

【功效】安神益智,交通心身,祛痰,消肿。

【应用】

1. 心神不宁证　本品既能开心气而宁心安神,又能通肾气而强志不忘,为交通心肾、安定神志、益智强志之品。用于心肾不交之心神不宁、失眠健忘、心悸怔忡等症,常配伍茯神、龙齿、朱砂等,如远志丸。

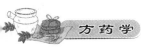 方药学

2. **癫痫惊狂**　本品既能祛痰，又能开窍，适用于痰阻心窍之惊痫、癫狂等病证。治疗惊痫抽搐，常配伍半夏、天麻、全蝎等同用，如定痫丸。

3. **咳嗽痰多**　本品祛痰止咳，可用于咳嗽，痰多黏稠、咯痰不爽。治疗痰涎壅盛之喉痹，单用即有效，如远志散。

4. **疮疡肿毒，乳房肿痛**　本品辛行苦泄温通，可除气血之壅滞而消散痈肿，适用于各种痈肿，内服、外用均有疗效。内服，可单用为末，黄酒送服；外用，可将远志蒸软，加少量黄酒捣烂敷患处。

【用法用量】煎服，3～10g。外用适量。化痰止咳宜炙用。

【使用注意】凡实热或痰火内盛者，以及有胃溃疡或胃炎者慎用。

【古籍论述】

1.《神农本草经》："主咳逆伤中，补不足，除邪气，利九窍，益智慧，耳目聪明，不忘，强志，倍力。"

2.《名医别录》："定心气，止惊悸，益精，去心下膈气，皮肤中热、面目黄。"

3.《本草从新》："一切痈疽，敷服皆效，并善豁痰。"

4.《药性本草》："治健忘，安魂魄，令人不迷。"

5.《药品化义》："远志，味辛重大雄，入心开窍，宣散之药。凡痰涎伏心，壅塞心窍，致心气实热，为昏聩神呆、语言謇涩，为睡卧不宁，为恍惚惊怖，为健忘，为梦魇，为小儿客忤，暂以豁痰利窍，使心气开通，则神魂自宁也。"

其他常用安神药

柏子仁、首乌藤、合欢皮、琥珀的药性、功效、主治、用法用量等见表14-1。

表14-1　其他常用安神药

药名	药性	功效	主治	用法用量	备注
柏子仁	甘，平。归心、肾、大肠经	养心安神，润肠通便，滋补阴液	心悸失眠，肠燥便秘，阴虚盗汗	煎服，3～10g	大便溏者宜用柏子仁霜代替柏子仁
首乌藤	甘，平。归心、肝经	养血安神，祛风通络，止痒	失眠多梦，血虚身痛，风湿痹痛，皮肤痒疹	煎服，9～15g，外用适量，煎水洗患处	
合欢皮	甘，平。归心、肝、肺经	解郁安神，活血消肿	心神不宁，忿怒忧郁，烦躁失眠，跌打骨折，血瘀肿痛，肺痈，疮痈肿毒	煎服，6～12g。外用适量，研末调敷	
琥珀	甘，平。归心、肝、膀胱经	镇惊安神，活血散瘀，利尿通淋	心神不宁，心悸失眠，惊风，癫痫，痛经经闭，心腹刺痛，癥瘕积聚，淋证，癃闭，疮痈肿毒	研末冲服，1.5～3g	

第二节 安神剂

以安神药为主组成,具有安神定志作用,用于治疗神志不安病证的方剂,称为安神剂。治法或遵"惊者平之"之旨,或属于"八法"中的清法和补法。本类方剂主要用于心悸怔忡、失眠健忘、烦躁惊狂等神志不安病证。根据神志不安病证的不同类型,安神剂可分为重镇安神和滋养安神两类。

朱砂安神丸
《内外伤辨惑论》

【组成】朱砂另研,水飞为衣,五钱(15g) 黄连去须,净,酒洗,六钱(18g) 炙甘草五钱五分(16.5g) 当归去芦,二钱五分(7.5g) 生地黄一钱五分(4.5g)

【用法】上四味为细末,另研朱砂,水飞如尘,阴干,为衣,汤浸蒸饼为丸,如黍米大,每服十五丸,津唾咽之,食后。(现代用法:上药为丸,每次服6～9g,睡前开水送下;亦可水煎服,用量按原方比例酌情增减,朱砂研细末水飞,以药汤送服。)

【功效】镇心安神,清热养血。

【主治】心火亢盛,阴血不足证。失眠多梦,惊悸怔忡,胸中烦热,或胸中懊憹,舌尖红,脉细数。

【证治】本方为重镇安神的代表方。心火亢盛则心神被扰,阴血不足则心神失养,故见失眠多梦、惊悸怔忡、心烦神乱等;心火盛而阴血虚,则舌尖红、脉细数。治当泻其亢盛之火,补其虚损之阴而安神。

【方解】方中朱砂质重性寒,专入心经,寒可清热,重能镇惊,既效重镇安神,清火除烦,标本兼治,故为君药;黄连苦寒,善清心火,可助君药清心安神为臣。两药相配,重镇清火,使烦热以去,神得安宁。生地黄甘苦大寒,滋阴清热;当归甘辛苦温,补血养阴,配合生地黄滋补阴血,三药为佐,亦能保护机体抵御朱砂毒性。使以炙甘草调和诸药,防朱砂伤胃。诸药合用,有标本兼治之功,清中有养,重镇安神,则失眠惊悸诸症改善,故以"安神"名之。

本方配伍特点:苦寒质重,清镇并用,清中兼补,治标为主。

【运用】

1. **现代研究及应用**　药理研究表明,本方有以下作用:①促进睡眠。本方具有缩短清醒期及睡眠各相潜伏期时间,延长总睡眠时间的作用。②抗心律失常。本方能明显缩短心律失常持续时间,故而可减少异常波动次数。③抗惊厥。对中枢神经系统兴奋性有降低作用。④抗抑郁。本方能缓解患者的抑郁症状。

2. **新药研发提要**　本方重在治标,新药研制时,宜据火热与阴亏之偏盛加味,以增强疗效。如兼治心肝火旺而心烦、口苦甚者,加龙胆草、栀子等以清肝泻火;阴血不足而心悸、咽干口燥甚者,加麦冬、五味子等以滋阴养血。此外,久服金石类药物易伤胃气,宜加神曲、麦芽等健胃消食药以护胃;因朱砂有毒不宜久服,可易为无毒或小毒的重镇安神药,如珍珠母、龙骨、牡蛎等。

3. **使用注意**　①方中朱砂含硫化汞,有毒,不宜多服或久服,以防造成汞中毒。②阴虚

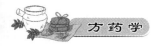

或脾弱者不宜服用。

天王补心丹

《校注妇人良方》

【组成】生地黄四两(120g)　当归酒浸、五味子、天门冬、麦门冬去心、柏子仁、酸枣仁炒,各一两(各30g)　人参去芦、丹参、玄参、茯苓、远志、桔梗各五钱(各15g)　朱砂水飞为衣,三至五钱(9～15g)

【用法】上药为末,炼蜜丸如梧子大,朱砂三五钱为衣,空心白滚汤下三钱,或龙眼汤佳。忌胡荽、大蒜、萝卜、鱼腥、烧酒。(现代用法:为末,炼蜜为小丸,朱砂为衣,每服9g,温开水送下;亦可水煎服,用量按原方比例酌减。)

【功效】滋阴清热,养血安神。

【主治】阴虚血少,神志不安证。心悸怔忡,虚烦失眠,神疲健忘或梦遗,手足心热,口舌生疮,大便干结,舌红少苔,脉细数。

【证治】本方为治心肾两虚,阴亏血少,虚热内扰证的常用方。阴虚血少,心失所养,故心悸失眠,神疲健忘;阴虚则生内热,虚火内扰,则手足心热,虚烦,遗精,口舌生疮;舌红少苔,脉细数,亦是阴虚内热之征。治当滋阴清热,养血安神。

【方解】方中生地黄甘寒,滋阴养血,壮水以制虚火,重用为君药。天冬、麦冬滋阴清热,酸枣仁、柏子仁养心安神;当归补血养心,助生地黄滋阴补血,并养心安神,俱为臣药。玄参以滋阴降火;茯苓、远志以养心安神,交通心肾;人参补气生血,安神益智;五味子之酸收敛阴,以安心神;丹参清心活血,使补而不滞;朱砂镇心安神,兼治其标,共为佐药。桔梗为使,载药上行,使药力上入心经。本方配伍,滋阴补血以治本,养心安神以治标,标本兼治,心肾两顾,共奏滋阴养血,补心安神之功。

本方配伍特点:重用甘寒,补中寓清;心肾并治,补心为主。

【应用】

1.现代研究及应用　药理研究表明,本方有以下作用:①益智。对记忆获得性障碍、巩固障碍及再现障碍均有明显改善作用,能显著提高学习记忆能力。②保护心肌。对阴虚、阳虚动物模型缺血、梗死的心肌均具有显著保护作用,可降低异丙肾上腺素所致心肌缺血坏死的程度,能改善心肌的生化代谢及提高心肌耐缺氧能力。③耐疲劳、抗应激。能改善阴虚、阳虚模型动物的非特异性防御功能和应激状态,显著增强其抗疲劳能力,耐高温、耐低温及抗减压低氧的能力等,明显延长动物存活时间。④调控内分泌系统。方中多味药通过作用于垂体-肾上腺轴,调控神经内分泌系统,维持机体稳态。

2.新药研发提要　本方偏于治本。新药研制过程中,若针对心神不安之心悸失眠甚者,可加龙骨、琥珀等重镇之品以加强安神治标之功;针对心火上炎而心烦、口舌生疮者,加百合、栀子、木通以养阴清心。

3.使用注意　①原方为丸剂,作汤剂则剂量宜酌定。②方中朱砂含硫化汞,有毒,不宜多服或久服,以防造成汞中毒。③本方药味偏于寒凉滋腻,故脾胃虚弱、纳食欠佳、大便不实者,均应慎用。

酸枣仁汤
《金匮要略》

【组成】酸枣仁炒，二升(15g)　茯苓、知母、川芎各二两(各6g)　甘草一两(3g)

【用法】上五味，以水八升，煮酸枣仁得六升，纳诸药，煮取三升，分温三服。

【功效】养血安神，清热除烦。

【主治】肝血不足，虚热内扰证。虚劳虚烦不得眠，心悸，头目眩晕，咽干口燥，舌红，脉弦细。

【证治】本方治证为肝血不足，虚热内扰，心神不宁所致的不寐。肝藏血，血舍魂；心藏神，血养心。肝血不足，则魂不守舍；心失所养，虚热内扰，故虚烦失眠，心悸不安；血虚无以濡润于上，多伴见头目眩晕，咽干口燥；舌红，脉弦细，乃血虚肝旺之征。治宜养血安神，清热除烦之法。

【方解】方中重用酸枣仁为君药，养血补肝，宁心安神。茯苓健脾宁心安神，知母滋阴降火，润燥除烦，共为臣药。佐以川芎辛温走散，行气活血，条达肝气；与酸枣仁相伍，酸收辛散，相反相成，有养血调肝安神之妙。甘草和中气，缓肝急，与酸枣仁酸甘合化，养肝阴，敛浮阳，为使药。全方配伍，以酸收和辛散之品并用，兼以甘平之品，体现了《素问·脏气法时论》中"肝欲散，急食辛以散之，用辛补之，酸泻之"和"肝苦急，急食甘以缓之"的治疗原则。

本方配伍特点：心肝同治，重在养肝；补中兼行，以顺肝性。

【应用】

1. 现代研究及应用　药理研究表明，本方有以下作用：①镇静催眠。对正常人的入睡度、熟睡度及觉醒爽快感等综合判定指标均较好。②抗焦虑。改善PCPA失眠大鼠的学习记忆障碍和焦虑样行为。③抗抑郁。在强迫游泳实验中能显著缩短抑郁模型大鼠的不动时间，且旷场实验中的垂直和水平总分也显著高于模型组。④改善记忆。对睡眠剥夺模型大鼠的学习记忆功能均有所改善。⑤保护心血管系统。改善心肌能量代谢，保护心肌细胞。⑥保肝。有效改善失眠症模型小鼠的饮水量和饮食量减少、体重减轻、谷草转氨酶(AST)和谷丙转氨酶(ALT)显著升高等现象，有效逆转肝及回肠的损伤和炎症，恢复失代偿期肝内胆汁酸水平。

2. 新药研发提要　本方安神养血之力逊，若用治血虚且失眠甚者，研制新药时，宜加养血之当归、白芍，安神之五味子、远志、龙骨等以增效。

3. 使用注意　方中酸枣仁宜炒制、捣碎入煎剂，使有效成分充分溶出而提高安神效果。

其他常用安神剂

磁朱丸、珍珠母丸、甘麦大枣汤、交泰丸、养心汤的方名、出处、组成、用法、功效、主治等见表14-2。

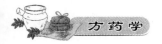

表 14-2　其他常用安神剂

方名	出处	组成	功效	主治
磁朱丸	《备急千金要方》	磁石、朱砂、神曲	重镇安神,益阴,明目	心肾不交证。心悸失眠,视物昏花,耳鸣耳聋。亦治癫痫
珍珠母丸	《普济本事方》	真珠母、当归、熟地黄、人参、酸枣仁、柏子仁、水牛角、茯神、沉香、龙齿、朱砂	镇心安神,滋阴潜阳	阴血不足,心肝阳亢证。夜卧不宁,时而惊悸,或入夜少寐,头晕目花,脉细弦
甘麦大枣汤	《金匮要略》	甘草、小麦、大枣	养心安神,和中缓急	脏躁。精神恍惚,常悲伤欲哭,不能自制,心中烦乱,睡眠不安,甚则言行失常,呵欠频作,舌淡红苔少,脉细略数
交泰丸	《韩氏医通》	黄连、肉桂	交通心肾	水不济火,心火偏亢证。怔忡不宁,或夜寐不安,口舌生疮,脉细数
养心汤	《证治准绳》	黄芪、茯神、白茯苓、半夏曲、当归、远志、姜汁、酸枣仁、辣桂、柏子仁、五味子、人参、甘草	益气补血,养心安神	心虚血少,心悸健忘,失眠多梦等症

第十五章　开窍方药

第一节　开窍药

凡以开窍醒神为主要作用，主治闭证神昏的药物，称为开窍药。

本类药物辛香走窜，主归心经，具有通关开窍、苏醒神志的作用，主治热陷心包或痰浊蒙窍所致的神昏谵语，以及惊痫、中风等出现突然昏厥之症。部分开窍药又兼止痛之功，尚可用于胸痹心痛、腹痛、跌仆损伤等病证。

麝　香
《神农本草经》

本品为鹿科动物林麝 *Moschus berezovskii* Flerov、马麝 *Moschus sifanicus* Przewalski 或原麝 *Moschus moschiferus* Linnaeus 成熟雄体香囊中的干燥分泌物。主产于四川、西藏、云南。野麝多在冬季至次春猎取，猎获后，割取香囊，阴干，习称"毛壳麝香"；剖开香囊，除去囊壳，习称"麝香仁"。家麝直接从其香囊中取出麝香仁，阴干或用干燥器密闭干燥。

【异名】当门子、脐香（《雷公炮炙论》），麝脐香（《本草纲目》），四味臭（《东医宝鉴》），臭子、腊子（《中药志》），香脐子（《中药材手册》）。

【药性】辛，温。归心、脾经。

【功效】开窍醒神，活血通经，消肿止痛。

【应用】

1.闭证　本品芳香走窜之性甚烈，开窍通闭作用显著，为醒神回苏之要药，广泛用于温热病、小儿急惊风、中风等神昏者，且无论热闭、寒闭，皆可以之为开窍主药。治中风、中暑、痰热内闭之神昏谵语，身热烦躁等，常配伍朱砂、雄黄、琥珀等，如至宝丹；治寒邪或痰浊闭阻心窍之寒闭神昏，四肢厥逆者，常配伍苏合香、安息香等，如苏合香丸。

2.血瘀证　本品可行血中之瘀滞，开经络之壅遏，具有活血以通经、疗伤、消癥、消痈及止痛之效，适用于多种瘀血阻滞病证。用于偏正头痛，迁延日久，或者血瘀经闭证，常配伍桃仁、红花等，如通窍活血汤；用于癥瘕痞块等血瘀重证，常配伍水蛭、虻虫、三棱等，如化癥回生丹；治疗心腹暴痛，常配伍木香、桃仁等；用于跌仆肿痛、骨折扭挫，不论内服、外用均有良效，常配伍乳香、没药、红花等，如八厘散；用于风寒湿痹证，常配伍独活、威灵仙、桑寄生等，如大活络丹。

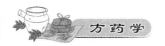

3. 疮疡肿痛，咽喉肿痛　本品有活血化瘀、散结消肿作用，又可用于疮疡肿痛、咽喉肿痛等症，内服、外用均可，常配伍牛黄、蟾酥、珍珠等，如六神丸。

【用法用量】入丸散，每次 0.03～0.1g。外用适量。不宜入煎剂。

【使用注意】孕妇禁用。

【古籍论述】

1.《神农本草经》："主辟恶气，温疟，痫痓，去三虫。"

2.《药性论》："除心痛，小儿惊痫，客忤，镇心安神。以当门子一粒，细研，熟水灌下，止小便利。能蚀一切痈疮脓。"

3.《本草纲目》："通诸窍，开经络，透肌骨，解酒毒，消瓜果食积。治中风，中气，中恶，痰厥，积聚癥瘕。"

牛　黄
《神农本草经》

本品为牛科动物牛 Bos taurus domesticus Gmelin 的胆结石。主产于中国西北和东北地区。

【异名】犀黄（《外科全生集》），丑宝（《本草纲目》）。

【药性】甘，凉。归心、肝经。

【功效】化痰开窍，息风止痉，清热解毒。

【应用】

1. 热闭神昏证　本品气味芳香，善清心、肝之热，能清心化痰、开窍醒神，用于温热病热入心包及中风、惊风、癫痫等。治痰热闭阻心窍所致神昏谵语、高热烦躁、口噤、舌謇，常配伍麝香、冰片、朱砂等，如安宫牛黄丸。

2. 小儿急惊风、癫痫　本品有息风止痉、清心凉肝之效。用于小儿急惊风之壮热、神昏、惊厥等症，常配伍朱砂、全蝎、钩藤等，如牛黄散；用于痰蒙清窍之癫痫，常配伍珍珠、远志、胆南星等。

3. 热毒疮痛，咽喉肿痛　本品清热解毒力强，用于火毒郁结之口舌生疮、咽喉肿痛、牙痛，常配伍黄芩、雄黄、大黄等，如牛黄解毒丸；用于痈疽、疔疮等，常配伍金银花、甘草等；治疗乳岩、痰核、瘰疬等症，常配伍麝香、乳香、没药等，如犀黄丸。

【用法用量】0.15～0.35g，多入丸散用。外用适量，研末敷患处。

【使用注意】孕妇慎用。

【古籍论述】

1.《神农本草经》："主惊痫，寒热，热盛狂痓。"

2.《名医别录》："疗小儿百病，诸痫热口不开；大人狂癫，又堕胎。久服轻身增年，令人不忘。"

3.《药性论》："能辟邪魅，安魂定魄，小儿夜啼，主卒中恶。"

石菖蒲
《神农本草经》

本品为天南星科植物石菖蒲 Acorus tatarinowii Schott 的干燥根茎。我国长江流域以南各地均有分布，主产于四川、浙江、江苏等地。

【异名】昌本（《周礼》），菖蒲、昌阳（《神农本草经》），九节菖蒲（《滇南本草》），山菖蒲、溪菖（《药材学》），石蜈蚣（广州部队《常用中草药手册》），野韭菜、水蜈蚣、香草（《广西中草药》)。

【药性】辛、苦,温。归心、胃经。

【功效】开窍醒神,化湿和胃,宁心安神。

【应用】

1. 痰蒙心窍,神昏癫痫　本品开窍醒神之力较弱,但能化湿、豁痰,治痰湿蒙蔽清窍所致之神昏为宜。治中风痰迷心窍,神志昏乱,舌强不能语,常配伍半夏、天南星、橘红等,如涤痰汤;治疗痰热蒙蔽,高热,神昏谵语者,常配伍郁金、半夏、竹沥等,如菖蒲郁金汤。

2. 湿浊中阻证,泻痢　本品芳香化湿,开胃进食。治湿浊中阻,霍乱吐泻者,常配伍高良姜、青皮等,如菖蒲饮;治湿浊毒盛,不纳水谷,痢疾后重者,常配伍人参、莲子、黄连等,如开噤散。

3. 失眠,健忘,耳鸣　本品有宁心安神之效。治疗心神不宁之失眠、健忘等,常配伍茯苓、远志等,如开心散。治心肾两虚,痰浊上扰之耳鸣、头晕、心悸,常与菟丝子、女贞子、墨旱莲等配伍,如安神补心丸。

【用法用量】煎服,3～10g;鲜品加倍。

【古籍论述】

1.《神农本草经》:"主风寒湿痹,咳逆上气,开心孔,补五脏,通九窍,明耳目,出音声。久服轻身,不忘,不迷惑,延年。"

2.《名医别录》:"主耳聋,痈疮,温肠胃,止小便利,四肢湿痹,不得屈伸,小儿温疟,身积热不解,可作浴汤。聪耳目,益心智,高志不老。"

3.《药性论》:"治风湿顽痹,耳鸣,头风,泪下,杀诸虫,治恶疮疥瘙。"

其他常用开窍药

蟾酥、冰片、苏合香的药性、功效、主治、用法用量等见表15-1。

表 15-1　其他常用开窍药

药名	药性	功效	主治	用法用量	备注
蟾酥	辛,温;有毒。归心经	解毒,止痛,开窍醒神	用于痈疽疔疮,咽喉肿痛,中暑神昏,痧胀腹痛吐泻	内服,0.015～0.03g,多入丸散用。外用适量	孕妇慎用
冰片	辛、苦,微寒。归心、脾、肺经	开窍醒神,清热止痛	用于热病神昏、惊厥,中风痰厥,气郁暴厥,中恶昏迷,胸痹心痛,目赤,口疮,咽喉肿痛,耳道流脓	内服,0.15～0.3g,入丸散用。外用研粉点敷患处	孕妇慎用
苏合香	辛,温。归心、脾经	开窍醒神,辟秽止痛	用于中风痰厥,猝然昏倒,胸痹心痛,胸腹冷痛,惊痫	入丸散,0.3～1g。外用适量。不入煎剂	

第二节　开窍剂

以芳香开窍药为主要组成,具有开窍醒神等作用,用于治疗神昏窍闭证的方剂,称为开

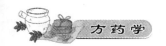

窍剂。根据闭证的类型以及组成药物的类别,开窍剂可分为凉开和温开两类。

安宫牛黄丸
《温病条辨》

【组成】牛黄、犀角(现以水牛角代)、郁金、黄连、黄芩、山栀、朱砂、雄黄各一两(各30g) 珍珠五钱(15g) 麝香、梅片各二钱五分(7.5g)

【用法】上为极细末,炼老蜜为丸,每丸一钱(3g),金箔为衣,蜡护。脉虚者人参汤下,脉实者银花、薄荷汤下,每服一丸。大人病重体实者,日再服,甚至日三服;小儿服半丸,不知,再服半丸。

【功效】清热解毒,豁痰开窍。

【主治】温热病,邪热内陷心包证。高热烦躁,神昏谵语,舌謇肢厥,舌红或绛,脉数有力,以及中风昏迷、小儿惊厥属邪热内闭者。

【证治】本方是清热开窍的代表方,也称为"凉开"的代表方,为温热邪毒内闭心包,痰热蒙蔽清窍之证而设。热毒炽盛,内陷心包,热扰神明,则高热烦躁,神昏谵语;舌为心窍,热邪炼液为痰,痰热闭窍,则舌謇不语;热遇阳气,阳气郁而不达四肢,则手足厥冷。中风昏迷,小儿高热惊厥,亦属热闭之证。治宜清热解毒,开窍醒神。

【方解】方中牛黄清心解毒、豁痰开窍、定惊息风;麝香芳香开窍;犀角(水牛角)清心凉血解毒,三药并用,体现了清心开窍解毒的立方宗旨,共为君药。黄连、黄芩、栀子苦寒清热泻火解毒,合牛黄、犀角(水牛角)清泄心包热毒;冰片、郁金辛散宣达,芳香辟秽,化浊通窍,以增麝香开窍醒神之功,共为臣药。朱砂、珍珠、金箔衣清心重镇安神;雄黄祛痰解毒,以增牛黄豁痰开窍之力,为佐药。炼蜜为丸,以和胃调中,为使药。全方清心解毒、清热泻火之品与芳香开窍化浊之品并用,共达"使邪火随诸香一齐俱散"(《温病条辨》)之目的,为凉开方剂的常用组方形式。

【应用】

1. 现代研究及应用 现代药理研究表明,安宫牛黄丸具有抗炎、抗缺血缺氧、改善脑组织供血、改善脑出血后神经功能等作用,常用于治疗流行性乙型脑炎、流行性脑脊髓膜炎、尿毒症、急性脑血管病、肝性脑病、小儿高热惊厥等疾病属热闭心包者。

2. 新药研发提要 邪热内盛,每易耗伤阴液,炼液成痰而加重甚至病变,故可加滋阴之麦冬、玄参、天花粉,以及祛痰之竹沥、天竺黄、胆南星等。

3. 使用注意 孕妇慎用。中病即止,不可久服。

苏合香丸
《广济方》录自《外台秘要》

【组成】麝香、安息香、青木香、香附子中白、白檀香、丁子香、沉香重者、诃黎勒皮、荜茇上者、吃力伽、光明砂、犀角(水牛角代)各一两(各30g) 苏合香、龙脑香、熏陆香各半两(各15g)

【用法】上十五味,捣筛极细,白蜜煎,去沫,和为丸。每朝取井华水,服如梧子四丸,于净器中研破服,老小每碎一丸服之,仍取一丸如弹丸,蜡纸裹,绯袋盛,当心带之。

【功效】芳香开窍,行气止痛。

【主治】寒闭证。突然昏倒,牙关紧闭,不省人事,苔白,脉迟。或心腹猝痛,甚则昏厥,属寒凝气滞者。

【证治】本方是治疗寒闭证的代表方,也称"温开"的代表方,又是治疗气滞寒凝心腹疼痛的有效方剂。寒痰秽浊,阻滞气机,蒙蔽清窍,则突然昏倒、牙关紧闭、不省人事;若寒凝胸中及中焦,气血瘀滞,则心胸、脘腹猝痛;苔白,脉迟,为阴寒之征。治宜芳香开窍为主,辅以祛寒、行气、化浊之法。

【方解】方中苏合香、麝香、安息香、冰片四药合用,芳香开窍,化浊辟秽,共为君药。配以香附、丁香、木香、沉香、白檀香、乳香辛散温通,行气解郁,散寒止痛,活血祛瘀,俱为臣药。君臣相合,十香并用,有芳香开窍,散寒化浊,理气活血之效;荜茇温中散寒,助十香以增散寒、止痛、开郁之力;白术燥湿化浊,益气健脾,诃子温涩敛气,二药一补一敛,可防诸香辛散太过,耗伤正气;又以犀角(水牛角)清心解毒定惊;朱砂重镇安神。以上均为佐药。全方集众多芳香开窍,辛香温通之品,使行气止痛,开窍启闭,辟秽化浊之力更强,同时少佐补气、收敛之品,则全方开合有度,既无闭门留寇之嫌,又无耗散正气之弊。

【应用】

1. 现代应用　本方常用于治疗癔症性昏厥、急性脑血管病、肝性脑病、癫痫、冠心病心绞痛、心肌梗死、流行性乙型脑炎等疾病属寒闭者。

2. 新药研发提要　本方开窍行气之功显著,祛痰活血之力弱。研制新药时,治痰蒙清窍之中风,可加郁金、牛黄、礞石、瓜蒌等以协化痰开窍之功;治气滞血瘀之胸痛,可加活血化瘀的丹参、三七、川芎等以助行血止痛之力。

3. 使用注意　孕妇慎用;脱证禁用。

其他常用开窍剂

紫雪、至宝丹、紫金锭的出处、组成、用法、功效及主治等见表15-2。

表15-2　其他常用开窍剂

方名	出处	组成	用法	功效	主治
紫雪	《苏恭方》,录自《外台秘要》	黄金百两(3000g),水石三斤(1500g),石膏三斤(1500g),磁石三斤(1500g),滑石三斤(1500g),玄参一斤(500g),羊角五两(150g),犀角(水牛角代)五两(150g),升麻一升(250g),沉香五两(150g),丁子香一两(30g),青木香五两(150g),甘草八两(240g)	上十三味,以水一斛,先煮五种金石药,得四斗,去滓后纳八物,煮取一斗五升去滓,取硝石四升(1000g),芒硝亦可,用朴硝精者十斤(5000g)投汁中,微炭火上煮,柳木篦搅,勿住手,有七升,投在木盆中,半日欲凝,内研朱砂三两(90g),细研当门子五分(1.5g),纳中搅调,寒之二日成霜雪紫色。病人强壮者,一服二分(0.6g),当利热毒;老弱或热毒微者,一服一分,以意节之,合得一剂	清热开窍,息风止痉	热盛动风证。高热烦躁,神昏谵语,痉厥,口渴唇焦,尿赤便秘,舌质红绛,苔干黄,脉数有力或弦数;小儿热盛惊厥

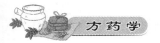
续表

方名	出处	组成	用法	功效	主治
至宝丹	《灵苑方》引郑感方,录自《苏沈良方》	生乌犀(水牛角代)、生玳瑁、琥珀、朱砂、雄黄各一两(各30g),牛黄、龙脑、麝香各一分(各0.3g),安息香一两半,酒,重阳煮令化,滤去滓,约取一两净(30g),金银箔各五十片	上为丸,如皂角子大,每服一丸,人参汤送下,小儿量减	清热开窍,化浊解毒	痰热内闭心包证。神昏谵语,身热烦躁,痰盛气粗,舌绛苔黄垢腻,脉滑数。亦治中风、中暑、小儿惊厥属于痰热内闭者
紫金锭(原名太乙神丹,又名追毒丹、紫金丹、玉枢丹)	《丹溪心法附余》	雄黄一两(30g),文蛤一名五倍子,碎,洗净,三两(90g),山慈菇去皮,洗净,焙,二两(60g),红芽大戟去皮,洗净,焙干燥,一两半(45g),千金子一名续随子,去壳,研,去油取霜,一两(30g),朱砂五钱(15g),麝香三钱(9g)	上除雄黄、朱砂、千金子、麝香另研外,其余三味为细末,却入前四味再研匀,以糯米糊和剂,杵千余下,作饼子四十个,如钱大,阴干。体实者,一饼作二服;体虚者,一饼作三服。凡服此丹,但得通利一二行,其效尤速。如不要行,以米粥补之。若用涂疮,立消	辟秽解毒,化痰开窍,消肿止痛	秽恶痰浊闭阻之证。脘腹胀闷疼痛,恶心呕吐,泄泻,痢疾,舌苔厚腻或浊腻,痰厥。外敷疔疮疔肿毒,虫咬损伤,无名肿毒,以及痄腮、丹毒、喉风等

第十六章　补虚方药

　　凡以补虚扶弱,增强体质,纠正人体气血阴阳不足为主要作用,用于治疗虚证的方药,称为补虚方药。

　　补虚方药具有补虚扶正的作用,主要用于虚性病证的治疗和虚性体质的调养。虚证是对人体正气虚弱不足为主所产生的各种虚弱证候的概括,具有不同的类型和表现,一般分为气虚、血虚、阴虚、阳虚。补虚药相对应地可以分为补气、补血、补阴、补阳四类;补虚方则有补气、补血、补阴、补阳,以及气血双补、阴阳并补六类。

　　在应用补虚方药时,除根据虚证的不同类型选用相应的补虚方药外,还应重视气、血、阴、阳在生理上相互联系、相互依存,在病理上也常常相互影响。如因气虚而致阳虚者,当在补气方药中适当配伍补阳药;阳虚气亏者,当在补阳方药中适当配伍补气药;由于气血之间存在着相互化生的关系,故治疗血虚时常在补血方药中配伍补气药;阴阳之间存在着互根关系,阴虚者在补阴方药中常配伍少量的补阳药,阳虚者在补阳方药中配伍少量的补阴药,阴阳两虚则阴阳并补。另外,邪盛正衰或正气虚弱而病邪未尽则在补虚方药中应配伍祛邪药以扶正祛邪。

　　使用补虚方药应注意:①补虚方药不可滥用,应用不当可致气血阴阳失和,疾病反生。若邪实而正不虚者,误用补虚方药有"误补益疾"之弊;正虚而邪盛或邪未尽者,早用或纯用补药,易致"闭门留寇",反使病情迁延。如不分虚证类型,不别气血阴阳,不辨脏腑寒热,盲目使用补虚方药,则可能会破坏机体阴阳之间的相对平衡,导致因虚致疾的不良后果。②注意通补结合,使补而不滞,补而不腻。如补气方药、补血方药易壅滞气机,常配伍行气药或活血药。③重视调理顾护脾胃,有些补虚方药性质滋腻,易碍脾胃运化,应注重配伍健脾、通滞类药物。沉疴痼疾初愈,胃气稍复者,当以开胃和中为先,兼以清淡平补之品缓缓调理,切忌大量峻补,反成欲速而不达;适当配伍健脾消食之品,可使补虚药能充分发挥作用。④补虚方药宜"文火久煎",使药味尽出;对需长期服药的可采用蜜丸、煎膏(膏滋)、口服液等便于保存、服用,并可增效的剂型。

第一节　补虚药

一、补气药

　　凡以补气为主要作用,用于治疗气虚证的药物,称为补气药。

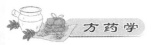

本类药物性味多甘温或甘平,主归肺、脾经,部分药物又归心、肾经。用于各种气虚病证,如:肺气不足之少气懒言,体虚神疲,易感多汗,咳嗽喘促等;脾气亏虚之食欲缺乏,脘腹虚胀,大便溏薄,面色萎黄,形体消瘦,或脏器下垂,血失统摄等;心气虚损之心悸怔忡,胸闷气短,嗜睡倦怠等。补气药分别具有补益肺气、固表止汗,健脾益气、升阳举陷,补益心气、安神益智以及益气固脱等作用。有些药物尚有养阴、生津、养血等功效,适用于气阴(津)两伤或气血俱虚证。

补气药多味甘,易壅滞脾胃之气,使用之时应适当配伍行气药以免产生胸闷、腹胀等气滞现象。

人 参
《神农本草经》

本品为五加科植物人参 *Panax ginseng* C. A. Mey. 的干燥根和根茎。主产于吉林、辽宁、黑龙江。多于秋季采挖,洗净经晒干或烘干。润透,切薄片,干燥,或用时粉碎、捣碎。生用。

【异名】人衔、鬼盖(《神农本草经》),神草、土精、血参(《名医别录》),地精(《广雅》)。

【药性】甘、微苦,微温。归脾、肺、心、肾经。

【功效】大补元气,复脉固脱,补脾益肺,生津养血,安神益智。

【应用】

1. 气虚欲脱,肢冷脉微　本品甘温补虚,能大补元气,复脉固脱,为拯危救脱之要药。凡大汗、大吐、大泻、大失血,或大病、久病所致元气虚极欲脱,见气息微弱、汗出不止、脉微欲绝的危重证候,单用人参大量浓煎服,如独参汤。若气虚欲脱兼见汗出、四肢逆冷等亡阳征象者,常与附子同用,以补气固脱、回阳救逆,如参附汤。若气虚欲脱兼见汗出身暖、渴喜冷饮、舌红干燥等亡阴征象者,本品兼能生津,常与麦冬、五味子配伍,以补气养阴、敛汗固脱,如生脉散。

2. 脾虚食少,肺虚喘咳,肾虚喘促、阳痿宫冷　本品甘温补气,为补脾、肺、肾气之常用药。凡脾气虚弱,倦怠乏力,食少便溏者,常与白术、茯苓、甘草配伍,如四君子汤。凡肺气虚弱,咳嗽无力,气短喘促,声低懒言,咳痰清稀,自汗脉弱者,常与黄芪、五味子、紫菀等同用,如补肺汤;若肾不纳气的短气虚喘或喘促日久,肺肾两虚者,常配伍蛤蚧、胡桃仁等药,如人参蛤蚧散、人参胡桃汤;若治肾阳虚衰,肾精亏虚,阳痿宫冷,多与鹿茸、肉苁蓉等同用。

3. 气虚津伤口渴,内热消渴　本品既能补气,又能生津。治热病气津两伤,身热烦渴,口舌干燥,汗多,脉大无力者,常与石膏、知母同用,如白虎加人参汤;消渴病气阴两伤者,可与黄芪、天花粉、葛根等配伍。

4. 气血亏虚,久病虚羸　本品味甘,能补气以生血、养血。脾气虚衰,气虚不能生血,以致气血两虚,久病虚羸者,可与白术、当归、熟地黄等配伍,如八珍汤。

5. 心气不足,惊悸失眠　本品归心经,能补益心气而安神益智。若心脾两虚,气血不足,心悸失眠,体倦食少者,常配伍黄芪、当归、龙眼肉等,如归脾汤;若心肾不交,阴亏血少,虚烦不眠,心悸健忘者,则配伍生地黄、当归、酸枣仁等,如天王补心丹。

此外,本品还常与解表药、攻下药等祛邪药配伍,用于气虚外感或里实热结而正气亏虚之证,有扶正祛邪之效,如人参败毒散、新加黄龙汤。

【用法用量】煎服,3~9g;挽救虚脱可用 15~30g,文火另煎兑服。也可研粉吞服,每次 2g,每日 2 次。

【使用注意】不宜与藜芦、五灵脂同用。

【古籍论述】

1.《神农本草经》:"主补五脏,安精神,定魂魄,止惊悸,除邪气,明目,开心益智。久服,轻身延年。"

2.《本草经集注》:"治肠胃中冷,心腹鼓痛,胸胁逆满,霍乱吐逆,调中,止消渴,通血脉,破坚积,令人不忘。"

3.《长沙药解》:"理中第一,止渴非常,通少阴之脉微欲绝,除太阴之腹满而痛,久利亡血之要药,盛暑伤气之神丹。"

党 参

《增订本草备要》

本品为桔梗科植物党参 *Codonopsis pilosula*(Franch.)Nannf.、素花党参 *Codonopsis pilosula* Nannf. var. *modesta*(Nannf.)L. T. Shen 或川党参 *Codonopsis tangshen* Oliv. 的干燥根。前两者主产于甘肃、四川;后者主产于四川、湖北、陕西。秋季采挖,洗净,晒干,切厚片。生用或米炒用。

【异名】上党人参(《本经逢原》),黄参(《百草镜》),狮头参(《翁有良辨误》)。

【药性】甘,平。归脾、肺经。

【功效】补脾益肺,养血生津。

【应用】

1. 脾肺气虚,食少倦怠,咳嗽虚喘　本品味甘性平,主归脾、肺二经,其补益脾肺之功与人参类似而药力较弱。治脾气虚弱,倦怠乏力、食少便溏等症,常与白术、茯苓等配伍;治肺气亏虚,咳嗽气短、声低懒言等症,可与黄芪、蛤蚧等同用。临床常用本品代替古方中的人参,用以治疗脾肺气虚的轻症。

2. 气血两虚证　本品有气血双补之功,用于气血两虚之面色苍白或萎黄、乏力、头晕、心悸,常与黄芪、当归、熟地黄等配伍。

3. 气津两伤证　本品有补气生津作用,用于气津两伤,气短口渴,以及内热消渴,常与麦冬、五味子、黄芪等同用。

【用法用量】煎服,9~30g。

【使用注意】不宜与藜芦同用。

【古籍论述】

1.《本经逢原》:"上党人参,虽无甘温峻补之功,却有甘平清肺之力,亦不似沙参之性寒专泄肺气也。"

2.《得配本草》:"上党参,得黄耆实卫,配石莲止痢,君当归活血,佐枣仁补心。补肺蜜拌蒸熟;补脾恐其气滞,加桑皮效分,或加广皮亦可。"

3.《本草正义》:"健脾运而不燥,滋胃阴而不湿,润肺而不犯寒凉,养血而不偏滋腻,鼓舞清阳,振动中气而无刚燥之弊。"

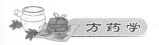

黄 芪

《神农本草经》

本品为豆科植物蒙古黄芪 *Astragalus membranaceus*（Fisch.）Bge. var. *mongholicus*（Bge.）Hsiao 或膜荚黄芪 *Astragalus membranaceus*（Fisch.）Bge. 的干燥根。主产于山西、甘肃、黑龙江、内蒙古。春、秋二季采挖，除去须根和根头，晒干，切片。生用或蜜炙用。

【异名】黄耆（《神农本草经》），独椹、蜀脂、百本（《本草经集注》）。

【药性】甘，微温。归脾、肺经。

【功效】补气升阳，益卫固表，利水消肿，生津养血，行滞通痹，托毒排脓，敛疮生肌。

【应用】

1.脾气虚弱，中气下陷　本品甘温，为补益脾气之要药。治脾气虚弱，倦怠乏力，食少便溏者，可单用熬膏服，或与党参配伍，如参芪膏；治脾虚中气下陷之久泻脱肛，内脏下垂，常配伍人参、升麻、柴胡等，如补中益气汤；治脾虚不能统血所致的失血证，常与人参、白术等配伍，如归脾汤。

2.肺气虚弱，咳喘气短　本品入肺经，又能补益肺气。治肺气虚弱，咳嗽无力，气短喘促，声低懒言者，常配伍人参、紫菀、五味子等，如补肺汤。

3.表虚自汗　本品能补肺脾之气，益卫固表以止汗。治肺脾气虚所致卫气不固，表虚自汗，常与牡蛎、麻黄根等配伍，如牡蛎散。治卫气不固，表虚自汗而易感风邪者，宜配伍白术、防风等，如玉屏风散。

4.内热消渴　治气虚津亏，内热消渴，常与天花粉、葛根等同用，如玉液汤。

5.气血两虚证　本品具有养血之功，且通过补气又有助于生血，治血虚或气血两虚，面色萎黄，神倦脉虚，常与当归配伍，如当归补血汤。

6.气虚血滞，半身不遂，痹痛麻木　本品能补气以行血，补气以通痹。治卒中后遗症，半身不遂，常配伍当归、川芎、地龙等，如补阳还五汤。治气虚血滞之痹痛，肌肤麻木，常配伍桂枝、芍药等，如黄芪桂枝五物汤。此外，现代临床常用本品配伍红花、丹参、三七等治疗气虚血滞的胸痹心痛。

7.气血亏虚，痈疽难溃，久溃不敛　本品补气养血，使正气旺盛，可收托毒排脓、生肌敛疮之效。治疮疡中期，正虚毒盛不能托毒外达，疮形平塌，根盘散漫，难溃难腐者，常配伍人参、当归、升麻、白芷等，如托里透脓散。治疮疡后期，因气血亏虚，脓水清稀，疮口难敛者，常与人参、当归、肉桂等品同用，如十全大补汤。

【用法用量】煎服，9～30g。益气补中宜蜜炙用，其他多生用。

【使用注意】凡表实邪盛、内有积滞、阴虚阳亢、疮疡初起或溃后热毒尚盛等证，均不宜用。

【古籍论述】

1.《神农本草经》："主痈疽，久败创，排脓，止痛，大风癞疾，五痔，鼠瘘，补虚，小儿百病。"

2.《本草经集注》："妇人子脏风邪气，逐五脏间恶血，补丈夫虚损，五劳羸瘦，止渴，腹痛泄利，益气，利阴气。"

3.《长沙药解》："医黄汗血痹之证，疗皮水风湿之疾，历节肿痛最效，虚劳里急更良，善达皮腠，专通肌表。"

白　术
《神农本草经》

本品为菊科植物白术 *Atractylodes macrocephala* Koidz. 的干燥根茎。主产于浙江、安徽。冬季下部叶枯黄、上部叶变脆时采挖，除去泥沙，烘干或晒干，再除去须根，切厚片。本品气清香且浓，味甜微辛。生用或麸炒用。

【异名】山蓟、杨抱蓟（《尔雅》），山芥、天蓟（《吴普本草》），乞力伽（《南方草木状》）。

【药性】甘、苦，温。归脾、胃经。

【功效】补气健脾，燥湿利水，止汗，安胎。

【应用】

1.脾气虚证　本品甘温补虚，苦温燥湿，被前人誉为"脾脏补气健脾第一要药"。治疗脾气虚弱，食少便溏或泄泻者，常配伍人参、茯苓等，如四君子汤；治脾胃虚寒，腹痛泄泻，常配伍人参、干姜、炙甘草等，如理中丸；治脾虚积滞之脘腹痞满，常配伍枳实，如枳术丸。

2.痰饮，水肿　本品入脾经，既能补气健脾，又能燥湿行水，故为治脾虚湿停要药。治脾虚中阳不振，痰饮内停者，常与桂枝、茯苓、甘草等药配伍，如苓桂术甘汤；治脾虚水肿者，可与黄芪、茯苓、猪苓等药同用；治脾虚湿浊下注，带下清稀者，又可配伍山药、苍术、车前子等药，如完带汤。

3.气虚自汗　本品能益气健脾、固表止汗，作用与黄芪相似而力稍逊。治脾肺气虚，卫气不固，表虚自汗，易感风邪者，常与黄芪、防风等配伍，如玉屏风散。

3.脾虚胎动不安　本品能益气健脾，脾健气旺，则胎儿得养自安，故可用于妇女妊娠，脾虚气弱之胎动不安证。如气虚兼内热者，可配伍黄芩；兼气滞胸腹胀满者，可配伍苏梗、砂仁；若肾虚胎元不固，可与杜仲、续断、阿胶等同用。

【用法用量】煎服，6～12g。燥湿利水宜生用，补气健脾宜炒用，健脾止泻宜炒焦用。

【使用注意】本品燥湿伤阴，故阴虚内热、津液亏耗者不宜使用。

【古籍论述】

1.《神农本草经》："主风寒湿痹，死肌，痉，疸，止汗，除热消食。"

2.《名医别录》："主大风在身面，风眩头痛，目泪出，消痰水，逐皮间风水结肿，除心下急满，及霍乱吐下不止，利腰脐间血，益津液，暖胃，消谷嗜食。"

3.《药性论》："主大风顽痹，多年气痢，心腹胀痛，破消宿食，开胃，去痰涎，除寒热，止下泄，主面光悦，驻颜去，治水肿胀满，止呕逆，腹内冷痛，吐泻不住，及胃气虚冷痢。"

4.《新修本草》："利小便。"

甘　草
《神农本草经》

本品为豆科植物甘草 *Glycyrrhiza uralensis* Fisch. 、胀果甘草 *Glycyrrhiza inflata* Bat. 或光果甘草 *Glycyrrhiza glabra* L. 的干燥根和根茎。主产于内蒙古、甘肃、黑龙江。春、秋二季采挖，除去须根，晒干，切厚片。生用或蜜炙用。

【异名】美草、蜜甘（《神农本草经》），蜜草（《名医别录》），灵通（《记事珠》）。

【药性】甘，平。归心、肺、脾、胃经。

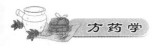

【功效】补脾益气,清热解毒,祛痰止咳,缓急止痛,调和诸药。

【应用】

1. **脾胃虚弱,倦怠乏力** 本品味甘,善入中焦,能补脾胃不足而益中气,因其作用缓和,故多作辅助药用。治脾胃虚弱,中气不足,体倦乏力等症,常与人参、白术、茯苓同用,如四君子汤。

2. **心气不足,心悸气短,脉结代** 本品归心经,能补益心气、益气复脉。治气血两虚所致心悸、脉结代,常与人参、阿胶、生地黄等配伍,如炙甘草汤。

3. **热毒疮疡,咽喉肿痛** 本品生用药性偏凉,能清热解毒,可用于多种热毒证。治热毒疮疡,常与金银花、连翘配伍;治热毒上攻,咽喉肿痛,可单用煎服,或与桔梗、板蓝根、射干、山豆根、牛蒡子等配伍。

4. **咳嗽痰多** 本品甘润平和,能祛痰止咳,可用于寒热虚实多种咳喘,有痰无痰均宜。治风寒咳喘,配伍麻黄、苦杏仁,如三拗汤;治肺热咳喘,配伍石膏、麻黄、苦杏仁,如麻杏甘石汤;治寒痰咳喘,配伍干姜、细辛,如苓甘五味姜辛汤;治湿痰咳嗽,配伍半夏、茯苓,如二陈汤;治肺虚咳嗽,配伍黄芪、太子参等。

5. **脘腹、四肢挛急疼痛** 本品味甘能缓,善于缓急止痛,对脾虚肝旺的脘腹挛急作痛或阴血不足之四肢挛急作痛,常配伍白芍,如芍药甘草汤。临床常以芍药甘草汤为基础,随证配伍用于血虚、血瘀、寒凝等多种原因所致的脘腹、四肢挛急作痛。

6. **缓解药物毒性、烈性** 本品甘平,药性和缓,与寒热补泻各类药物同用,能缓和烈性或减轻毒副作用,有调和百药之功,故有"国老"之称。如白虎汤中与石膏、知母同用,以防寒凉伤胃;四逆汤中与附子、干姜同用,以防温燥伤阴,并降低附子的毒性;调胃承气汤中与大黄、芒硝同用,缓其峻下之势,使泻不伤正,并缓解大黄、芒硝刺激胃肠引起的腹痛。对药物或食物中毒的患者,在积极送医院抢救的同时,可用本品辅助解毒救急。

【用法用量】煎服,2～10g。清热解毒宜生用,补中缓急、益气复脉宜蜜炙用。

【使用注意】不宜与海藻、京大戟、红大戟、甘遂、芫花同用。本品有助湿壅气之弊,湿盛胀满、水肿者不宜用。大剂量久服可导致水钠潴留,引起浮肿。

【古籍论述】

1.《神农本草经》:"主五脏六腑寒热邪气,坚筋骨,长肌肉,倍力,金创疸,解毒。"

2.《本草经集注》:"温中下气,烦满短气,伤脏咳嗽,止渴,通经脉,利血气,解百药毒。"

3.《雷公炮制药性解》:"生则分身、梢而泻火,炙则健脾胃而和中。解百毒,和诸药,甘能缓急,尊称国老。"

山 药

《神农本草经》

本品为薯蓣科植物薯蓣 *Dioscorea opposita* Thunb. 的干燥根茎。主产于河南、河北,传统认为河南古怀庆府(今河南焦作所辖的温县、武陟、博爱、沁阳等县)所产者品质最佳,故有"怀山药"之称。冬季茎叶枯萎后采挖,切去根头,洗净,除去外皮和须根,干燥,习称"毛山药";或趁鲜切厚片,干燥,称为"山药片";也有选择肥大顺直的干燥山药,置清水中,浸至无干心,闷透,切齐两端,用木板搓成圆柱状,晒干,打光,习称"光山药"。生用或麸炒用。

【异名】薯蓣、山芋(《神农本草经》),玉延、修脆(《吴普本草》),白药子(《杭州药植志》)。

【药性】甘,平。归脾、肺、肾经。

【功效】益气养阴,补脾肺肾,涩精止带。

【应用】

1.脾虚证,食少便溏,带下　本品甘平,能补脾气、益脾阴,又兼涩性,能止泻、止带,适用于脾虚食少便溏及脾虚湿盛带下证。治脾虚食少便溏,常配伍人参、白术、茯苓等,如参苓白术散;治脾虚带下,常配伍白术、苍术、扁豆、芡实等。

2.肺虚证,喘咳短气　本品能补肺气,滋肺阴。治肺虚久咳或虚喘,可与太子参、南沙参等药同用。

3.肾虚证,遗精,尿频　本品能补肾气、滋肾阴,并兼收涩之性。治肾虚不固之遗精,尿频遗尿,常配伍熟地黄、山茱萸等,如肾气丸、六味地黄丸。

4.消渴证　本品既补脾肺肾之气,又补脾肺肾之阴。治气阴两虚之消渴病,常配伍黄芪、天花粉、知母等,如玉液汤。

【用法用量】煎服,15～30g。麸炒山药补脾健胃,用于脾虚食少,泄泻便溏,白带过多。

【使用注意】本品养阴能助湿,故湿盛中满或有积滞者不宜使用。

【古籍论述】

1.《神农本草经》:"主伤中,补虚羸,除寒热邪气,补中益气力,长肌肉。"

2.《本草经集注》:"主头面游风,风头目眩,下气,止腰痛,补虚劳羸瘦,充五脏,除烦热,强阴。"

3.《雷公炮制药性解》:"补阴虚,消肿硬,健脾气,长肌肉,强筋骨,疗干咳,止遗泄,定惊悸,除泻痢。"

其他常用补气药

西洋参、太子参、大枣、白扁豆、饴糖、蜂蜜的药性、功效、主治、用法用量等见表16-1。

表 16-1　其他常用补气药

药名	药性	功效	主治	用法用量	备注
西洋参	甘、微苦,凉。归心、肺、肾经	补气养阴,清热生津	气阴两伤证,肺气虚及肺阴虚证,热病气虚、津伤口渴及消渴	另煎兑服,3～6g	不宜与藜芦同用
太子参	甘、微苦,平。归脾、肺经	补气健脾,生津润肺	脾肺气阴两虚证	煎服,9～30g	
大枣	甘,温。归脾、胃、心经	补中益气,养血安神	脾虚证,脏躁及失眠	劈破煎服,6～15g	另有缓和药性的作用
白扁豆	甘,微温。归脾、胃经	健脾化湿,和中解暑	脾气虚证,暑湿吐泻	煎服,10～15g	炒后可使健脾止泻作用增强
饴糖	甘,温。归脾、胃、肺经	补中益气,缓急止痛,润肺止咳	中虚脘腹疼痛,肺燥咳嗽	烊化冲服,15～20g	湿阻中满者不宜服
蜂蜜	甘,平。归肺、脾、大肠经	补中,润燥,止痛,解毒;外用生肌敛疮	脾气虚弱及中虚脘腹挛急疼痛,肺虚久咳及燥咳,便秘;解乌头类药毒	煎服或冲服,15～30g,大剂量30～60g	湿阻中满及便溏泄泻者慎用

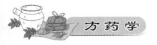

二、补血药

凡具有补血作用,治疗各种血虚证的药物,称为补血药。

本类药物多甘温或甘平,主归心、肝经,广泛用于各种血虚证。症见面色苍白或萎黄,唇爪苍白,眩晕耳鸣,心悸怔忡,失眠健忘,或月经愆期,量少色淡,甚则闭经,舌淡脉细等。

本类药物大多滋腻黏滞,易伤脾胃功能,故脾胃虚弱者当慎用;湿浊中阻,脘腹胀满,食少便溏者慎用。

熟地黄

《本草拾遗》

本品为玄参科植物地黄 *Rehmannia glutinosa* Libosch. 的干燥块根,经炮制加工而成。其制法为取生地黄,照酒炖法炖至酒吸尽,取出,晾晒至外皮黏液稍干时,切厚片或块,干燥,即得;或照酒蒸法蒸至黑润,取出,晒至约八成干,切厚片或块,干燥,即得。

【异名】熟地(《景岳全书》)。

【药性】甘,微温。归肝、肾经。

【功效】补血滋阴,益精填髓。

【应用】

1. 血虚证　本品甘温质润,补阴益精以生血,"大补血虚不足",为治疗血虚证之要药。治血虚萎黄,眩晕,心悸失眠,月经不调,崩漏等,常与当归、白芍、川芎配伍,如四物汤。

2. 肝肾阴虚证　本品味甘滋润,入肝肾善于滋补阴血,为治疗肝肾阴虚证之要药。治肝肾阴虚之腰膝酸软、遗精、盗汗、耳鸣、耳聋及消渴等,常与山茱萸、山药配伍,如六味地黄丸。

3. 肝肾精血亏虚证　本品能补益肝肾、益精填髓。治肝肾不足,精血亏虚,须发早白,常配伍何首乌、牛膝、菟丝子,如七宝美髯丹;治肝肾不足,精血亏虚之五迟、五软,常配伍龟甲、锁阳、狗脊等,如虎潜丸。

【用法用量】煎服,9~15g。

【使用注意】本品性质黏腻,有碍消化,凡气滞痰多,湿盛中满、食少便溏者慎用。若重用久服,宜与陈皮、砂仁等同用,以免滋腻碍胃。

【古籍论述】

1.《本草衍义》:"地黄,经只言干、生二种,不言熟者。如血虚劳热,产后虚热,老人中虚燥热,须地黄者,若与生、干,常虑大寒,如此之类,故后世改用熟者。"

2.《本草正》:"熟地黄性平,气味纯静,故能补五脏之真阴,而又于多血之脏为最要。"

3.《药品化义》:"凡内伤不足,苦志劳神,忧患伤血,纵欲耗精,调经胎产,皆宜用此。安五脏,和血脉,润肌肤,养心神,宁魂魄,滋补其阴,封填骨髓,为圣药也,取其气味浓厚,为浊中浊品,以补肝肾。"

当　归

《神农本草经》

本品为伞形科植物当归 *Angelica sinensis* (Oliv.) Diels 的干燥根。主产于甘肃。秋末采挖,除去须根及泥沙,待水分稍蒸发后,捆成小把,上棚,用烟火缓缓熏干,切薄片。本品有浓郁的香气,味甘、辛、微苦。生用或酒炙用。

【异名】干归(《神农本草经》)。

【药性】甘、辛,温。归肝、心、脾经。

【功效】补血活血,调经止痛,润肠通便。

【应用】

1.血虚证 本品甘温质润,长于补血,为补血之圣药。治血虚萎黄、心悸失眠,常与熟地黄、白芍、川芎同用,如四物汤。治气血两虚,常配伍黄芪、人参等,如当归补血汤、人参养荣汤。

2.月经不调,经闭痛经 本品味甘而辛,既善补血,又能活血,"诚为血中之气药,亦血中之圣药",为妇科补血活血、调经止痛之要药。治妇女月经不调、经闭、痛经,证属血虚者,常与熟地黄、白芍、川芎等配伍,如四物汤;若兼血瘀者,可配伍桃仁、红花等药,如桃红四物汤;证属冲任虚寒、瘀血阻滞者,可配伍白芍、桂枝、吴茱萸等,如温经汤;证属肝郁气滞者,可配伍柴胡、白芍、白术等,如逍遥散。

3.虚寒腹痛,风湿痹痛,跌仆损伤,痈疽疮疡 本品辛行温通,为活血行瘀之良药。本品补血活血、散寒止痛,治血虚血瘀寒凝之腹痛,可与桂枝、生姜、白芍等同用,如当归生姜羊肉汤、当归建中汤;治风寒痹痛、肢体麻木,常与羌活、防风、秦艽等药同用,如蠲痹汤;治跌打损伤、瘀血作痛,常与乳香、没药、桃仁等同用,如复元活血汤、活络效灵丹;治疮疡初起、肿胀疼痛,可与金银花、赤芍、天花粉等配伍,如仙方活命饮;治痈疽溃后不敛,可与黄芪、人参、肉桂等配伍,如十全大补汤;治脱疽溃烂,阴血伤败,亦可与金银花、玄参、甘草同用,如四妙勇安汤。

4.血虚肠燥便秘 本品补血以润肠通便,治血虚肠燥便秘,常与肉苁蓉、牛膝、升麻等同用,如济川煎。

【用法用量】煎服,6~12g。生当归质润,长于补血、调经、润肠通便;酒当归长于活血调经。

【使用注意】湿盛中满、大便溏泄者慎用。

【古籍论述】

1.《主治秘诀》:"当归,其用有三:心经本药一也,和血二也,治诸病夜甚三也。治上、治外,须以酒浸,可以溃坚,凡血受病须用之。眼痛不可忍者,以黄连、当归根酒浸煎服。"

2.《本草汇编》:"当归治头痛,酒煮服,取其清浮而上也。治心痛,酒调末服,取其浊而半沉半浮也。治小便出血,用酒煎服,取其沉入下极也。"

3.《本草正》:"大约佐之以补则补,故能养营养血,补气生精,安五脏,强形体,益神志,凡有形虚损之病,无所不宜。佐之以攻则通,故能祛痛通便,利筋骨,治拘挛、瘫痪、燥、涩等证。"

白 芍

《神农本草经》

本品为毛茛科植物芍药 *Paeonia lactiflora* Pall. 的干燥根。主产于浙江、安徽。夏、秋二季采挖,洗净,除去头尾和细根,置沸水中煮后除去外皮或去皮后再煮,晒干,切薄片。本品气微,味微苦、酸。生用、清炒用或酒炙用。

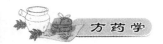

【异名】余容、犁食、解仓(《本草经集注》),金芍药(《安期生服炼法》)。

【药性】苦、酸,微寒。归肝、脾经。

【功效】养血调经,敛阴止汗,柔肝止痛,平抑肝阳。

【应用】

1. 血虚萎黄,月经不调,崩漏　本品味酸,主入肝经,偏益肝之阴血。治血虚面色萎黄、眩晕心悸,或月经不调、崩漏等,常配伍熟地黄、当归、川芎,如四物汤;若血虚有热,月经不调,可配伍黄芩、黄柏、续断等,如保阴煎;若崩漏下血,可与阿胶、艾叶同用,如胶艾汤。

2. 自汗,盗汗　本品有敛阴止汗之功。若外感风寒,营卫不和之汗出恶风,可配伍桂枝等,如桂枝汤;治阴虚盗汗,可与龙骨、牡蛎、浮小麦等同用。

3. 胁肋脘腹疼痛,四肢挛急疼痛　本品酸敛肝阴,养血柔肝而止痛,善治肝气失和,肝脾不调之痛证。治血虚肝郁,胁肋疼痛,常配伍当归、柴胡等,如逍遥散;治脾虚肝旺,腹痛泄泻,可与白术、防风、陈皮同用,如痛泻要方;治痢疾腹痛,可与木香、黄连等同用,如芍药汤;治阴血亏虚,筋脉失养而致手足挛急作痛,常配伍甘草,如芍药甘草汤。

4. 肝阳上亢,头痛眩晕　本品养血敛阴、平抑肝阳,为治肝阳上亢之常用药,常配伍牛膝、代赭石、龙骨等,如镇肝息风汤、建瓴汤。

【用法用量】煎服,6~15g。平抑肝阳、敛阴止汗多生用,养血调经、柔肝止痛多炒用或酒炒用。

【使用注意】不宜与藜芦同用。阳衰虚寒之证不宜使用。

【古籍论述】

1.《神农本草经》:"主邪气腹痛,除血痹,破坚积,寒热,疝瘕,止痛,利小便,益气。"

2.《雷公炮制药性解》:"主怒气伤肝,胸腹中积聚,腰脐间瘀血,腹痛下痢,目疾崩漏,调经安胎。"

3.《长沙药解》:"入肝家而清风,走胆腑而泻热。善调心中烦悸,最消腹里痛满,散胸胁之痞热,伸腿足之挛急。吐衄悉瘳,崩漏胥断,泄痢与淋带皆灵,痔漏共瘰疬并效。"

何首乌

《日华子本草》

本品为蓼科植物何首乌 *Polygonum multi fiorum* Thunb. 的干燥块根。主产于河南、湖北、广东、广西、贵州。秋、冬二季叶枯萎时采挖,削去两端,洗净,个大的切成块,干燥,切厚片或块,称生何首乌。取生何首乌片或块,照炖法用黑豆汁拌匀,置非铁质的适宜容器内,炖至汁液吸尽;或照蒸法清蒸或用黑豆汁拌匀后蒸,蒸至内外均呈棕褐色,晒至半干,切片,干燥,称制何首乌。

【异名】地精(《何首乌录》),亦敛(《理伤续断秘方》),马肝石(《本草纲目》)。

【药性】苦、甘、涩,微温。归肝、心、肾经。

【功效】制何首乌:补肝肾,益精血,乌须发,强筋骨,化浊降脂。生何首乌:解毒,消痈,截疟,润肠通便。

【应用】

1. 精血亏虚证　制何首乌功善补肝肾、益精血、乌须发、强筋骨、兼能收敛,为滋补良药。治血虚萎黄,失眠健忘,常与熟地黄、当归、酸枣仁等同用;治精血亏虚,腰膝酸软,肢体麻木,头晕眼花,须发早白,以及肾虚无子,常与当归、枸杞子、菟丝子等同用,如七宝美髯丹。

2.**高脂血症** 制何首乌能化浊降脂,用治高脂血症,可单用或与墨旱莲、女贞子等同用。

3.**疮痈,瘰疬,风疹瘙痒** 生何首乌有解毒消痈散结之功。治疗瘰疬结核,与夏枯草、土贝母等配伍;治遍身疮肿痒痛,可与防风、苦参、薄荷等同用,煎汤外洗;治湿热疮毒,黄水淋漓,可与苦参、白鲜皮等同用。

4.**久疟体虚** 生何首乌有截疟之功。治疗疟疾日久,气血虚弱,可配伍人参、当归,如何人饮。

5.**肠燥便秘** 生何首乌具有润肠通便之功。年老体弱、久病、产后、血虚津亏之肠燥便秘者,可与肉苁蓉、当归、火麻仁等同用。

【用法用量】煎服,制何首乌6～12g,生何首乌3～6g。

【使用注意】本品制用偏于补益,且兼收敛之性,湿痰壅盛者忌用;生用滑肠通便,大便溏泄者忌用。何首乌有引起肝损伤的风险,故不宜长期、大量服用。

【古籍论述】

1.《本草纲目》:"此物气温味苦涩,苦补肾,温补肝,能收敛精气,所以能养血益肝,质精益肾,健筋骨,乌髭发,为滋补良药,不寒不燥,功在地黄、天门冬诸药之上。"

2.《本经逢原》:"生则性兼发散,主寒热疟,及痈疽背疮皆用之。"

3.《滇南本草》:"涩精,坚肾气,止赤白便浊,缩小便,入血分,消痰毒。治赤白癜风,疮疥顽癣,皮肤瘙痒。截疟,治痰疟。"

4.《本草述》:"治中风,头痛,行痹,鹤膝风,痫证,黄疸。"

阿 胶

《神农本草经》

本品为马科动物驴 *Equus asinus* L. 的干燥皮或鲜皮经煎煮、浓缩制成的固体胶。主产于山东。本品气微,味微甘。以乌黑、断面光亮、质脆、味甘者为佳。捣成碎块用,或取阿胶,烘软,切成 1cm 左右的丁,照烫法用蛤粉或蒲黄烫至成阿胶珠用。

【异名】傅致胶(《神农本草经》),驴皮胶(《备急千金要方》)。

【药性】甘,平。归肺、肝、肾经。

【功效】补血,止血,滋阴润燥。

【应用】

1.**血虚证** 本品为血肉有情之品,甘温质润,为补血要药,可用于血虚诸证,尤善治出血而致血虚者。可单用本品,亦常配伍熟地黄、当归、白芍等,如阿胶四物汤;治气虚血少之心动悸、脉结代,可与桂枝、甘草、人参等配伍,如炙甘草汤。

2.**出血证** 本品味甘质黏,止血作用好,为止血要药。可用于多种出血,因其具有补血、滋阴作用,对于出血而兼阴虚、血虚者尤为适宜。治阴虚血热吐衄,常配伍生地黄、白茅根等药;治肺虚咯血,可配伍人参、天冬、白及等药,如阿胶散;治血虚血寒,妇人崩漏下血等,常配伍熟地黄、当归、白芍等,如胶艾汤;治中焦虚寒,脾不统血之吐血、衄血、便血、崩漏等,可与白术、灶心土、附子等同用,如黄土汤。

3.**热病伤阴、心烦不眠,虚风内动、手足瘈疭** 本品养阴以滋肾水,阴液亏虚诸证常用。治疗热病伤阴,肾水亏而心火亢盛之心烦不得眠,常与黄连、白芍、鸡子黄等同用,如黄连阿

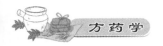

胶汤;治温热病后期,真阴欲竭,虚风内动,手足瘛疭,可配伍龟甲、鳖甲、牡蛎等,如大、小定风珠。

4.阴虚燥咳 本品滋阴润肺,用治肺热阴虚,燥咳痰少,咽喉干燥,痰中带血,常与马兜铃、牛蒡子、苦杏仁等同用,如补肺阿胶汤;治燥邪伤肺,干咳无痰,心烦口渴,鼻燥咽干等,可与桑叶、苦杏仁、麦冬等同用,如清燥救肺汤;治肺肾阴虚,劳嗽咳血,可与天冬、麦冬、百部等滋阴润肺药同用,如月华丸。

【用法用量】煎服,3～9g,烊化兑服。润肺宜蛤粉炒,止血宜蒲黄炒。

【使用注意】本品性质黏腻,有碍消化,故脾胃虚弱、食少便溏者慎用。

【古籍论述】

1.《汤液本草》:"阿胶益肺气,肺虚极损,咳嗽唾脓血,非阿胶不补。仲景猪苓汤用阿胶,滑以利水道。"

2.《本草经疏》:"阿胶,主女子下血,腹内崩,劳极。洒洒如疟状,腰腹痛,四肢酸疼,胎不安及丈夫少腹痛,虚劳羸瘦,阴气不足,脚酸不能久立等证,皆由于精血虚,肝肾不足,法当补肝益血。"

3.《本草述》:"阿胶,其言化痰,即阴气润下,能逐炎上之火所化者,非概治湿滞之痰也。其言治喘,即治炎上之火,属阴气不守之喘,非概治风寒之外束,湿滞之上壅者也。其言治血痢,如伤暑热痢之血,非概治湿盛化热之痢也。其言治四肢酸痛,乃血涸血污之痛,非概治外淫所伤之痛也。即治吐衄,可徐徐奏功于虚损,而暴热为患者,或外感抑郁为患者,或怒气初盛为患者,亦当审用。"

其他常用补血药

龙眼肉的药性、功效、主治、用法用量等见表16-2。

表16-2 其他常用补血药

药名	药性	功效	主治	用法用量	备注
龙眼肉	甘、温。归心、脾经	补益心脾,养血安神	心脾两虚证	煎服,9～15g	湿盛中满及有停饮、痰、火者慎用

三、补阳药

凡能补助人体阳气,治疗各种阳虚病证的药物,称为补阳药。

本类药物大多为甘温或咸温或辛热之品,主归肾经,以温肾助阳为主要作用,主治肾阳不足之证。适用于肾阳不足,症见畏寒肢冷,腰膝酸软,性欲淡漠,阳痿早泄,精寒不育或宫冷不孕,尿频遗尿;脾肾阳虚,症见脘腹冷痛或阳虚水泛之水肿;肾阳亏虚、精血不足,症见眩晕耳鸣,须发早白,筋骨痿软,或小儿发育不良,囟门迟合,齿迟行迟;肺肾两虚,肾不纳气之虚喘以及肾阳亏虚,下元虚冷之崩漏带下等证。

补阳药性多温燥,易助火伤阴,故阴虚火旺、阳强易举、体实无病之人不宜使用。

鹿 茸

《神农本草经》

本品为鹿科动物梅花鹿 *Cervus nippon* Temminck 或马鹿 *Cervus elaphus* Linnaeus 的雄鹿未骨化密生茸毛的幼角。前者习称"花鹿茸",后者习称"马鹿茸"。主产于吉林、辽宁、黑龙江。夏、秋二季锯取鹿茸,经加工后,阴干或烘干。花鹿茸气微腥,味微咸;马鹿茸气腥臭,味咸。切薄片或研成细粉用。

【异名】斑龙珠(《澹寮方》)。

【药性】甘、咸,温。归肾、肝经。

【功效】补肾壮阳,益精血,强筋骨,调冲任,托疮毒。

【应用】

1. 肾阳不足,精血亏虚证　本品甘咸性温,入肾经,禀纯阳之性,具生发之气,故能峻补肾阳、益精血。治疗肾阳亏虚,精血不足,症见阳痿遗精、宫冷不孕、羸瘦、神疲、畏寒、眩晕、耳鸣、耳聋等,可单用本品或配入复方。如治阳痿不举、小便频数,《普济方》用本品与山药浸酒服;治精血耗竭,面色黧黑,耳聋目昏等,可与当归、熟地黄、枸杞子等配伍;治诸虚百损,五劳七伤,元气不足,见畏寒肢冷,阳痿早泄,宫冷不孕,小便频数等症,亦常与人参、黄芪、当归同用,如参茸固本丸。

2. 肾虚腰脊冷痛,筋骨痿软　本品入肝、肾经,既补肾阳,又强筋骨。治疗肾虚骨弱,症见筋骨痿软,或小儿发育迟缓,齿迟、行迟、囟门闭合迟等,可与五加皮、熟地黄、山茱萸等同用,如加味地黄丸。若与骨碎补、续断、自然铜等同用,可治骨折后期愈合不良。

3. 冲任虚寒,崩漏带下　本品补肾阳、益精血而兼能固冲任、止带下。治疗冲任虚寒,崩漏不止,虚损羸瘦,常与山茱萸、龙骨、续断等配伍。若带下量多清稀,可配桑螵蛸、菟丝子、沙苑子等,如内补丸。

4. 阴疽内陷不起,疮疡久溃不敛　本品补阳气、益精血而有托毒生肌之效。治疗阴疽疮肿内陷不起或疮疡久溃不敛,常与熟地黄、肉桂、白芥子等同用。

【用法用量】1~2g,研末冲服。

【使用注意】服用本品宜从小量开始,缓缓增加,不可骤用大量,以免阳升风动,头晕目赤,或伤阴动血。凡热证、阴虚阳亢者均当忌服。

【古籍论述】

1.《神农本草经》:"主漏下恶血,寒热,惊痫,益气,强志,生齿,不老。"

2.《本经逢原》:"鹿茸功用,专主伤中劳绝,腰痛羸瘦,取其补火助阳,生精益髓,强筋健骨,固精摄便,下元虚人,头旋眼黑,皆宜用之。"

3.《本草经集注》:"治虚劳洒洒如疟,羸瘦,四肢酸疼,腰脊痛,小便利,泄精溺血,破留血在腹,散石淋,痈肿,骨中热疽,养骨,安胎下气。"

淫羊藿

《神农本草经》

本品为小檗科植物淫羊藿 *Epimedium brevicornu* Maxim.、箭叶淫羊藿 *Epimedium sagittatum*(Sieb. et Zucc.)Maxim.、柔毛淫羊藿 *Epimedium Pubescens* Maxim. 或朝鲜淫羊

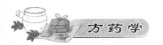

藿 *Epimedium koreanum* Nakai 的干燥叶。主产于山西、四川、湖北、吉林。夏、秋季茎叶茂盛时采收,晒干或阴干。生用或以羊脂油炙用。

【异名】刚前（《神农本草经》），仙灵脾（《雷公炮炙论》），放杖草、千两金（《日华子本草》）。

【药性】辛、甘,温。归肝、肾经。

【功效】补肾壮阳,强筋骨,祛风湿。

【应用】

1. 肾阳虚证　本品辛甘性温燥烈,能补肾阳,长于壮阳起痿。治疗肾阳虚衰之阳痿遗精,宫寒不孕,单用有效,亦可与肉苁蓉、巴戟天、杜仲等同用。

2. 风寒湿痹　本品辛温散寒、祛风湿,入肝肾强筋骨。治风寒湿痹,尤宜于久病累及肝肾,筋骨不健,或素体肾阳不足,筋骨不健而患风湿痹证者,可与威灵仙、巴戟天、附子等同用。

【用法用量】煎服,6～10g。

【使用注意】阴虚火旺者不宜使用。

【古籍论述】

1.《神农本草经》："主阴痿绝伤,茎中痛。利小便,益气力,强志。"

2.《名医别录》："坚筋骨。消瘰疬、赤痈;下部有疮,洗,出虫。"

3.《日华子本草》："治一切冷风劳气,补腰膝,强心力,丈夫绝阳不起,女子绝阴无子,筋骨挛急,四肢不任,老人昏耄,中年健忘。"

4.《医学入门》："补肾虚,助阳。治偏风手足不遂,四肢皮肤不仁。"

5.《本草纲目》："淫羊藿,性温不寒,能益精气,真阳不足者宜之。"

续　断

《神农本草经》

本品为川续断科植物川续断 *Dipsacus asper* Wall. ex Henry 的干燥根。主产于湖北、四川、湖南、贵州。秋季采挖,除去根头和须根,用微火烘至半干,堆置"发汗"至内部变绿色时,再烘干。本品气微香,味苦、微甜而后涩。切厚片,生用或酒炙、盐炙用。

【异名】龙豆、属折（《神农本草经》），接骨、南草（《名医别录》），川断（《临证指南》）。

【药性】苦、辛,微温。归肝、肾经。

【功效】补肝肾,强筋骨,续折伤,止崩漏。

【应用】

1. 肝肾不足,腰膝酸软,风湿痹痛　本品能补肝肾、强筋骨。治肝肾亏虚,筋骨不健,有标本兼治之功,可与杜仲、牛膝、五加皮等同用;治肝肾不足兼风湿痹痛,可与桑寄生、狗脊、杜仲等配伍。

2. 跌仆损伤,筋伤骨折　本品辛散温通,能活血祛瘀、续筋疗伤,为伤科常用药。治跌打损伤,瘀血肿痛,筋伤骨折,与桃仁、苏木等同用;治疗脚膝折损愈后失补,筋缩疼痛,可与当归、木瓜、白芍等配伍。

3. 肝肾不足,崩漏,胎漏,胎动不安　本品补益肝肾、调理冲任,有固本安胎之功,可用于肝肾不足,崩漏,月经过多,胎漏下血,胎动不安。治崩漏,月经过多,可与黄芪、地榆、艾叶等同用。治胎漏下血,胎动不安,滑胎,可与桑寄生、阿胶、菟丝子等配伍,如寿胎丸。

【用法用量】煎服,9～15g。止崩漏宜炒用。

【古籍论述】

1.《本草汇言》:"续断,补续血脉之药也。大抵所断之血脉非此不续,所伤之筋骨非此不养,所滞之关节非此不利,所损之胎孕非此不安,久服常服,能益气力,有补伤生血之效,补而不滞,行而不泄,故女科、外科取用恒多也。"

2.《本草正》:"能治吐血、衄血、崩淋、胎漏、便血、尿血,调血痢,缩小便,止遗精带浊。"

3.《药品化义》:"外消乳痈、瘰疬,内清痔漏、肠红,以其气和味清,胎产调经,最为稳当。"

4.《本草求真》:"续断,实疏通气血筋骨第一药也。第因气薄而见精脱、胎动、溺血、失血等症,则又深忌,以性下流者故耳。"

杜　仲
《神农本草经》

本品为杜仲科植物杜仲 *Eucommia ulmoides* Oliv. 的干燥树皮。主产于陕西、四川、云南、贵州、湖北。4—6月剥取,刮去粗皮,堆置"发汗"至内皮呈紫褐色,晒干。本品气微,味稍苦。生用或盐水炙用。

【异名】思仙(《神农本草经》),木棉、思仲(《名医别录》),丝连皮(《中药志》)。

【药性】甘,温。归肝、肾经。

【功效】补肝肾,强筋骨,安胎。

【应用】

1.肝肾不足,腰膝酸痛,筋骨无力,头晕目眩　本品甘温,入肝、肾经,以补肝肾、强筋骨见长,治肾虚腰痛有标本兼治之功,常与胡桃肉、补骨脂等配伍,如青娥丸;治风湿腰痛冷重,与独活、桑寄生、细辛等同用,如独活寄生汤;治外伤腰痛,可与川芎、苏木、丹参等同用;治疗妇女经期腰痛,可与当归、川芎、白芍等配伍;治疗肾虚阳痿,精冷不固,小便频数,可与鹿茸、山茱萸、菟丝子等配伍;治疗肝肾不足,头晕目眩,可与牛膝、枸杞子、女贞子等同用。

2.肝肾亏虚,妊娠漏血,胎动不安　本品补肝肾、固冲任而安胎。治肝肾亏虚,胎动不安,胎漏下血,或滑胎,单用或与续断、桑寄生、山药等配伍。

【用法用量】煎服,6～10g。炒用破坏其胶质,有利于有效成分煎出,故比生用效果好。

【使用注意】本品为温补之品,阴虚火旺者慎用。

【古籍论述】

1.《神农本草经》:"主腰脊痛,补中益精气,坚筋骨,强志,除阴下痒湿,小便余沥。"

2.《名医别录》:"主脚中酸痛,不欲践地。"

3.《药性论》:"主肾冷腰痛,腰病人虚而身强直,风也。腰不利加而用之。"

4.《日华子本草》:"治肾劳,腰脊挛。入药炙用。"

5.《本草正》:"止小水梦遗,暖子宫,安胎气。"

菟丝子
《神农本草经》

本品为旋花科植物南方菟丝子 *Cuscuta australis* R. Br. 或菟丝子 *Cuscuta chinensis* Lam. 的干燥成熟种子。我国大部分地区均产。秋季果实成熟时采收植株,晒干,打下种子,

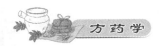

除去杂质,洗净,干燥。本品气微,味淡。生用或盐水炙用。

【异名】菟丝实(《吴普本草》),吐丝子(《本草求原》),龙须子(《东北药植志》)。

【药性】辛、甘,平。归肝、肾、脾经。

【功效】补益肝肾,固精缩尿,安胎,明目,止泻;外用消风祛斑。

【应用】

1. 肝肾不足,腰膝酸软,阳痿遗精,遗尿尿频　本品性平,辛以润燥,甘以补虚,为平补阴阳之品,能补肾阳、益肾精、固精缩尿。治肾虚腰痛,可与牛膝、杜仲、山药等配伍;治阳痿遗精,可与枸杞子、覆盆子、车前子等同用,如五子衍宗丸;治小便过多或失禁,可与桑螵蛸、肉苁蓉、鹿茸等同用;治遗精、白浊、尿有余沥,可与沙苑子、芡实、萆薢等同用。

2. 肾虚胎漏,胎动不安　本品能补肝肾安胎,治肾虚胎元不固,胎动不安、滑胎,与续断、桑寄生、阿胶等同用,如寿胎丸。

3. 肝肾不足,目昏耳鸣　本品滋补肝肾、益精养血而明目,治肝肾亏虚之目暗不明,视物昏花,常与熟地黄、车前子、枸杞子等同用,如驻景丸。

4. 脾肾阳虚,便溏泄泻　本品能补肾益脾止泻,治脾肾两虚之便溏、泄泻,可与补骨脂、白术、肉豆蔻等配伍。

5. 白癜风　本品外用能消风祛斑,用治白癜风,可酒浸外涂。

此外,取本品补肾益精之功,亦可治肾虚消渴。

【用法用量】煎服,6～12g。外用适量。

【使用注意】本品虽为平补之品,但偏于补阳,故阴虚火旺、大便燥结、小便短赤者不宜服用。

【古籍论述】

1.《本草经疏》:"为补脾肾肝三经要药,主续绝伤、补不足、益气力、肥健者,三经俱实,则绝伤续而不足补矣。"

2.《本草汇言》:"菟丝子,补肾养肝,温脾助胃之药也。但补而不峻,温而不燥,故入肾经,虚可以补,实可以利,寒可以温,热可以凉,湿可以燥,燥可以润。"

3.《本经逢原》:"菟丝子,祛风明目,肝肾气分也。其性味辛温质黏,与杜仲之壮筋暖腰膝无异。其功专于益精髓,坚筋骨,止遗泄,主茎寒精出,溺有余沥,去膝胫酸软。"

其他常用补阳药

巴戟天、补骨脂、蛤蚧、肉苁蓉、锁阳、沙苑子、冬虫夏草、益智、仙茅的药性、功效、主治、用法用量等见表 16-3。

表 16-3　其他常用补阳药

药名	药性	功效	主治	用法用量	备注
巴戟天	甘、辛,微温。归肾、肝经	补肾阳,强筋骨,祛风湿	肾阳虚阳痿、宫冷不孕、小便频数;风湿腰膝疼痛及肾虚腰膝酸软无力	煎服,3～10g	阴虚火旺及有热者不宜使用

续表

药名	药性	功效	主治	用法用量	备注
补骨脂	辛、苦,温。归肾、脾经	补肾助阳,固精缩尿,纳气平喘,温脾止泻;外用消风祛斑	肾虚阳痿,腰膝冷痛;肾虚遗精滑精,遗尿尿频;肾虚作喘,脾肾阳虚,五更泄泻;白癜风,斑秃	煎服,6~10g。外用20%~30%酊剂涂患处	阴虚火旺及大便秘结者忌服
蛤蚧	咸,平。归肺、肾经	补肺益肾,纳气定喘,助阳益精	肺肾两虚之喘咳;肾虚阳痿,遗精	煎服,3~6g,多入丸散或酒剂	喘咳实证不宜使用
肉苁蓉	甘、咸,温。归肾、大肠经	补肾阳,益精血,润肠通便	肾阳不足,精血亏虚证;肠燥便秘	煎服,6~10g	阴虚火旺、热结便秘及大便泄泻者不宜服用
锁阳	甘,温。归肝、肾、大肠经	补肾阳,益精血,润肠通便	肾阳不足,精血亏虚证;肠燥便秘	煎服,5~10g	阴虚火旺、大便溏泄、热结便秘者均忌服
沙苑子	甘,温。归肝、肾经	补肾助阳,固精缩尿,养肝明目	肾虚腰痛,遗精遗尿,白浊带下;肝肾不足,头晕目眩,目暗昏花	煎服,9~15g	阴虚火旺、小便不利者不宜服用
冬虫夏草	甘,平。归肺、肾经	补肾益肺,止血化痰	肾精亏虚证;肺肾两虚之喘咳	煎服,3~9g	有表邪者不宜用
益智	辛,温。归脾、肾经	暖肾固精缩尿,温脾止泻摄唾	肾虚遗精遗尿;脾寒泄泻,口多涎唾	煎服,3~10g	
仙茅	辛,热;有毒。归肾、肝、脾经	补肾阳,强筋骨,祛寒湿	肾阳不足,命门火衰之阳痿精冷、小便频数;腰膝冷痛,筋骨痿软;阳虚冷泻	煎服,3~10g	不宜过量、久服。阴虚火旺者忌服

四、补阴药

凡以滋阴生津润燥为主要作用,用于治疗阴虚津亏证的药物,称为补阴药。

本类药物多属味甘性寒凉质润之品,具有滋补阴液、生津润燥等作用,适用于阴液不足,不能滋润脏腑组织之皮肤、咽喉、口鼻、眼目干燥或肠燥便秘,以及阴虚内热之潮热盗汗、五心烦热、两颧发红,或阴虚阳亢之头晕目眩等症。

本类药物性多滋腻,有碍脾胃运化,易于助湿,故脾胃虚弱,痰湿内阻,腹满便溏者慎用。

北沙参

《本草汇言》

本品为伞形科植物珊瑚菜 *Glehnia littoralis* Fr. Schmidtex Miq. 的干燥根。主产于山东、河北、辽宁、江苏、福建。夏、秋二季采挖,除去须根,洗净,稍晾,置沸水中烫后,除去外皮,干燥;或洗净直接干燥。切段,生用。

【异名】真北沙参(《卫生易简方》),海沙参、银条参、莱阳参(《江苏植物药材志》),辽沙参(《中药志》),野香菜根(《中药材手册》)。

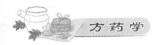

【药性】甘、微苦,微寒。归肺、胃经。

【功效】养阴清肺,益胃生津。

【应用】

1. 肺热燥咳,劳嗽痰血　本品甘微苦微寒,入肺经,能补肺阴,兼清肺热。治疗肺阴不足,肺燥有热之干咳少痰、久咳劳嗽咯血、咽干音哑等症,常配伍麦冬、玉竹、桑叶、天花粉等,如沙参麦冬汤。

2. 胃阴不足,热病津伤,咽干口渴　本品入胃经,甘寒能益胃生津,苦寒能清泄胃热。治疗胃阴不足之饥不欲食、胃脘隐痛、嘈杂干呕,或热病津伤、口渴咽干等症,常配伍麦冬、生地黄、玉竹等,如益胃汤。

【用法用量】煎服,5～12g。

【使用注意】不宜与藜芦同用。

【古籍论述】

1.《本草汇言》引林仲先医案:"治一切阴虚火炎,似虚似实,逆气不降,清气不升,为烦,为渴,为咳,为嗽,为胀,为满,不食,用真北沙参五钱水煎服。"

2.《本草从新》:"专补肺阴,清肺火,治久咳肺痿。"

3.《饮片新参》:"养肺胃阴,治劳咳痰血。"

麦　冬

《神农本草经》

本品为百合科植物麦冬 Ophiopogon japonicus (L. f) Ker-Gawl. 的干燥块根。主产于浙江、四川、江苏。夏季采挖,洗净,反复曝晒、堆置,至七八成干,除去须根,干燥。生用。

【异名】蘴冬(《尔雅》),麦门冬(《神农本草经》),不死药、门火冬、禹余粮(《吴普本草》)。

【药性】甘、微苦,微寒。归心、肺、胃经。

【功效】养阴生津,润肺清心。

【应用】

1. 肺燥干咳,阴虚劳嗽,喉痹咽痛　本品甘寒质润,入肺经,长于养阴润肺,清肺热。治阴虚肺燥有热之鼻燥咽干,干咳痰少,咳血,咽痛音哑等症,常与桑叶、杏仁、阿胶、胡麻仁等配伍,如清燥救肺汤;治阴虚劳嗽咯血,常配伍生地黄、百合、沙参等,如四阴煎;治喉痹咽痛,常配伍玄参、桔梗、甘草,如玄麦甘桔颗粒。

2. 胃阴不足,津伤口渴,内热消渴,肠燥便秘　本品味甘而性偏苦寒,入胃经,长于益胃生津清热,用于胃阴虚有热之舌干口渴,胃脘疼痛,呕吐,大便干结等症。治热伤胃阴之饥不欲食,口干舌燥,常配伍生地黄、玉竹、沙参等,如益胃汤;治胃阴不足之气逆呕吐,常配伍半夏、人参等,如麦门冬汤;治热邪伤津之肠燥便秘,常配伍生地黄、玄参等,如增液汤。

3. 心阴虚证,虚烦失眠　本品入心经,能养心阴,清心热,除烦安神,适用于心阴虚有热之心神不安,虚烦失眠之证。治阴血不足之心悸怔忡,失眠健忘,常配伍生地黄、天冬、酸枣仁等,如天王补心丹;治热扰心营之身热烦躁,失眠,常配伍黄连、生地黄、竹叶等,如清营汤。

【用法用量】煎服,6～12g。

【使用注意】脾胃虚寒、食少便溏,以及外感风寒、痰湿咳嗽者忌服。

【古籍论述】

1.《神农本草经》:"主心腹结气,伤中伤饱,胃络脉绝,羸瘦短气。"

2.《名医别录》:"主治身重目黄,心下支满,虚劳客热,口干燥渴,止呕吐,愈痿蹶,强阴益精,消谷调中,保神,定肺气,安五脏,令人肥健,美颜色,有子。"

3.《本草备要》:"麦门冬,补肺清心,泻热润燥。"

4.《本草汇言》:"清心润肺之药也。主心气不足,惊悸怔忡,健忘恍惚,精神失守;或肺热肺燥,咳声连发,肺痿叶焦,短气虚喘,火伏肺中,咯血咳血;或虚劳客热,津液干少;或脾胃燥润,虚秘便难。"

石 斛

《神农本草经》

本品为兰科植物金钗石斛 *Dendrobium nobile* Lindl.、霍山石斛 *Dendrobium houshanense* C. Z. tang et S. J. Cheng、鼓槌石斛 *Dendrobium chrysotoxum* Lindl. 或流苏石斛 *Dendrobium fimbriatum* Hook. 的栽培品及其同属植物近似种的新鲜或干燥茎。主产于广西、贵州、云南、湖北、安徽、四川。全年均可采收,鲜用者除去根和泥沙;干用者采收后,除去杂质,用开水略烫或烘软,再边搓边烘晒,至叶鞘搓净,干燥。霍山石斛 11 月至翌年 3 月采收,除去叶、根须及泥沙等杂质,洗净,鲜用,或加热除去叶鞘制成干条;或边加热边扭成螺旋状或弹簧状,干燥,称霍山石斛枫斗。切段,生用或鲜用。

【异名】林兰、禁生(《神农本草经》),杜兰、石蓫(《名医别录》),金钗花、千年润(《本草纲目》),黄草(《药物出产辨》),吊兰花(《中国药用植物志》)。

【药性】甘,微寒。归胃、肾经。

【功效】益胃生津,滋阴清热。

【应用】

1. 热病津伤,口干烦渴,胃阴不足,食少干呕,病后虚热不退　本品甘而微寒,入胃经,善于滋养胃阴、生津止渴,并能清胃热,善于治疗胃阴不足证及胃热伤阴证。治热病伤津,口干烦渴者,常与天花粉、生地黄、麦冬等药配伍;治胃阴不足,口燥咽干,舌红少津,常配伍沙参、麦冬、玉竹等;治病后阴虚津亏,虚热不退,可与地骨皮、黄柏、麦冬等配伍,如石斛汤。

2. 肾阴亏虚,目暗不明,筋骨痿软,阴虚火旺,骨蒸劳热　本品甘寒入肾经,能滋肾阴,降虚火,适用于肾阴亏虚之目暗不明、筋骨痿软,以及阴虚火旺之骨蒸劳热等证。治肾阴亏虚,目暗不明者,常配伍枸杞子、熟地黄、菟丝子等,如石斛夜光丸;治肾阴亏虚,筋骨痿软者,常配伍牛膝、杜仲、山茱萸等,如石斛丸;治阴虚火旺,骨蒸劳热者,可配伍青蒿、鳖甲、地骨皮等。

【用法用量】煎服,6～12g;鲜品 15～30g。

【使用注意】本品能敛邪,故温热病不宜早用;又能助湿,若湿温尚未化燥伤津者忌服。

【古籍论述】

1.《神农本草经》:"主伤中,除痹,下气,补五脏虚劳羸瘦,强阴,久服厚肠胃。"

2.《名医别录》:"主益精,补内绝不足,平胃气,长肌肉,逐皮肤邪热疿气,脚膝疼冷痹弱,久服定志,除惊。"

3.《本草衍义》:"治胃中虚热有功。"

4.《本草纲目拾遗》:"清胃,除虚热,生津,已劳损。以之代茶,开胃健脾。"

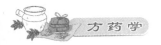

龟　甲

《神农本草经》

本品为龟科动物乌龟 *Chinemys reevesii*(Gray)的背甲及腹甲。主产于湖北、湖南、江苏、浙江、安徽。全年均可捕捉，以秋、冬二季为多，捕捉后杀死，或用沸水烫死，剥取背甲和腹甲，除去残肉，晒干。生用，或以砂烫后醋淬用，用时捣碎。

【异名】神屋(《神农本草经》)，龟壳(《淮南子》)，败龟甲(《小品方》)，龟版、败将、败龟版(《日华子本草》)，山龟壳(《太平圣惠方》)，龟筒(《本草衍义》)，龟下甲(朱震亨)，龟底甲(《药品化义》)，龟腹甲(《医林纂要》)，元武版、坎版、拖泥板(《药材学》)。

【药性】咸、甘，微寒。归肝、肾、心经。

【功效】滋阴潜阳，益肾强骨，养血补心，固经止崩。

【应用】

1. 阴虚潮热，骨蒸盗汗，阴虚阳亢，头晕目眩，虚风内动　本品味咸甘，性微寒，入肝、肾经，为血肉有情之品，滋补阴液之力强，且因甘寒质重，又能重镇潜纳，滋阴息风，故可治疗肝肾阴虚所致诸证。治阴虚内热之骨蒸劳热、盗汗遗精等，常配伍熟地黄、知母、黄柏等，如大补阴丸；治阴虚阳亢之头目眩晕，常配伍白芍、天冬、玄参、牡蛎等，如镇肝熄风汤；治阴虚风动之手足瘛疭，常配伍鳖甲、阿胶、鸡子黄等，如大定风珠。

2. 肾虚筋骨痿弱，囟门不合　本品长于滋肾养肝，又能强筋健骨，故可用于肾虚之筋骨不健，腰膝酸软，小儿囟门不合诸证，常配伍熟地黄、牛膝、杜仲等，如虎潜丸。

3. 阴血亏虚之惊悸、失眠、健忘　本品入于肝、肾、心经，既能滋补肝肾，又能养血补心，安神定志，适用于阴血不足，心肾失养之惊悸、失眠、健忘，常配伍石菖蒲、远志、龙骨等，如孔圣枕中丹。

4. 阴虚血热，崩漏经多　本品甘咸微寒，入肝、肾经，能滋养肝肾，固护冲任，清热止血，可用于阴虚血热，冲任不固之崩漏或月经过多，常配伍白芍、黄芩、黄柏等，如固经丸。

【用法用量】煎服，9～24g，先煎。

【使用注意】脾胃虚寒者忌服；孕妇慎用。

【古籍论述】

1.《神农本草经》："主治漏下赤白，破癥瘕，痎疟，五痔，阴蚀，湿痹，四肢重弱，小儿囟不合。"

2.《本草纲目》："治腰脚酸痛，补心肾，益大肠，止久痢久泄，主难产，消痈肿。烧灰，敷臁疮。"

3.《本草蒙筌》："专补阴衰，借性气引达诸药；善滋肾损，仗功力复足真元。漏下崩带并驱，癥瘕痎疟咸却。伤寒劳复，或肌体寒热欲死者殊功，腰背酸痛，及手足重弱难举者易效。治小儿囟门不合，理女子湿痒阴疮。逐瘀血积凝，续筋骨断绝。"

4.《本草通玄》："大有补水制火之功，故能强筋骨，益心智……止新血。"

鳖　甲

《神农本草经》

本品为鳖科动物鳖 *Trionyx sinensis* Wiegmann 的背甲。主产于湖北、湖南、安徽、江苏、浙江。全年均可捕捉,以秋、冬二季为多,捕捉后杀死,置沸水中烫至背甲上的硬皮能剥落时,取出,剥取背甲,除去残肉,晒干。生用,或以砂烫后醋淬并,用时捣碎。

【异名】上甲(《证治要诀》),鳖壳(《医林纂要》),团鱼甲(《河北药材》),鳖盖子(《山西中药志》)。

【药性】咸,微寒。归肝、肾经。

【功效】滋阴潜阳,退热除蒸,软坚散结。

【应用】

1. 阴虚发热,骨蒸劳热,阴虚阳亢,头晕目眩,虚风内动,手足瘛疭　本品咸微寒质重,为血肉有情之品,入肝、肾经,既长于滋阴以退虚热,又能滋阴潜阳息风,适用于肝肾阴虚所致阴虚内热、阴虚风动、阴虚阳亢诸证,亦为治阴虚发热之要药。治疗温病后期,邪伏阴分之夜热早凉,热退无汗者,常配伍青蒿、知母、生地黄等,如青蒿鳖甲汤;治疗肝肾阴虚,虚火内扰之骨蒸劳热,常配伍银柴胡、地骨皮、知母等,如清骨散;治温病后期,真阴大亏,阴虚风动,手足瘛疭者,常配伍鸡子黄、龟甲、阿胶、生地黄等,如大定风珠;治疗阴虚阳亢,头晕目眩,常配伍生地黄、磁石、龟甲等,如摄阴煎。

2. 经闭,癥瘕,久疟疟母　本品味咸,长于软坚散结,用于血滞经闭,癥瘕积聚,久疟疟母,肝脾肿大,常与牡丹皮、桃仁、土鳖虫等药配伍,如鳖甲煎丸。

【用法用量】煎服,9～24g,先煎。

【使用注意】脾胃虚寒者忌服;孕妇慎用。

【古籍论述】

1.《神农本草经》:"主心腹癥瘕,坚积,寒热,去痞息肉,阴蚀痔恶肉。"

2.《药性论》:"主宿食,癥块,痃癖气,冷瘕劳瘦,下气,除骨热,骨节间劳热,结实壅塞。"

3.《本草蒙筌》:"散痃癖癥瘕,及息肉阴蚀痔疽;除劳瘦骨蒸,并温疟往来寒热。愈肠痈消肿,下瘀血堕胎。"

4.《本草汇言》:"除阴虚热疟,解劳热骨蒸之药也。……色青入肝,统主厥阴血分为病,……厥阴血闭邪结,渐至寒热,为癥瘕,为痞胀,为疟疾,为淋沥,为骨蒸者,咸得主之。"

其他常用补阴药

南沙参、百合、墨旱莲、女贞子、黄精、玉竹、枸杞子、天冬的药性、功效、主治、用法用量等见表16-4。

表16-4　其他常用补阴药

药名	药性	功效	主治	用法用量	备注
南沙参	甘,微寒。归肺、胃经	养阴清肺,益胃生津,化痰,益气	肺热燥咳,阴虚劳嗽,干咳痰黏;胃阴不足,食少呕吐,气阴不足,烦热口干	煎服,9～15g	不宜与藜芦同用
百合	甘,寒。归心、肺经	养阴润肺,清心安神	阴虚燥咳,劳嗽咳血;虚烦惊悸,失眠多梦,精神恍惚	煎服,6～12g	清心安神宜生用,润肺止咳宜蜜炙用

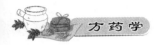

续表

药名	药性	功效	主治	用法用量	备注
墨旱莲	甘、酸,寒。归肾、肝经	滋补肝肾,凉血止血	肝肾阴虚,牙齿松动,须发早白,眩晕耳鸣,腰膝酸软;阴虚血热吐血、衄血、尿血、血痢、崩漏下血,外伤出血	煎服,6~12g	
女贞子	甘、苦,凉。归肝、肾经	滋补肝肾,明目乌发	肝肾阴虚,眩晕耳鸣,腰膝酸软,须发早白,目暗不明,内热消渴,骨蒸潮热	煎服,6~12g	
黄精	甘,平。归脾、肺、肾经	补气养阴,健脾,润肺,益肾	脾胃气虚,体倦乏力,胃阴不足,口干食少;肺虚燥咳,劳嗽咳血;精血不足,腰膝酸软,须发早白,内热消渴	煎服,9~15g	脾虚湿阻、痰湿壅滞、气滞腹满者不宜用
玉竹	甘,微寒。归肺、胃经	养阴润燥,生津止渴	肺胃阴伤,燥热咳嗽,咽干口渴,内热消渴	煎服,6~12g	
枸杞子	甘,平。归肝、肾经	滋补肝肾,益精明目	虚劳精亏,腰膝酸痛,眩晕耳鸣,阳痿遗精,内热消渴,血虚萎黄,目昏不明	煎服,6~12g	
天冬	甘、苦,寒。归肺、肾经	养阴润燥,清肺生津	肺燥干咳,顿咳痰黏;腰膝酸痛,骨蒸潮热;内热消渴,热病伤津,咽干口渴,肠燥便秘	煎服,6~12g	脾胃虚寒、食少便溏,以及外感风寒、痰湿咳嗽者忌用

第二节　补虚剂

　　凡以补虚药为主组成,具有补益人体气、血、阴、阳等作用,用于治疗各种虚证的方剂,称为补虚剂。属于"八法"中的"补法"。本类方剂主要用于气虚、血虚、气血两虚、阴虚、阳虚、阴阳两虚等各种虚损病证。根据虚证的不同类型,补虚剂可分为补气剂、补血剂、气血双补剂、补阴剂、补阳剂以及阴阳并补剂。

四君子汤
《太平惠民和剂局方》

　　【组成】人参去芦、白术、茯苓去皮(各9g)　甘草炙(6g),各等分

　　【用法】上为细末,每服二钱(6g),水一盏,煎至七分,通口服,不拘时候;入盐少许,白汤点亦得。(现代用法:水煎服。)

　　【功效】益气健脾。

　　【主治】脾胃气虚证。面色萎白,语声低微,气短乏力,食少便溏,舌淡苔白,脉虚弱。

　　【证治】本方为治脾胃气虚证的基础方。脾主运化,胃主受纳,为气血生化之源。脾胃气虚,气血化源不足,不能上荣于面,故面色萎白;四肢肌肉失养,故乏力;脾虚及肺,肺气不足,

故语声低微、气短;脾虚失运,故食少便溏;舌淡苔白,脉虚弱,为脾胃气虚之体征。治当益气健脾。

【方解】方中人参甘温,大补脾胃之气,为君药。白术甘苦温燥,健脾燥湿,为臣药。君臣相配,益气补脾之力更强。茯苓甘淡,渗湿健脾,合白术以增健脾祛湿之力,为佐药。炙甘草益气和中,调和诸药,为使药。四药相合,共成益气健脾之功。因方中四药皆为甘温和缓之品,犹如宽厚平和之君子,故以"四君子"命名。

【运用】

1. 现代研究及应用　现代药理研究表明,四君子汤具有调节免疫、改善胃肠功能、抗衰老、抗疲劳、抗肿瘤等作用,常用于治疗慢性胃炎、胃及十二指肠溃疡、慢性肠炎、慢性肝炎、冠心病、慢性肾炎、妊娠胎动不安、小儿反复呼吸道感染等属脾胃气虚者。

2. 新药研发提要　本方既是治疗脾胃气虚证常用方,也是补气的基础方,后世诸多治疗脾胃气虚的方剂由此方衍化而来。研发新药时,应针对兼症加减药味。若气机失畅,胸膈痞满者,可加枳壳、陈皮等以行气宽胸;若胃气失和,恶心呕吐者,可加半夏、陈皮等以和胃降逆止呕;若食积内停,食少难消者,可加山楂、神曲等以消食和胃。

3. 使用注意　阴虚或实热证慎用。

参苓白术散
《太平惠民和剂局方》

【组成】莲子肉去皮,一斤(500g)　薏苡仁一斤(500g)　缩砂仁一斤(500g)　桔梗炒令深黄色,一斤(500g)　白扁豆姜汁浸,去皮,微炒,一斤半(750g)　白茯苓二斤(1000g)　人参去芦,二斤(1000g)　甘草炒,二斤(1000g)　白术二斤(1000g)　山药二斤(1000g)

【用法】上为细末。每服二钱(6g),枣汤调下。小儿量岁数加减。(现代用法:散剂,每服6～10g,大枣煎汤送服。亦可作汤剂,加大枣3枚,水煎服。)

【功效】益气健脾,渗湿止泻。

【主治】脾虚夹湿证。饮食不化,胸脘痞闷,肠鸣泄泻,四肢乏力,形体消瘦,面色萎黄,舌淡苔白腻,脉虚缓。亦可用治肺脾气虚痰湿证,咳嗽痰多色白,胸脘痞闷。

【证治】本方为治疗脾虚夹湿证的常用方。脾胃虚弱,纳运失常,故饮食不化;脾虚水湿不运,阻滞气机,则胸脘痞闷,下迫大肠,则肠鸣泄泻;脾虚不能濡养四肢肌肉,故四肢无力,形体消瘦;脾胃虚弱,气血不足,不能上荣于面,故面色萎黄;舌淡、苔白腻,脉虚缓,为脾虚湿盛之体征。若肺脾气虚,湿浊不化,聚而生痰,上犯于肺,则见咳嗽痰多色白。治当益气健脾,渗湿止泻。

【方解】方中人参补脾益肺,白术、茯苓健脾渗湿,共为君药。山药、莲子肉健脾涩肠止泻,白扁豆、薏苡仁健脾渗湿止泻,四药相合,助君药健脾止泻,共为臣药。砂仁芳香醒脾,行气化湿,使君臣药补而不滞。桔梗之用有三:一则开宣肺气,通调水道,以利祛湿;二则合砂仁行气宽胸,以除胸脘痞闷;三则载药上行以益肺气,而成培土生金之功。砂仁、桔梗二药俱为佐药。甘草、大枣健脾和中,调和药性,为使药。诸药相合,共奏益气健脾、渗湿止泻之功。

【运用】

1. 现代研究及应用　现代药理研究表明,参苓白术散具有提高免疫功能、调节胃肠功能、调节肠道菌群、调节炎证因子等作用,常用于治疗慢性胃肠炎、胃肠功能紊乱、慢性支气

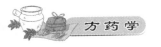

管炎、贫血、肺结核、慢性肾炎、妇女带下等病属脾虚夹湿证或肺脾气虚痰湿证者。

2. 新药研发提要　本方为健脾祛湿常用方。新药研发应依照兼症加味组方。若兼中焦虚寒而腹痛喜得温按者,加干姜、肉桂等以温中祛寒止痛;若纳差食少者,加炒麦芽、焦山楂、炒神曲等以消食和胃;兼咳痰色白量多者,加半夏、陈皮等以燥湿化痰。

3. 使用注意　湿热内蕴所致泄泻、厌食、水肿,以及痰火咳嗽者不宜使用。孕妇慎用。

补中益气汤
《内外伤辨惑论》

【组成】黄芪五分,病甚、劳役、热甚者一钱(18g)　甘草炙,五分(9g)　人参去芦,三分(6g)　当归酒焙干或晒干,二分(3g)　橘皮不去白,二分或三分(6g)　升麻二分或三分(6g)　柴胡二分或三分(6g)　白术三分(9g)

【用法】上㕮咀,都作一服,水二盏,煎至一盏,去滓,食远稍热服。(现代用法:水煎服。)

【功效】补中益气,升阳举陷。

【主治】

1. 脾胃气虚证　饮食减少,体倦肢软,少气懒言,面色萎黄,大便稀薄,脉虚无力。

2. 中气下陷证　脱肛,子宫脱垂,久泻,久痢,崩漏等,伴气短乏力,舌淡,脉虚。

3. 气虚发热证　身热自汗,渴喜热饮,气短乏力,舌淡,脉虚大无力。

【证治】本方为治疗脾虚中气下陷证及气虚发热证的代表方。饮食劳倦,损伤脾胃,健运失司,故见饮食减少,体倦肢软,少气懒言,面色萎黄,大便稀薄,脉虚无力等,病证与四君子汤证同类,而其虚更甚。脾主升清,脾虚则清阳不升,中气下陷,升举无力,故见脱肛、子宫脱垂等脏器下垂之症,或见久泻久痢,崩漏下血等气血津液滑脱之象。清阳陷于下焦,郁遏不达则见发热;因非实火发热,故常伴见气虚不能固表之自汗;气虚津液不能上承,故口渴喜温饮;且因劳则耗气,故劳累后发热加重。治当补中益气,升阳举陷。

【方解】本方重用黄芪补中益气,升阳举陷,固表止汗,为君药。人参、白术、炙甘草补脾益气,为臣药。气虚日久,营血易亏,故用当归补血和营;陈皮理气和胃,使诸药补而不滞;加少量升麻、柴胡,升阳举陷,助黄芪升提下陷之中气,为佐药。炙甘草调和诸药,兼为使药。诸药合用,补中益气,升阳举陷,使气虚得补,清阳得升,气陷得举,则诸症自除。本方用药皆为甘温而能治气虚发热证,即所谓"甘温除大热"之法。

【运用】

1. 现代研究及应用　现代药理研究表明,补中益气汤具有调节胃肠功能、保护胃黏膜屏障、提高免疫功能、抗疲劳、抗突变、抗肿瘤、解热等作用,常用于治疗慢性胃炎、慢性肠炎、消化道溃疡、功能性低热、重症肌无力、胃下垂、肾下垂、脱肛、乳糜尿、功能性子宫出血、习惯性流产、慢性肝炎、原发性低血压等证属于中气不足,清阳不升者。

2. 新药研发提要　本方为补气升阳、甘温除热的代表方,临床应用广泛。新药研发时,可依据证候偏颇加味组方。若兼头痛者,加蔓荆子、川芎等以升阳止痛;兼腹痛者,加白芍以缓急止痛;兼气滞脘腹痞胀者,加枳壳、木香、砂仁等以行气消痞;久泻不愈者,加莲子肉、诃子、肉豆蔻等以涩肠止泻。

3. 使用注意　阴虚发热、实证发热者忌用。

逍遥散

《太平惠民和剂局方》

【组成】甘草微炙、赤,半两(15g)　当归去苗,锉,微炒、茯苓去皮,白者、芍药白者、白术、柴胡去苗,各一两(各30g)

【用法】上为粗末,每服二钱(6g),水一大盏,烧生姜一块切破,薄荷少许,同煎至七分,去渣热服,不拘时候。(现代用法:加生姜3片,薄荷6g,水煎服;丸剂,每服6~9g,日服2次。)

【功效】疏肝解郁,养血健脾。

【主治】肝郁血虚脾弱证。两胁作痛,头痛目眩,口燥咽干,神疲食少,或往来寒热,或月经不调,乳房胀痛,脉弦而虚。

【证治】本方为治肝郁血虚脾弱证的代表方,亦是妇科调经常用方。肝郁血虚,经气不舒,则两胁作痛,头痛目眩;郁而化火,故口燥咽干;肝郁犯脾,脾胃虚弱,故神疲食少;脾胃虚弱则营卫受损,不能调和而致往来寒热;肝藏血而主疏泄,肝郁血虚脾弱,则见妇女月经不调,乳房胀痛;脉弦虚为肝郁血虚之体征。治宜疏肝解郁,养血健脾。

【方解】方中柴胡疏肝解郁,为君药。当归养血和血,白芍养血敛阴,柔肝缓急,二药与柴胡配伍,补肝体而助肝用,共为臣药。白术、茯苓、甘草健脾益气,实土以御木乘,且使营血生化有源,共为佐药。薄荷少许,疏散郁遏之气,透达肝经郁热;烧生姜降逆和中,且能辛散达郁,亦为佐药。柴胡引药入肝,甘草调和药性,兼为使药。诸药合用,可使肝郁得疏,血虚得养,脾弱得复,气血兼顾,肝脾同调,共奏调肝养血健脾之功。

【运用】

1. 现代研究及应用　现代药理研究表明,逍遥散具有保肝、调节胃肠功能、调节神经-内分泌功能、镇静、镇痛、抗惊厥、抗抑郁等作用。常用于治疗慢性肝炎、肝硬化、胃及十二指肠溃疡、慢性胃炎、胃肠神经症、经前期紧张症、乳腺增生、更年期综合征、胆石症、盆腔炎、子宫肌瘤、精神分裂症、白内障、子宫肌瘤、黄褐斑等证属肝郁血虚脾弱者。

2. 新药研发提要　本方疏肝养血健脾,为调和肝脾、虚实兼顾之方。新药研发时,可根据肝郁、血虚、脾弱之侧重加味组方。若肝郁气滞较甚,加香附、陈皮、郁金等以加强疏肝解郁之力;若血虚甚者,加熟地黄、何首乌等以助养血之功;若脾虚为甚,可加党参等以助健脾。

3. 使用注意　阴虚阳亢者慎用。

四物汤

《仙授理伤续断秘方》

【组成】白芍药(9g)　川当归(9g)　熟地黄(12g)　川芎(6g),各等分

【用法】每服三钱(9g),水盏半,煎至七分,空心热服。(现代用法:水煎服。)

【功效】补血和血。

【主治】营血虚滞证。头晕目眩,心悸失眠,面色无华,或妇人月经不调,量少或经闭不行,脐腹作痛,舌淡,脉细弦或细涩。

【证治】本方为治疗血虚证以及妇人月经不调的基础方。营血不足,不能上荣,故头晕目眩,面色无华;心主血而藏神,血虚心失所养,则见心悸失眠;女子以血为本,营血不足,血行不畅,故月经量少甚或闭经,脐腹疼痛;舌淡,脉细弦或细涩,为营血亏虚、血行不畅之体征。

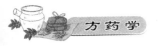

治宜补血和血。

【方解】方中熟地黄甘温味厚，质润滋腻，为滋阴补血之要药，为君药。当归补血和血，既助君药补血之力，又能行血分之滞，为臣药。白芍养血敛阴，柔肝缓急，既助熟地黄、当归滋阴补血，又可缓急止痛；川芎活血行气，使诸药补血而不滞血，二药共为佐药。四药合用，共成补血和血之功。

【运用】

1. 现代研究及应用　现代药理研究表明，四物汤具有促进造血功能、抑制血栓形成、调节免疫功能、抗氧化、抗炎、抗肝损伤等作用。常用于治疗妇科月经不调、痛经、闭经、不孕症、附件炎、盆腔炎，以及贫血、眩晕、偏头痛、失眠、荨麻疹、扁平疣等属于营血虚滞者。

2. 新药研发提要　本方为血分病变及妇人调经之基础方。新药研发时，若兼气虚者，加人参、黄芪等以补气生血；若瘀滞较重，易白芍为赤芍，并加桃仁、红花等以加强活血祛瘀之力；若血虚有寒，加肉桂、炮姜、吴茱萸等以温通经脉；若血虚有热者，加黄芩、牡丹皮，熟地黄易为生地黄以清热凉血；妊娠胎漏下血者，可加阿胶、艾叶等以止血安胎。

3. 使用注意　本方较为滋腻，湿盛中满，大便溏泄者不宜用。本方为补血和血治本之剂，大失血、血崩气脱之证不宜用。

归脾汤
《正体类要》

【组成】白术、当归、白茯苓、黄芪炒、龙眼肉、远志、酸枣仁炒，各一钱(各 3g)　木香五分(1.5g)　甘草炙，三分(1g)　人参一钱(3g)

【用法】加生姜、大枣，水煎服。

【功效】益气补血，健脾养心。

【主治】

1. 心脾气血两虚证　心悸怔忡，健忘失眠，食少体倦，面色萎黄，舌淡，苔薄白，脉细弱。

2. 脾不统血证　便血，皮下紫癜，以及妇女崩漏，月经超前，量多色淡，或淋漓不止，舌淡，脉细弱。

【证治】本方为治疗心脾气血两虚证和脾不统血证的常用方。脾气亏虚，健运失司，故见食少体倦，面色萎黄；心血不足，心神失养，故心悸怔忡，健忘失眠；脾虚不能摄血，故见便血、紫癜、崩漏等症；舌淡，苔薄白，脉细弱为气血两虚之体征。治宜益气健脾，养血补心。

【方解】方中黄芪甘温，补脾益气；龙眼肉甘平，补脾气，养心血，共为君药。人参、白术助黄芪补脾益气；当归补血和血，酸枣仁养血安神，二药助龙眼肉补心血、安神志，均为臣药。茯神宁心安神，远志宁神益智；木香理气醒脾，与诸补气养血药补而不滞，俱为佐药。生姜、大枣、炙甘草调补脾胃，调和诸药，为佐使药。诸药配伍，心脾得补，气血得养，诸症自除。

【运用】

1. 现代研究及应用　现代药理研究表明，归脾汤具有改善学习记忆能力、抗氧化、促进造血功能、调节免疫、保肝、抗溃疡、抗休克、抗抑郁等作用。常用于治疗神经衰弱、抑郁症、冠心病、慢性疲劳综合征、胃及十二指肠溃疡出血、功能性子宫出血、再生障碍性贫血、血小板减少性紫癜等属心脾气血两虚及脾不统血者。

2. 新药研发提要　本方为心脾气血并补之剂，以健脾益气为主；治疗脾不统血证，以补气摄血为主。新药研发时,若血虚较甚,面色无华,头晕心悸者,加熟地黄、阿胶等以加强补血之功;若崩漏下血偏寒者,兼少腹冷痛,四肢不温,加炮姜、艾叶炭等以温经止血;若崩漏下血偏热者,兼口干舌燥,虚热盗汗,加生地炭、阿胶珠、棕榈炭等以清热止血。

3. **使用注意**　出血属阴虚火旺者慎用。

炙甘草汤
《伤寒论》

【组成】甘草炙,四两(12g)　生姜切,三两(9g)　人参二两(6g)　生地黄一斤(50g)　桂枝去皮,三两(9g)　阿胶二两(6g)　麦门冬去心,半升(10g)　麻仁半升(10g)　大枣擘,三十枚(10枚)

【用法】以清酒七升,水八升,先煮八味,取三升,去滓,纳胶烊消尽,温服一升,日三服。(现代用法:水酒各半煎服,阿胶烊化。)

【功效】滋阴养血,益气温阳,复脉定悸。

【主治】

1. **阴血不足,阳气虚弱证**　脉结代,心动悸,虚羸少气,舌光少苔,或质干而瘦小者。

2. **虚劳肺痿**　咳嗽,涎唾多,形瘦短气,虚烦不眠,自汗盗汗,咽干舌燥,大便干结,脉虚数。

【证治】本方是治疗阴血阳气不足,心脉失养证常用方,亦可用治虚劳肺痿。阴血不足,无以充盈脉道,阳气虚弱,无力鼓动血脉,故见脉结代;气血俱虚,心失所养,故心动悸;机体失养,故虚羸少气,舌光少苔,质干瘦小。后世用本方治疗虚劳肺痿,乃久咳伤肺,气阴耗损而致。肺气虚弱,气逆于上,津液失布,故咳嗽气短,多唾涎沫;肺卫不足,肌表不固,故自汗;阴血不足,机体失养,燥热内扰,故形瘦盗汗,虚烦不眠,咽干舌燥,大便干结,脉虚数。治宜滋阴补血,益气温阳,复脉定悸。

【方解】方中重用生地黄滋阴养血,炙甘草益气养心,缓急定悸,二药共为君药。人参、大枣合炙甘草增强补养心脾之力;麦冬、阿胶、麻仁助生地黄滋阴养血,充脉养心,共为臣药。桂枝、生姜温心阳,通血脉,为佐药。原方以清酒七升,水八升煎服,其意在取清酒辛热,可温通血脉,以行药势。诸药配伍,阴血足而血脉充,阳气旺而心脉通,气血充足,阴阳调和,则悸定脉复,故本方又名"复脉汤"。本方滋阴养血,益气温阳,故亦可用治阴阳气血俱虚之虚劳肺痿。

【运用】

1. **现代研究及应用**　现代药理研究表明,炙甘草汤具有抗心律失常、抗心肌缺血再灌注损伤、改善微循环、镇静、抗休克、抗缺氧等作用。常用于治疗心律不齐、冠心病、风湿性心脏病、病毒性心肌炎、房室传导阻滞、慢性支气管炎、肺结核、肺纤维化等属阴血阳气不足者。

2. **新药研发提要**　本方为气血阴阳并补之剂。若阴血虚甚,舌光而萎者,可将生地黄易为熟地黄以增滋阴补血之力;若虚劳肺痿,阴伤肺燥较甚者,酌减桂枝、生姜,以防温药耗阴劫液;若心悸怔忡较甚者,加酸枣仁、柏子仁等以助养心安神定悸,或加龙齿、磁石以增重镇安神之功。

3. **使用注意**　①本方用于复脉定悸时,甘草宜炙用、重用。②本方甘温滋补,阴虚内热者慎用;中虚湿阻,便溏胸痞者不宜用。

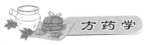

六味地黄丸

《小儿药证直诀》

【组成】熟地黄炒,八钱(24g)　山萸肉、干山药各四钱(各12g)　泽泻、牡丹皮、茯苓去皮,各三钱(各9g)

【用法】上为末,炼蜜为丸,如梧子大,空心温水化下三丸。(现代用法:蜜丸,每服9g,日2~3次;亦可作汤剂,水煎服。)

【功效】滋阴补肾。

【主治】肾阴虚证。腰膝酸软,头晕目眩,视物昏花,耳鸣耳聋,盗汗,遗精,消渴,骨蒸潮热,手足心热,舌燥咽痛,牙齿动摇,足跟作痛,以及小儿囟门不合,舌红少苔,脉沉细数。

【证治】本方为治肾阴虚证基础方。腰为肾之府,肾主骨生髓,齿为骨之余,脑为髓之海,肾阴不足,精亏髓少,骨失所养,则腰膝酸软无力,头晕目眩,牙齿动摇,足跟作痛,小儿见囟门不合;肾开窍于耳,肾阴不足,耳窍失养,则耳鸣耳聋,肝肾同源,精血相生,肾虚肝血不足,目失所养,故视物昏花;肾藏精主生殖,肾阴虚损,封藏失职,则遗精;阴虚不能制阳,虚火内扰,则骨蒸潮热,手足心热,舌燥咽痛,消渴,盗汗;舌红少苔,脉沉细数为肾阴亏虚之体征。治当滋阴补肾为主,"壮水之主,以制阳光"。

【方解】方中重用熟地黄甘微温,滋阴补肾,填精益髓,为君药。山茱萸酸温而涩,补养肝肾,并能涩精;山药双补脾肾,既补肾固精,又补后天以养先天,为臣药。君臣相伍,肝脾肾三阴并补,是为"三补",然熟地黄用量独重,是以补肾为主。泽泻利湿泄浊,并防熟地黄之滋腻;牡丹皮清泻相火,并制山茱萸之温涩;茯苓健脾渗湿,配山药补脾而助健运。此三药合用,即所谓"三泻",俱为佐药。六药合用,肝脾肾三阴并补,以补肾为主;三补三泻,以补为主;补泻兼施,补而不滞。

本方为宋代钱乙据《金匮要略》所载肾气丸减去桂枝、附子而成。《小儿药证直诀笺正》释云:"仲阳意中谓小儿阳气甚盛,因去桂、附而创立此方,以为幼科补肾专药。"后世遵此为滋阴补肾之圣剂。

【运用】

1.现代研究及应用　现代药理研究表明,六味地黄丸具有调节免疫功能、保护心脏功能、降血脂、保肝、降血糖、抗肿瘤、抗衰老、抗疲劳等作用。常用于治疗慢性肾炎、高血压病、糖尿病、肺结核、甲状腺功能亢进、骨质疏松症、视神经炎、白内障、中心性视网膜炎、功能性子宫出血、更年期综合征、前列腺炎等属肾阴不足者。

2.新药研发提要　本方为滋阴补肾基础方。新药发制时,若阴虚火旺,骨蒸潮热者,加知母、玄参、黄柏等以加强清热降火之功;若阴虚阳亢,头晕目眩者,加石决明、龟甲等以平肝潜阳;兼纳差腹胀者,加砂仁、陈皮等以醒脾行气。

3.使用注意　本方滋腻,故脾虚便溏者不宜用。

一贯煎

《续名医类案》

【组成】北沙参、麦冬、当归身(各9g)　生地黄(18g)　枸杞子(9g)　川楝子(6g)(原著本方无用量)

【用法】水煎服。

【功效】滋阴疏肝。

【主治】肝肾阴虚,肝气郁滞证。胸脘胁痛,吞酸吐苦,咽干口燥,舌红少津,脉细弱或虚弦。亦治疝气瘕聚。

【证治】本方为治肝肾阴虚,肝气郁滞证代表方。肝阴不足,肝脉失养,又兼肝气不舒,故胸脘胁痛;肝气犯胃,则吞酸吐苦;阴虚津不上承,故咽干口燥;舌红少津,脉细弱或虚弦为阴虚肝郁之体征。肝失条达,经脉郁滞,久则结为疝气瘕聚。治当滋阴疏肝,以标本兼顾。

【方解】方中生地黄滋肾阴养肝阴,"滋水涵木",为君药。当归补血养肝,枸杞子滋补肝肾,北沙参、麦冬滋养肺胃之阴,寓佐金平木、扶土制木之意,共为臣药。佐以少量苦寒之川楝子疏肝泄热,行气止痛,与大量补阴药配伍,虽苦燥而无伤阴之弊。诸药配合,使肝肾阴血得补,肝气得疏,则病症自除。

【运用】

1. 现代研究及应用　现代药理研究表明,一贯煎具有保肝、抗疲劳、抗缺氧、抗炎、抗溃疡、调节免疫、镇静、镇痛等作用。常用于治疗慢性肝炎、慢性胃炎、胃及十二指肠溃疡、肋间神经痛、神经症、慢性胆囊炎、胆石症、肺结核、糖尿病、高血压、慢性睾丸炎等属阴虚肝郁者。

2. 新药研发提要　本方为滋阴疏肝之代表方,新药研发时可依据阴虚与肝郁之偏颇加味组方。若胃阴亏甚,口咽干燥,舌红少苔者,加石斛、天花粉以滋阴生津;若肝强乘脾,脘腹痛甚者,加芍药、甘草以缓急止痛;若气滞不舒,胁痛较甚者,加合欢花、玫瑰花以助疏肝调气;若肝郁络滞,胁中瘕聚者,加鳖甲、牡蛎以软坚散结;若虚热内扰,虚烦不寐者,加酸枣仁、知母以清心安神;若津乏肠枯,大便秘结者,加瓜蒌仁、火麻仁以润肠通便。

3. 使用注意　本方滋腻药较多,肝郁脾虚停湿而见舌苔白腻者不宜用。

百合固金汤
《慎斋遗书》

【组成】熟地、生地、当归身各三钱(各9g)　白芍、甘草各一钱(各3g)　桔梗、玄参各八分(各3g)　贝母、麦冬、百合各一钱半(各6g)

【用法】水煎服。

【功效】滋润肺肾,止咳化痰。

【主治】肺肾阴虚、虚火上炎证。咳嗽气喘,痰中带血,咽喉燥痛,头晕目眩,午后潮热,舌红少苔,脉细数。

【证治】本方为治肺肾阴虚、虚火上炎证的常用方。肺属金,肾属水,金能生水,水能润金,是谓"金水相生"。肺阴不足,或肾水不足,终至肺肾阴虚。肺阴不足,肺失清肃,则咳嗽气喘;阴虚不能制阳,虚火内生,炼液成痰,灼伤肺络,则咳嗽痰少而黏,痰中带血;阴精不足,头目失养,则头目眩晕;阴津不足,津不上承,则咽喉燥痛;虚热内生,营阴外泄,则骨蒸潮热盗汗;舌红少苔,脉细数,均为阴虚内热之体征。治宜滋润肺肾,止咳化痰。

【方解】方中百合养阴润肺,生地黄、熟地黄滋阴补肾,三药相合,肺肾同治,金水相生,共为君药。麦冬润肺清热,玄参滋肾降火,助君药滋阴清热,共为臣药。当归养血和血,止咳逆上气;芍药养血敛阴;贝母清热润肺,化痰止咳;桔梗宣肺化痰利咽,载药上行。四药俱为佐药。甘草调和诸药,合桔梗清利咽喉,为佐使药。诸药相合,滋肾润肺,止咳化痰,金水并调。

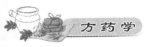

【运用】

1.现代研究及应用　现代药理研究表明,百合固金汤具有调节免疫、抗炎、抗氧化、镇咳、祛痰、抗肿瘤、保肝、抑制肝纤维化等作用。常用于治疗肺结核、慢性支气管炎、支气管扩张、慢性咽喉炎、自发性气胸等属肺肾阴虚,虚火上炎者。

2.新药研发提要　本方重在滋润肺肾以治本,新药研发时当依阴虚或咳痰之侧重加减药味。若肺络损伤较甚而咳血重者,可去升提之桔梗,加白茅根、白及、藕节等以凉血止血;若气阴耗散,久咳少痰而喘促者,可加五味子、乌梅、人参以益气敛肺止咳。

3.使用注意　本方甘寒滋润,脾虚便溏食少者不宜用。

肾气丸
《金匮要略》

【组成】干地黄八两(24g)　薯蓣、山茱萸各四两(各12g)　泽泻、茯苓、牡丹皮各三两(各9g)　桂枝、附子炮,各一两(各3g)

【用法】上八味,末之,炼蜜和丸梧子大,酒下十五丸,加至二十五丸,日再服。(现代用法:蜜丸,每服6g,日2次,白酒或淡盐汤送下;亦可作汤剂,水煎服。)

【功效】补肾助阳。

【主治】肾阳气不足证。腰痛脚软,身半以下常有冷感,少腹拘急,小便不利,或小便反多,入夜尤甚,阳痿早泄,舌淡而胖,脉虚弱,尺部沉细;以及痰饮,水肿,消渴,脚气,转胞等。

【证治】本方为治肾阳不足证的代表方。腰为肾府,肾虚腰失所养,则腰痛脚软;肾居下焦,肾阳不足,温煦失常,则身半以下常有冷感,少腹拘急;肾主水,肾阳虚不能化气行水,水湿内停,则小便不利,在孕妇则为转胞,或发为水肿、脚气、痰饮等水液代谢失常病症;肾阳虚弱,膀胱失约,则小便反多,入夜尤甚;肾阳不足,不能蒸腾阴津上承,则为口渴,甚则病为消渴;肾藏精主生殖,肾阳不足,生殖功能减弱,则见阳痿早泄;舌质淡而胖,脉虚弱,尺部沉细,皆为肾阳虚弱之体征。治当补肾助阳。

【方解】方中以少量附子、桂枝补肾阳,助气化,意在微微生火以生肾气,为君药。干地黄(今多用熟地黄)滋阴补肾,填精益髓,山茱萸补肝肾而固精,山药补脾肾且涩精,此为三补,共为臣药。茯苓、泽泻利水渗湿,牡丹皮清泻相火,防补阴药滞腻碍邪之虞,此为三泻,俱为佐药。诸药合用,共奏补肾助阳之功。正如柯琴所谓:"此肾气丸纳桂、附于滋阴剂中十倍之一,意不在补火,而在微微生火,即生肾气也。故不曰温肾,而名肾气。"

【运用】

1.现代研究及应用　现代药理研究表明,肾气丸具有抗衰老、增强免疫功能、促进造血功能、抗炎、降血糖、降血脂、抗肿瘤、促进骨折愈合等作用。常用于治疗慢性肾炎、糖尿病、高血压、慢性阻塞性肺病、醛固酮增多症、围绝经期综合征、甲状腺功能减退、慢性前列腺肥大、营养不良性水肿、老年性白内障等属肾阳不足者。

2.新药研发提要　本方为补肾助阳,化气利水常用方。新药研发时,可依阳虚或湿停之偏颇调整药味。若肾阳不足,畏寒肢冷较甚者,可易桂枝为肉桂,并加大桂、附用量,以增温补肾阳之效;若夜尿频多为甚,加巴戟天、益智仁、金樱子、芡实等以助温阳固摄之功。

3.使用注意　阴虚火旺之遗精滑泄者不宜用。肺胃燥热、阴虚内热之消渴者不宜用。

地黄饮子
《圣济总录》

【组成】熟干地黄焙(18g)　巴戟去心、山茱萸炒、肉苁蓉酒浸,焙(各9g)　附子炮、石斛去根、五味子炒、官桂去粗皮、白茯苓去黑皮,各一两(各30g)　麦门冬去心、焙、菖蒲、远志去心,各半两(各15g)

【用法】上锉,如麻豆大。每服三钱匕(9~15g),水一盏,加生姜三片,大枣二枚,薄荷,同煎七分,去滓,食前温服。(现代用法:加生姜5片,大枣1枚,薄荷2g,水煎服。)

【功效】滋肾阴,补肾阳,开窍化痰。

【主治】喑痱。舌强不能言,足废不能用,口干不欲饮,足冷面赤,脉沉细弱。

【证治】本方为治下元虚衰,痰浊上泛之喑痱代表方。"喑"者,舌强不能言,"痱"者,足废不能用,皆由下元虚衰,虚阳上浮,痰浊上泛,阻塞窍道所致。肾主骨,肾虚骨失所养,故筋骨痿软,甚则足废不用;足少阴肾经挟舌本,肾虚精亏,不能上荣于舌,加之肾阳不足,水泛为痰,痰浊上泛,阻塞窍道,故舌强不能言。肾阴不足,虚阳上浮,故口干不欲饮、面赤;肾阳虚不能温煦下焦,故足冷;脉沉细弱,为肾阴阳两虚之体征。治当滋肾阴,补肾阳,佐以开窍化痰。

【方解】方中熟地黄、山茱萸滋阴补肾,填精益髓;肉苁蓉、巴戟天温壮肾阳,四药相合,阴阳并补,以治下元虚衰之本,共为君药。附子、肉桂助阳益火,摄纳浮阳,引火归原;麦冬、五味子、石斛滋润肺肾,育阴以配阳,俱为臣药。石菖蒲、远志、茯苓交通心肾,开窍化痰,为佐药。煎药时加生姜、大枣,调补脾胃,调和诸药,为佐使药。《宣明论方》收载本方时加薄荷,借其轻清疏散之性,以助解郁开窍之力。诸药合用,滋补肾阴,温养肾阳,化痰开窍,使下元得补,痰浊得化,则喑痱可愈。

【运用】

1.现代研究及应用　现代药理研究表明,地黄饮子具有抗氧化、抗衰老、抗辐射、调节免疫、促进造血功能、抗记忆损伤等作用。常用于治疗晚期高血压病、脑动脉硬化、中风后遗症、脊髓炎、老年性痴呆等属肾阴阳两虚者。

2.新药研发提要　本方为治肾虚喑痱代表方,临证当依阴阳气血虚衰之侧重加减药味组方。若兼见气虚神疲倦怠者,酌加黄芪、人参以益气补虚;若喑痱偏于阴虚而痰火盛者,去温燥的附、桂,酌加川贝母、竹沥、胆星、天竺黄等以清化痰热。

3.使用注意　本方偏于温补,喑痱而兼肝阳上亢、气火上升者不宜用。

其他常用补虚剂

玉屏风散、生脉散、当归补血汤、八珍汤、左归丸、大补阴丸、二至丸、右归丸、七宝美髯丹、龟鹿二仙胶的出处、组成、用法、功效、主治等见表16-5。

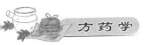

表16-5 其他常用补虚剂

方名	出处	组成	用法	功效	主治
玉屏风散	《医方类聚》	防风一两（15g），黄芪蜜炙、白术各二两（各30g）	散剂，每服6～9g；亦可作汤剂，水煎服	益气固表止汗	表虚自汗。汗出恶风，面色㿠白，舌淡，苔薄白，脉浮虚。亦治虚人腠理不固，易感风邪
生脉散	《医学启源》	麦冬（9g），五味子（6g），人参（9g）	水煎服	益气生津，敛阴止汗	1.温热、暑热，耗气伤阴证。汗多神疲，体倦乏力，气短懒言，咽干口渴，舌干红少苔，脉虚数。2.久咳伤肺，气阴两虚证。干咳少痰，短气自汗，口干舌燥，脉虚细
当归补血汤	《内外伤辨惑论》	黄芪一两（30g），当归酒洗，二钱（6g）	水煎服	补气生血	血虚发热证。肌热面赤，烦渴欲饮，脉洪大而虚，重按无力。亦治妇人经期、产后血虚发热头痛，或疮疡溃后，久不愈合者
八珍汤	《瑞竹堂经验方》	当归去芦、川芎、熟地黄、白芍药、人参去芦、甘草炙、茯苓去皮、白术各一两（各30g）	加生姜5片，大枣1枚，水煎服	益气补血	气血两虚证。面色萎白或无华，头晕目眩，四肢倦怠，气短懒言，心悸怔忡，饮食减少，舌淡苔薄白，脉细弱或虚大无力
左归丸	《景岳全书》	大怀熟地八两（24g），山药炒，四两（12g），枸杞四两（12g），山茱萸肉四两（12g），川牛膝酒洗、蒸熟，三两（9g），滑精者不用，菟丝子制，四两（12g），鹿胶敲碎、炒珠，四两（12g），龟胶切碎，炒珠，四两（12g），无火者不必用	蜜丸，每服9g，日2～3次；亦可作汤剂，水煎服	滋阴补肾，填精益髓	真阴不足证。头晕目眩，腰酸腿软，遗精滑泄，自汗盗汗，口燥舌干，舌红少苔，脉细
大补阴丸	《丹溪心法》	黄柏炒褐色、知母酒浸、炒各四两（各12g），熟地酒蒸、龟板酥炙各六两（各18g）	蜜丸，每服9g，淡盐汤送服；亦可作汤剂，水煎服	滋阴降火	阴虚火旺证。骨蒸潮热，盗汗遗精，咳嗽咯血，心烦易怒，足膝疼热或痿软，舌红少苔，尺脉数而有力
二至丸	《医方集解》	冬青子去梗叶，酒浸一昼夜，粗布袋擦去皮，晒干为末，旱莲草待时出时，采数担捣汁熬浓，各等分	水蜜丸，每服9g，日2次	补益肝肾	肝肾阴虚证。眩晕耳鸣，咽干鼻燥，腰膝酸痛，月经量多

续表

方名	出处	组成	用法	功效	主治
右归丸	《景岳全书》	熟地黄八两(24g);山药微炒,四两(12g);山茱萸微炒,三两(9g);枸杞子微炒,四两(12g);菟丝子制,四两(12g);鹿角胶炒珠,四两(12g);杜仲姜汁炒,四两(12g);肉桂二两,渐可加至四两(6g);当归三两(9g);制附子自二两,渐可加至五六两(6g)	蜜丸,每服9g;亦可作汤剂,水煎服	温补肾阳,填精益髓	肾阳不足,命门火衰证。年老或久病气衰神疲,畏寒肢冷,腰膝软弱,阳痿遗精,或阳衰无子,或饮食减少,大便不实,或小便自遗,舌淡苔白,脉沉而迟
七宝美髯丹	《本草纲目》	赤白何首乌米泔水浸三四日,瓷片刮去皮,用淘净黑豆二升,以砂锅木甑,铺豆及首乌,重重铺盖蒸之。豆熟,取出去豆,曝干,换豆再蒸,如此九次,曝干为末,各一斤(各500g)。赤白茯苓去皮,研末,以水淘去筋膜及浮者,取沉者捻块,以人乳十碗浸匀,晒干研末,各一斤(各500g)。牛膝去苗,酒浸一日,同何首乌第七次蒸之,至第九次止,晒干,八两(250g)。当归酒浸,晒,八两(250g)。枸杞子酒浸,晒,八两(250g)。菟丝子酒浸生芽,研烂,晒,八两(250g)。补骨脂以黑芝麻炒香,四两(120g)	蜜丸,每服9g,日2服,淡盐水送服	补益肝肾,乌发壮骨	肝肾不足证。须发早白,脱发,齿牙动摇,腰膝酸软,梦遗滑精,肾虚不育等
龟鹿二仙胶	《医便》	鹿角用新鲜麋鹿杀角,解的不用,马鹿角不用,去角脑梢,角二寸截断,劈开净用,十斤(5000g)。龟板去弦,洗净,捶碎,五斤(2500g)。人参十五两(450g)。枸杞子三十两(900g)	熬胶,初服每日4.5g,渐加至9g,空心以酒少许送服	滋阴填精,益气壮阳	真元虚损,精血不足证。全身瘦削,阳痿遗精,两目昏花,腰膝酸软,久不孕育

第十七章 收涩方药

凡以收敛固涩为主要作用，用于解除滑脱不禁病证的方药，称为收敛固涩方药，简称收涩方药。

收涩方药具有止汗、止咳、止泻、涩精、缩尿、止带、止血等作用，适用于自汗、盗汗、久咳、久泻、久痢、遗精、滑精、遗尿、尿频、崩漏、带下、出血等病证。

滑脱病证是由于正气虚弱所产生的，因此在应用本类方药时，须配伍相应的补益药，以达到标本兼顾的目的。如治气虚自汗，应配伍补气药；治阴虚盗汗，应配伍补阴药；治脾肾阳虚之久泻久痢，应配伍温补脾肾药；治肺肾两虚之喘咳，宜配伍补益肺肾、纳气平喘药；治冲任不固，崩漏不止，宜配伍补肝肾、固冲任药等。

收涩方药为正虚无邪者而设。如表邪未解或外邪未去者，应慎用或禁用，以免有"闭门留寇"之弊；若热病汗出、痰饮咳嗽、火扰遗泄、伤食泄泻、热痢初起，以及实热崩中带下等，不宜使用。

第一节 收涩药

凡以收敛固涩为主要作用，用于治疗各种滑脱病证的药物称为收涩药，又称固涩药。

本类药物味多酸涩，性温或平，主入肺、脾、肾、大肠经，具有固表止汗、敛肺止咳、涩肠止泻、收敛止血、收涩止带、固精缩尿等作用，适用于自汗、盗汗、久咳虚喘、久泻久痢、带下不止、崩漏下血、遗精滑精、遗尿尿频等。

五味子
《神农本草经》

本品为木兰科植物五味子 *Schisandra chinensis* (Turez.) Baill. 的干燥成熟果实，习称"北五味子"。主产于东北、华北等地。秋季果实成熟时采摘，晒干或蒸后晒干，除去果梗和杂质，晒干。用时捣碎。

【异名】菋、荎藸（《尔雅》），玄及（《吴普本草》），会及（《名医别录》），五梅子（《辽宁主要药材》），山花椒（陕西、甘肃）。

【药性】酸、甘，温。归肺、心、肾经。

【功效】收敛固涩，益气生津，补肾宁心。

【应用】

1. **久咳虚喘**　本品甘温而涩,上补肺气、下滋肾阴,为治疗肺肾两虚、久咳虚喘之要药。治疗肺虚久咳可单用,亦可配伍罂粟壳、黄芪,如五味子丸;治疗肺肾两虚之喘咳,可与熟地黄、山茱萸、山药等同用,如都气丸。还可以与细辛、干姜等配伍治疗寒饮咳喘,如小青龙汤。

2. **自汗,盗汗**　本品五味俱全,既可益气固表止汗,又能滋阴生津敛汗。治疗自汗、盗汗,常与麻黄根、柏子仁、牡蛎等配伍。

3. **梦遗滑精,遗尿尿频**　本品可入肾经,甘温而涩,能补肾涩精止遗,为治肾虚精关不固之遗精滑精及遗尿尿频的常用药。用于梦遗,常与熟地黄、麦冬、山茱萸等同用,如麦味地黄丸;用于滑精,可与桑螵蛸、龙骨、附子等同用,如桑螵蛸丸。

4. **久泻不止**　本品味酸收敛,能涩肠止泻。用于脾肾虚寒之久泻不止,可与吴茱萸炒香研末,米汤送服,如五味子散;用于脾肾阳虚所致五更泻,常配伍肉豆蔻、吴茱萸、补骨脂等,如四神丸。

5. **津伤口渴,内热消渴**　本品甘能益气,酸以生津,具有益气生津止渴作用。治疗热伤气阴、汗多口渴,常与麦冬、人参配伍,如生脉散;治疗阴虚内热、口渴多饮之消渴证,多同天花粉、山药、知母等配伍,如玉液汤。

6. **心悸,失眠**　本品既补益心肾,又能宁心安神。用于阴血虚损、心神失养,或心肾不交之心悸虚烦、失眠多梦,常与酸枣仁、麦冬、丹参等配伍,如天王补心丹。

【用法用量】煎服,2～6g。

【古籍论述】

1.《神农本草经》:"主益气,咳逆上气,劳伤羸瘦,补不足,强阴,益男子精。"

2.《名医别录》:"养五脏,除热,生阴中肌。"

3.《本草蒙筌》:"风寒咳嗽,南五味为奇,虚损劳伤,北五味最妙。"

乌　梅
《本经》

本品为蔷薇科植物梅 *Prunus mume*（Sieb.）Sieb. et Zucc. 的干燥近成熟果实。主产于四川、贵州、湖南、湖北、广东、浙江等地。夏季果实近成熟时采收,低温烘干后闷至色变黑。生用,去核用,或炒炭用。

【异名】梅实(《神农本草经》),熏梅、桔梅肉(《现代实用中药》),梅、春梅(《本草再新》)。

【药性】酸、涩,平。归肝、脾、肺、大肠经。

【功效】敛肺,涩肠,生津,安蛔。

【应用】

1. **肺虚久咳**　本品味酸而涩,入肺经,能敛肺止咳。治疗肺虚久咳少痰或干咳无痰者,可配伍川贝、苦杏仁、罂粟壳等,如乌梅膏。

2. **久泻久痢**　本品酸涩,入大肠经,有涩肠止泻痢之功,为治久泻久痢之常用药,常配伍罂粟壳、诃子等,如固肠丸。治湿热泻痢、便脓血,可配伍清热燥湿、解毒止痢的黄连。

3. **蛔厥腹痛,呕吐**　蛔虫得酸则静,本品味酸,具有安蛔止痛、和胃止呕的作用,为安蛔之良药。治疗蛔虫所致呕吐、腹痛、四肢厥冷之蛔厥证,可配伍川椒、细辛、黄连等,如乌梅丸。

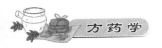
4. 虚热消渴　本品味酸性平,具生津、止烦渴之功。用于暑热津伤之口渴,可与薄荷、葛根、紫苏等同用;用于虚热消渴,可单用煎服,或配伍麦冬、天花粉、人参等,如玉泉丸。

此外,本品炒炭,能固崩止血,用于便血,崩漏不止等。

【用法用量】煎服,6～12g。

【古籍论述】

1.《神农本草经》:"主下气,除热烦满,安心,止肢体痛,偏枯不仁,死肌,去青黑痣,蚀恶肉"。

2.《名医别录》:"止下痢,好唾口干。""利筋脉,去痹。"

3.《本草纲目》:"敛肺涩肠,治久嗽,泻痢,反胃噎膈,蛔厥吐利,消肿,涌痰,杀虫,解鱼毒、马汗毒、硫黄毒。"

肉豆蔻

《药性论》

本品为肉豆蔻科植物肉豆蔻 *Myristica fragrans* Houtt. 的干燥种仁。主产于马来西亚、印度尼西亚,我国广东、广西、云南亦有栽培。4—6 月及 11—12 月各采一次。摘取成熟果实,剖开果皮,剥去假种皮,再敲脱壳状的种皮,取出种仁用石灰乳浸一天后,缓火焙干。生用,或麸皮煨制去油用,用时捣碎。

【异名】迦拘勒(《本草拾遗》),豆蔻(《续传信方》),肉果(《本草纲目》),顶头肉(《全国中草药汇编》),玉果(广西),扎地(藏名),麻失(傣语)。

【药性】辛,温。归脾、胃、大肠经。

【功效】温中行气,涩肠止泻。

【应用】

1. 脾胃虚寒,久泻不止　本品性温而涩,入中焦,具暖脾胃、固大肠、止泻痢之功,为治疗虚寒性泻痢之要药。用于脾胃虚寒之久泻久痢,常配伍肉桂、白术、诃子、人参等,如真人养脏汤;治脾肾阳虚之五更泻,可与五味子、补骨脂、吴茱萸等同用,如四神丸。

2. 胃寒胀痛,食少呕吐　本品辛香温燥,具有温中散寒、行气止痛的作用。若配伍干姜、木香、藿香等,可治胃寒气滞、脘腹胀痛、食少呕吐。

【用法用量】煎服,3～10g。

【古籍论述】

1.《本草纲目》:"暖脾胃,固大肠。"

2.《本草衍义》:"肉豆蔻,善下气,多服则泄气,得中则和平其气。"

3.《本草经疏》:"肉豆蔻,辛味能散能消,温气能和中通畅。其气芬芳,香气先入脾,脾主消化,温和而辛香,故开胃,胃喜暖故也。故为理脾开胃、消宿食、止泄泻之要药。"

山茱萸

《本经》

本品为山茱萸科植物山茱萸 *Cornus officinalis* Sieb. et Zucc. 的干燥成熟果肉。主产于浙江、安徽、河南、陕西、山西等地。秋末冬初果皮变红时采收果实,用文火烘或置沸水中略烫后,及时除去果核,干燥。山萸肉生用,或取净山萸肉照酒炖法、酒蒸法制用。

【异名】蜀枣（《神农本草经》），鼠矢、魃实、鸡足（《吴普本草》），实枣儿（《救荒本草》），肉枣（《本草纲目》），枣皮（《会约医镜》），药枣（《四川中药志》），红枣皮（《新华本草纲要》）。

【药性】酸、涩，微温。归肝、肾经。

【功效】补益肝肾，收敛固脱。

【应用】

1. 肝肾亏虚，眩晕耳鸣，腰膝酸痛，阳痿　本品酸温质润，温而不燥，补而不峻，既能益精，又能助阳，补益肝肾，为平补阴阳之要药。若与山药、熟地黄等同用，可治疗肝肾阴虚之头晕目眩、腰酸耳鸣，如六味地黄丸；若与附子、肉桂等同用，可治肾阳不足所致腰酸畏冷、小便不利或频数，如肾气丸。

2. 遗精滑精，遗尿尿频　本品味酸涩，能补肾益精、固精缩尿，为固精止遗之要药。治疗肾虚精关不固之遗精、滑精，常与熟地黄、枸杞子、山药等滋阴固肾之品同用，如六味地黄丸；治肾虚膀胱失约所致遗尿、尿频，常与桑螵蛸、沙苑子、覆盆子等配伍。

3. 崩漏带下，月经过多　本品入下焦，能补肝肾、固冲任、收敛止血。若与白芍、熟地黄、当归等配伍，可治肝肾亏损，冲任不固之月经过多及崩漏，如加味四物汤；若与黄芪、白术、五味子等同用，可治脾气虚弱，冲任不固所致漏下不止，如固冲汤。

4. 大汗不止，体虚欲脱　本品酸涩性温，能敛汗固脱，为防止元气虚脱之要药。用于大汗欲脱或体虚、久病虚脱，可与附子、龙骨、人参等同用，如来复汤。

5. 内热消渴　本品能补肝肾，治疗肝肾阴虚，内热消渴，常配伍清热生津、滋补肝肾之品，如生地黄、黄精、天花粉等。

【用法用量】煎服，6～12g。

【古籍论述】

1.《神农本草经》："主心下邪气寒热，温中，逐寒湿痹，去三虫。"

2.《名医别录》："肠胃风邪，寒热疝瘕，头风，风气去来，鼻塞，目黄，耳聋，面疱，温中，下气，出汗，强阴，益精，安五脏，通九窍，止小便利，明目，强力。"

3.《药性论》："治脑骨痛，止月水不定，补肾气；兴阳道，添精髓，疗耳鸣，除面上疮，主能发汗，止老人尿不节。"

莲　子
《本经》

本品为睡莲科植物莲 *Nelumbo nucifera* Gaertn. 的干燥成熟种子。主产于湖南、福建、江苏等地。秋季果实成熟时采割莲房，取出果实，除去果皮，干燥。或除去莲子心后干燥。

【异名】菂、薂（《尔雅》），藕实、水芝丹（《神农本草经》），莲实（《圣济总录》），泽芝、莲肉（《本草纲目》），蓬蓬子（《山西中药志》）。

【药性】甘、涩，平。归脾、肾、心经。

【功效】补脾止泻，止带，益肾涩精，养心安神。

【应用】

1. 脾虚泄泻　本品甘可补脾，涩能止泻，既能补益脾气，又可涩肠止泻。用于脾虚久泻，食欲缺乏，常与党参（或人参）、白术、茯苓等配伍，如参苓白术散。

2. 遗肾虚精滑精，遗尿尿频　本品味甘而涩，入肾经，能益肾固精。若与龙骨、芡实等同

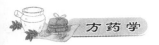

用,可治肾虚精关不固之遗精、滑精,如金锁固精丸。

3.带下　本品补涩兼施,既可补脾益肾,又能固涩止带,为治疗脾虚、肾虚带下之常用药。用于脾虚带下量多,常配伍白术、茯苓、山药等;用于脾肾两虚,带下清稀,可与山药、山茱萸、芡实等同用。

4.虚烦,心悸,失眠　本品甘平,入心、脾、肾经,能补脾益肾,宁心安神。配伍茯神、酸枣仁、远志等安神之品,可治心肾不交之虚烦、失眠、心悸。

【用法用量】煎服,6～15g。

【古籍论述】

1.《神农本草经》:"主补中、养神、益气力。"

2.《名医纲目》:"交心肾,厚肠胃,固精气,强筋骨,补虚损,利耳目,除寒湿,止脾泄久痢,赤白浊,女人带下崩中诸血病。"

3.《日华子本草》:"益气,止渴,助心,止痢。治腰痛,泄精。"

海螵蛸

《本经》

本品为乌贼科动物无针乌贼 *Sepiella maindroni* de Rochebrune 或金乌贼 *Sepia esculenta* Hoyle 的干燥内壳。主产于浙江、福建、广东、山东、江苏、辽宁等沿海地区。全年均可捕捞,收集乌贼鱼的骨状内壳,洗净,干燥。砸成小块,生用。

【异名】乌鲗骨(《素问》),乌贼鱼骨(《神农本草经》),乌贼骨、墨鱼骨、墨鱼盖(《中药志》)。

【药性】咸、涩,温。归脾、肾经。

【功效】收敛止血,涩精止带,制酸止痛,收湿敛疮。

【应用】

1.吐血衄血,崩漏便血,外伤出血　本品温涩收敛,有止血之功,可广泛用于出血证。若与茜草、棕榈炭、五倍子配伍,可治崩漏,如固冲汤;若与等份白及配伍,研末服,可治吐血、便血,如乌及散;若单用研末外敷,可治外伤出血。

2.遗精滑精,赤白带下　本品能固精止带。若配伍桑螵蛸、菟丝子、山茱萸等,可治肾虚精关不固之遗精;若与龙骨、山药、牡蛎等同用,可治脾虚所致带下清稀量多,如清带汤;若配伍芡实、山药等,可治肾虚带脉不固、带下清稀量多。

3.胃痛吞酸　本品味咸而涩,具制酸止痛之功,为治胃痛吞酸之良药,常与贝母、白及、延胡索、瓦楞子等配伍应用。

4.湿疮湿疹,溃疡不敛　本品外用,有收湿敛疮的作用。用于湿疹、湿疮,常与黄柏、青黛、煅石膏等同用,如青黛散;用于溃疡多脓,久不愈合,可单用或与煅石膏、枯矾、冰片等同用,研末外敷患处。

【用法用量】煎服,5～10g。外用适量,研末敷患处。

【古籍论述】

1.《神农本草经》:"主女子漏下赤白经汁,血闭,阴蚀肿痛,寒热癥瘕,无子。"

2.《本草纲目》:"主女子血枯病,伤肝,唾血下血,治疟消瘿。研末敷小儿疳疮,痘疮臭烂,丈夫阴疮,汤火伤,跌伤出血。烧存性,同鸡子黄涂小儿重舌、鹅口,同蒲黄末敷舌肿血出如泉,同银朱吹鼻治喉痹,同麝香吹耳治聤耳有脓及耳聋。"

3.《药性论》:"止妇人漏血,主耳聋。"

其他常用收涩药

麻黄根、浮小麦、诃子、赤石脂、禹余粮、罂粟壳、芡实、五倍子、桑螵蛸、覆盆子、金樱子的药性、功效、主治、用法用量等见表 17-1。

表 17-1　其他常用收涩药

药名	药性	功效	主治	用法用量	备注
麻黄根	甘、涩,平。归心、肺经	固表止汗	自汗,盗汗	煎服 3～9g。外用适量,研粉撒扑	
浮小麦	甘,凉。归心经	固表止汗,益气、除热	自汗,盗汗;阴虚发热,骨蒸劳热	煎服 6～12g	
诃子	苦、酸、涩,平。归肺、大肠经	涩肠止泻,敛肺止咳,降火利咽	久泻久痢,便血脱肛;肺虚喘咳,久嗽不止;咽痛音哑	煎服 3～10g	
赤石脂	甘、酸、涩,温。归大肠、胃经	涩肠、止血,生肌敛疮	久泻久痢;大便出血,崩漏带下;外治疮疡久溃不敛,湿疮脓水浸淫	煎服 9～12g,先煎。外用适量,研末敷患处	不宜与肉桂同用
禹余粮	甘、涩,微寒。归胃、大肠经	涩肠止泻,收敛止血	久泻久痢;大便出血,崩漏带下	煎服 9～15g,先煎;或入丸散	孕妇慎用
罂粟壳	酸、涩,平;有毒。归肺、大肠、肾经	敛肺,涩肠,止痛	久咳;久泻,脱肛;脘腹疼痛	煎服 3～6g	本品易成瘾,不宜常用;孕妇及儿童禁用;运动员慎用
芡实	甘、涩,平。归脾、肾经	益肾固精,补脾止泻,除湿止带	遗精滑精;脾虚久泻;带下	煎服 9～15g	
五倍子	酸、涩,寒。归肺、大肠、肾经	敛肺降火,涩肠止泻,敛汗,固精止遗止血,收湿敛疮	肺虚久咳,肺热痰嗽,久泻久痢,自汗盗汗,消渴,便血痔血,外伤出血,痈肿疮毒,皮肤湿烂	煎服 3～6g。外用适量	
桑螵蛸	甘、咸,平。归肝、肾经	固精缩尿,补肾助阳	遗精滑精,遗尿尿频,小便白浊;肾虚阳痿	煎服 5～10g	
覆盆子	甘、酸,温。归肝、肾、膀胱经	益肾固精缩尿,养肝明目	遗精滑精,遗尿尿频,阳痿早泄;目暗昏花	煎服 6～12g	
金樱子	酸、甘、涩,平。归肾、膀胱、大肠经	固精缩尿,固崩止带,涩肠止泻	遗精滑精,遗尿尿频,崩漏带下;久泻久痢,	煎服 6～12g	

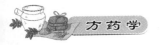

第二节　收涩剂

以固涩药为主组成,具有收敛固涩等作用,用于治疗各种气、血、精、津耗散滑脱病证的方剂,称为收涩剂。根据病因及发病部位不同,收涩剂可分为固表止汗剂、敛肺止咳剂、涩肠固脱剂、涩精止遗剂以及固崩止带剂五类。

牡蛎散
《太平惠民和剂局方》

【组成】牡蛎米泔浸,刷去土,火烧通赤　麻黄根洗、黄芪去苗,各一两(各30g)

【用法】上三味为粗散,每服三钱(9g),水一盏半,小麦百余粒,同煎至八分,去渣热服,日二服,不拘时候。(现代用法:为粗末,每服9g,加小麦或浮小麦30g,水煎服;亦可按原方比例酌减用量,加小麦30g,水煎服。)

【功效】固表敛汗。

【主治】体虚自汗、盗汗证。身常汗出,夜卧尤甚,久而不止,心悸惊惕,短气烦躁,舌淡红,脉细弱。

【证治】本方为主治卫外不固、阴虚心阳不潜之自汗、盗汗的常用方。卫气虚,卫外不固,腠理疏松,津液外泄则自汗;汗为心之液,汗出过多,心阴不足,心阳不潜,虚热内生,阴津外泄,故汗出夜卧更甚;汗出日久,心之气阴耗伤,虚火内扰,则见心悸惊惕、短气烦躁;舌淡红,脉细弱皆为气阴两虚之象。治当益气固表,敛阴止汗。

【方解】方中煅牡蛎敛阴潜阳,固涩止汗为君药。生黄芪益气实卫,固表止汗,为臣药。麻黄根收涩止汗,为佐药。小麦专入心经,益心气,养心阴,并能清心除烦,为佐使药。诸药合用,涩补并用,以涩为主,气阴兼顾,以气为主,使气阴得养,肌表得固,心火得清,则汗出可止。

【运用】

1. 现代研究及应用　现代药理研究表明,牡蛎散中具有含氮化合物,参与DNA代谢过程,具有松弛支气管平滑肌、镇静中枢神经、保护心肌、镇痛、抗炎等作用。用于治疗病后、术后或产后身体虚弱、自主神经功能失调,以及肺结核等所致自汗、盗汗等属卫外不固,心阳不潜者。

2. 新药研发提要　本方虽属敛阴止汗、益气固表之剂,但益气之功不明显。研发新药时,若针对乏力疲倦、气促心悸、少寐多汗者,宜加人参、麦冬、五味子以助益气养阴之效。

3. 使用注意　①原方为散剂,作汤剂则剂量宜酌定。②盗汗证属阴虚火旺者,不宜使用本方。

九仙散
王子昭方,录自《卫生宝鉴》

【组成】御米壳去顶,蜜炒黄,八两(9g)　人参、款冬花、桑白皮、桔梗、五味子、阿胶、乌梅各一两(各12g)　贝母半两(6g)

【用法】上为末,每服三钱,白汤点服,嗽住止后服。(现代用法:共为粗末,每日3次,每次6g,温开水送服;亦可作汤剂,水煎服。)

【功效】敛肺止咳,益气养阴。

【主治】久咳肺虚证。久咳不已,肺虚气弱,咳甚则气喘自汗,脉虚数。

【证治】本方是治疗久咳伤肺、气阴两虚者的常用方。其证因久咳不愈,肺气耗散,肺阴亏损所致。久咳伤肺,肺气虚损,导致咳嗽不已,甚则气喘,脉见虚象;肺阴亏损,虚热内生,故脉虚而数;肺主皮毛,肺气不足,则腠理失固,故见自汗;舌红少苔为气阴两伤之象。治当敛肺止咳,益气养阴。

【方解】方中重用御米壳即罂粟壳为君药,功专敛肺止咳。五味子、乌梅敛肺止咳,助君药敛肺益气;人参补气益肺,阿胶滋养肺阴,共为臣药。款冬花、贝母止咳化痰,并能降气平喘;桑白皮与桔梗升降有序,桑白皮止咳平喘兼清肺,桔梗止咳化痰,并载药上行,共为佐使药。诸药合用,共奏敛肺止咳、益气养阴之功。

【运用】

1.现代研究及应用 现代药理研究表明,九仙散具有祛痰、镇咳、扩张平滑肌等作用。用于治疗慢性咳嗽、慢性干咳、慢性支气管炎、肺气肿、肺结核、支气管哮喘、百日咳等属气阴两虚者。

2.新药研发提要 本方虽属敛肺止咳、益气养阴之剂,但利咽止痛之功不明显。研发新药时,若针对咳嗽咽干、咽痛者,宜加牛蒡子、玄参、竹茹以助止痛利咽之效。

3.使用注意 ①原方为散剂,作汤剂则剂量宜酌定。②本方中罂粟壳有毒,久服会有依赖性,故不宜多服、久服。

四神丸
《证治准绳》

【组成】肉豆蔻二两(60g) 补骨脂四两(120g) 五味子二两(60g) 吴茱萸浸炒,一两(30g)

【用法】上为末,生姜八两,红枣一百枚,煮熟,取枣肉和末丸,如桐子大,每服五七十丸,空心或食前白汤送下。(现代用法:丸剂,每日1~2次,每次6~9g,空腹或食前开水送下;亦可用原方用量比例酌减,水煎服。)

【功效】温补脾肾,涩肠止泻。

【主治】脾肾虚寒。五更泄泻,不思饮食,食不消化,或久泻不愈,腹痛喜温,腰酸肢冷,神疲乏力,舌淡苔薄白,脉沉迟无力。

【证治】本方所治五更泻,又称肾泄、鸡鸣泻。其证多由命门火衰,火不暖土,脾失健运,肠失固涩所致。《素问·金匮真言论》说:"鸡鸣至平旦,天之明,阴中之阳也,故人亦应之。"五更正是阴气极盛,阳气萌发之际,肾阳虚衰者应于此时,因阳气当至而不至,阴气极而下行,故为泄泻;肾阳虚者,脾亦不暖,脾失健运,故不思饮食,食不消化,神疲乏力;脾肾阳虚,阴寒内盛,故腹痛喜温,腰酸肢冷;舌淡苔薄白,脉沉迟无力,为脾肾阳虚之征象。治当温肾暖脾,固肠止泻。

【方解】方中重用补骨脂为君药,补养命门之火。肉豆蔻温补脾肾、涩肠止泻,为臣药。佐以吴茱萸温暖脾胃,散寒除湿;五味子为温涩之品,固肾益气,涩肠止泻。原书用法与姜、枣同煮,枣肉为丸,生姜温胃散寒,大枣补养脾胃,共为佐使药。诸药配合,温肾暖脾,大肠得

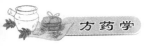

固,运化得复,泄泻则止。

【运用】

1. 现代研究及应用　现代药理研究表明,四神丸具有抑菌、抗炎、镇痛、调节免疫等作用。用于治疗慢性结肠炎、溃疡性结肠炎、肠易激综合征、慢性腹泻、便秘等属脾肾虚寒者。

2. 新药研发提要　本方属温肾暖脾、固肠止泻之剂,研发新药时,可调整不同药量配比以及加减药物治疗消化道疾病,以补骨脂、肉豆蔻作为核心药物,不可或缺,五味子、吴茱萸可根据具体情况适当增减。

3. 使用注意　①原方为丸剂,作汤剂则剂量宜酌定。②服药期间禁食生冷油腻食物。

乌梅丸
《伤寒论》

【组成】乌梅三百枚(480g)　黄连十六两(480g)　干姜十两(300g)　细辛、桂枝去皮、人参、黄柏、附子炮,去皮,各六两(180g)　当归、蜀椒炒香,各四两(120g)

【用法】上十味,异倒筛,合治之。以苦酒(即酸醋)渍乌梅一宿,去核,蒸之五斗米下,饭熟,捣成泥,和药令相得,纳臼中,与蜜杵两千下,丸如梧桐子大,每服十丸,食前以饮送下,日三服,稍加至二十丸。禁生冷、滑物、臭食等。(现代用法:乌梅用醋浸一宿,去核打烂,和余药打匀,烘干或晒干,研成细末,加蜜制丸,每服9g,日2～3次,空腹温开水送下;亦可作汤剂,水煎服。)

【功效】温脏安蛔。

【主治】脏寒蛔厥证。心烦呕吐,时发时止,食入吐蛔,手足厥冷,腹痛;又治久泻久痢。

【证治】本方为治疗脏寒蛔厥证的代表方,也是治疗寒热错杂久泻久痢的常用方。蛔虫寄生于肠中,性喜钻窜,喜温而恶寒,故有"遇寒则动,得温则安"之说。若胃热肠寒,亦即上热下寒而致躁扰不安,故见呕吐、烦闷,甚则食入吐蛔;腹痛呕吐时发时止,是因蛔虫起伏无时,虫动则发,虫伏则止;痛剧时阴阳之气不相顺接,故见手足厥冷,发为蛔厥。久泻久痢者亦属正气虚弱,寒热错杂之证,治当寒热并调,温脏安蛔。

【方解】柯琴言:"蛔得酸则静,得辛则伏,得苦则下。"故方中重用乌梅之酸安蛔,蛔静则痛止,又能涩肠止泻、止痢,为君药。蜀椒、细辛味辛能驱蛔,性温能温脏安蛔;黄连、黄柏味苦下蛔并能清解胃热;二药又为止痢要药,共为臣药。附子、干姜、桂枝味辛伏蛔并温散肠寒;蛔虫久积脏腑,必耗伤气血,故以人参、当归补养气血、扶助正气,合桂、附、姜以养血通脉,除四肢厥冷,且利于温脏安蛔,共为佐药。以蜜为丸,甘缓和中止痛,为使药。诸药合用,酸辛苦同用,寒热并用,消补兼施,共同发挥温脏安蛔、扶正祛邪的作用。

【运用】

1. 现代研究及应用　现代药理研究表明,乌梅丸具有抗炎、调节免疫、调节肠道菌群、调节信号通路、降血糖、降血压、抑制肝纤维化、改善哮喘气道重塑、抗肿瘤等作用。用于治疗胆道蛔虫症、胃食管反流病、慢性菌痢、慢性胃肠炎、结肠炎、支气管哮喘、系统性红斑狼疮、过敏性紫癜、高血压、原发性失眠、抑郁症、口疮与虚寒泻痢反复交替发作、肿瘤等疾病属寒热错杂、气血虚弱者。

2. 新药研发提要　本方属攻补兼施、寒热酸苦并用之剂,为厥阴经之主方,但因肝与风皆喜兼夹而多变化,故应用乌梅丸时不必固守成方,依据厥阴病虚实寒热错杂多变的特点,随机化裁。研发新药时,若针对支气管哮喘患者,发作期喘促不宁者,重用乌梅;外感风邪诱发哮喘者,加用防风、钩藤等息风止痉之品;因情志不遂诱发者,酌加柴胡、白芍。

3. 使用注意 ①原方为丸剂,作汤剂剂量宜酌定。②治疗驱虫时,宜清晨空腹服用。③治疗痢疾时,慎用或禁用生冷、油腻等。

真人养脏汤
《太平惠民和剂局方》

【组成】罂粟壳去蒂萼,蜜炙,三两六钱(20g) 白芍药一两六钱(15g) 木香不见火,一两四钱(3g) 诃子去核,一两二钱(9g) 肉桂去粗皮、甘草炙,各八钱(各6g) 人参、当归去芦、白术焙,各六钱(各6g) 肉豆蔻面裹,煨,半两(8g)

【用法】上锉为粗末,每服二大钱(6g),水一盏半,煎至八分,去渣,食前温服。忌酒、面、生冷、鱼腥、油腻。(现代用法:水煎服。)

【功效】涩肠固脱,温补脾肾。

【主治】久泻久痢,脾肾虚寒证。大便滑脱不禁,腹痛喜温喜按,或下痢赤白,或便脓血,日夜无度,里急后重,倦怠食少,舌淡苔白,脉迟细。

【证治】本方为治疗泻痢日久、脾肾虚寒之常用方。脾主运化,须赖肾中阳气之温煦,若泻痢日久,损伤脾肾,脾肾虚寒,不能固摄,故见大便滑脱不禁,腹痛喜温喜按,倦怠食少;脾肾阳虚,阴寒内生,气血不和,则下痢赤白,或便下脓血,里急后重;舌淡苔白,脉迟细,皆为脾肾虚寒之象。本方证以脾肾虚寒为本,但已至久痢滑脱,故治法以涩肠固脱为主,温补脾肾为辅。

【方解】方中罂粟壳涩肠固脱止泻,重用为君。肉豆蔻温中散寒、涩肠止泻,诃子功专涩肠止泻,人参、白术益气健脾,共为臣药,助君药温肾暖脾、涩肠固脱之功。泻痢日久,伤及阴血,故以当归、白芍养血和营,木香醒脾导滞,并能行气止痛,共为佐药。甘草调药和中,合白芍缓急止痛。诸药配伍,标本兼治,脾肾兼顾,涩中寓补,使滑脱得固,脏腑得养,故名"养脏"。

【运用】

1. 现代研究及应用 现代药理研究表明,真人养脏汤具有抑制有害菌、减轻慢性炎症、重塑肠道微生物群、促进肠黏膜愈合、干预自身免疫等作用。用于治疗慢性肠炎、慢性结肠炎、肠结核、小儿腹泻、慢性痢疾、痢疾综合征等日久不愈证属脾肾虚寒者。

2. 新药研发提要 本方虽属涩肠固脱、温补脾肾之剂,但温补之功不明显。研发新药时,若针对腹部冷痛、喜温喜按者,宜加附子、干姜以助温补之效。

3. 使用注意 ①原方为散剂,作汤剂则剂量宜酌定。②慢性细菌性痢疾见脓血便者,慎用本方。③服药期间应忌酒,禁食生冷、鱼腥、油腻食物。④方中罂粟壳有毒,久服会有依赖性,故不宜多服、久服。

完带汤
《傅青主女科》

【组成】白术土炒,一两(30g) 山药炒,一两(30g) 人参二钱(6g) 白芍酒炒,五钱(15g) 车前子酒炒,三钱(9g) 苍术制,三钱(9g) 甘草一钱(3g) 陈皮五分(1.5g) 黑芥穗五分(1.5g) 柴胡六分(1.8g)

【用法】水煎服。

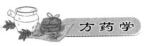

【功效】补中健脾,化湿止带。

【主治】脾虚肝郁,湿浊下注之带下证。带下色白或淡黄,清稀无臭,面色㿠白,倦怠便溏,舌淡苔白,脉缓或濡弱。

【证治】本方是主治脾虚肝郁,带脉失约,湿浊下注所致带下证的代表方。脾虚不运,湿浊内停,下注成带,大便溏薄;或肝郁乘脾,带脉不固,故带下色白或带黄、清稀无臭;又脾主肌肉,脾虚生化乏源,肌肉失养,故面色㿠白、肢体倦怠;舌淡苔白,脉缓濡弱为脾虚湿盛之象。治当益气健脾,疏肝解郁,化湿止带。

【方解】方中白术、人参、山药均为补气健脾之品,白术兼能燥湿,山药兼能补肾以固带脉,三药相合,补脾肾,祛湿浊,约带脉,共为君药。陈皮、苍术燥湿运脾,既可使君药补而不滞,又可令气行而湿化;车前子利湿泄浊,使湿邪从小便而去,共为臣药。白芍柔肝理脾,柴胡升发脾胃清阳,芥穗祛风胜湿以止带,共为佐药。甘草调和诸药,为使药。诸药配合,肝脾通治,补中寓散,使脾健气旺,阳升湿化,则带下自止。

【运用】

1. 现代研究及应用　现代药理研究表明,完带汤具有抗炎、增强免疫力等作用。用于治疗如阴道炎、宫颈炎、盆腔炎、人乳头瘤病毒(HPV)感染等妇科系统疾病,肠易激综合征、慢性结肠炎、慢性胃炎、腹泻等消化系统疾病,以及肾病综合征、无症状性蛋白尿、前列腺炎、小儿消化不良、阴囊湿疹、荨麻疹、颅内血肿、脑挫裂伤后意识障碍、眩晕等证属脾虚气郁、湿浊下注者。

2. 新药研发提要　本方虽属补脾疏肝、化湿止带之剂,但固涩之功不明显。研发新药时,若针对带下量多,色白清冷,稀薄如水,淋漓不断,经久不愈者,宜加龙骨、牡蛎、海螵蛸、五倍子、茜草以助固崩止带之效。

3. 使用注意　带下证属湿热下注者,非本方所宜。

其他常用收涩剂

桃花汤、金锁固精丸、缩泉丸、固经丸、桑螵蛸散的出处、组成、用法、功效及主治等见表17-2。

表 17-2　其他常用收涩剂

方名	出处	组成	用法	功效	主治
桃花汤	《伤寒论》	赤石脂一半全用,一半筛末,一斤(30g);干姜一两(9g);粳米一升(30g)	上三味,以水七升,煮米令熟,去滓,温服七合,内赤石脂末方寸匕(5g),日三服。若一服愈,余勿服(现代用法:水煎服)	温中涩肠	虚寒痢。久痢不愈,便脓血,色暗不鲜,小便不利,腹痛喜温喜按,舌淡苔白,脉迟弱或微细

续表

方名	出处	组成	用法	功效	主治
金锁固精丸	《医方集解》	沙苑蒺藜炒、芡实蒸、莲须各二两(各60g);龙骨酥炙,牡蛎盐水煮一日一夜,煅粉各一两(各30g)	莲子粉糊为丸,盐汤下(现代用法:丸剂,每次9g,日2次,淡盐汤或开水送下;亦可作汤剂,加入莲子肉10g,水煎服)	补肾涩精	肾虚不固之遗精。遗精滑泄,腰疼耳鸣,四肢酸软,神疲乏力,舌淡苔白,脉细弱
缩泉丸	《妇人良方》	乌药细锉、益智仁各等分(各9g)	上为末,酒煎山药末为糊,丸桐子大,每服七十丸,盐、酒或米饮下(现代用法:山药为糊丸,每服6g,日2次;亦可作汤剂,加山药6g,水煎服)。	温肾散寒,缩尿止遗	膀胱虚寒证。小便频数,或小儿遗尿,舌淡,脉沉弱
固经丸	《丹溪心法》	黄芩炒、白芍炒、龟板炙各一两(各30g);黄柏炒,三钱(9g),椿树根皮七钱半(22.5g);香附子二钱半(7.5g)	上为末,酒糊为丸,如梧桐子大,每服五十丸(6g),空心温酒或白汤送下(现代用法:酒糊丸,每服6g,日2次,温开水送服;亦可作汤剂,水煎服)	滋阴清热,固经止血	阴虚血热之崩漏。月经过多,或崩中漏下,血色深红或紫黑稠黏,手足心热,腰膝酸软,舌红,脉弦数
桑螵蛸散	《本草衍义》	桑螵蛸、远志、菖蒲、龙骨、人参、茯神、当归、龟甲醋炙各一两(各30g)	上为末,夜卧人参汤调下二钱(6g)(现代用法:共为细末,每服6g,睡前以人参汤调下;亦可作汤剂,水煎服)	调补心肾,固精止遗	心肾两虚之尿频或遗尿、遗精证。小便频数,或如米泔色,或遗尿,或滑精,心神恍惚,健忘,舌淡苔白,脉细弱

索　引

一、中药名称索引

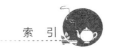

二、方名索引

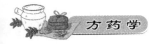